CUERPO

SUPERIOR

LA GUÍA DEFINITIVA PARA QUEMAR GRASA, GANAR MASA MUSCULAR, Y MANTENERTE SALUDABLE.

POR

ALEJANDRO ASTORGA

Copyright 2019 © Alejandro Astorga. Todos los derechos reservados.

Todos los derechos reservados. Se prohíbe la reproducción parcial o total de este libro sin el permiso previo por escrito del autor a excepción de breves referencias en alguna reseña del libro.

La distribución de este libro mediante internet o cualquier otro medio sin el permiso expreso del autor es un acto ilegal y castigado por la ley.

Este libro fue escrito solamente para propósitos educativos y no es asesoramiento médico. Por favor consulte con un médico o profesional de la salud antes de comenzar cualquier programa de ejercicio, nutrición, o suplementación o si tiene dudas acerca de algún tema relacionado con su salud.

Pueden existir riesgos asociados con la participación en actividades o el uso de productos mencionados en este libro para las personas con una mala salud o con condiciones de salud físicas o mentales preexistentes.

Ya que estos riesgos existen, usted no deberá utilizar tales productos o participar en tales actividades si tiene una mala salud o si padece de alguna condición de salud física o mental preexistente. Si usted decide participar en estas actividades, lo hace bajo su propia voluntad, acordando su conocimiento y voluntariamente, asumiendo todos los riesgos asociados con dichas actividades.

Los resultados específicos mencionados en este libro deben ser considerados como extraordinarios y sabiendo que no existen "típicos" resultados. Como los individuos difieren, los resultados también diferirán.

Contenido

Introducción	6
Nutrición	10
Jerarquía nutricional	11
Calorías	12
¿Qué es una caloría?	12
Balance energético	12
Recomposición corporal simultánea	16
Recomposición corporal cíclica	19
Fase de volumen: ganancia de masa muscular	19
Fase de definición: pérdida de grasa corporal	20
Ciclado entre fases	22
Ajustes en el camino	24
Macronutrientes	26
Proteínas	26
Grasas	29
Carbohidratos	34
Plan alimenticio	38
Micronutrientes	40
Minerales	40
Vitaminas	44
Frecuencia de alimentación	47
Metabolismo y frecuencia de alimentación	47
Distribución de consumo de proteína	48
Ayuno intermitente	48
Protocolos de ayuno intermitente	50
La manera superior de ayunar	53
Nutrición pre y post entrenamiento	62
Suplementos	66

Creatina	66
Cafeína	67
Vitaminas y minerales	73
¿Cuál es la dieta más saludable?	78
Calidad de alimentos	79
Peores alimentos	81
Mejores alimentos	88
La dicotomía de los carbohidratos—desempeño vs longevidad	94
La dieta más saludable	97
Entrenamiento	102
Beneficios físicos del entrenamiento de resistencia	103
Beneficios mentales del entrenamiento de resistencia	106
Jerarquía de entrenamiento	110
Conceptos	110
Adherencia	114
Volumen, intensidad y frecuencia	115
Intensidad	115
Frecuencia	117
Volumen	121
Periodización	121
Progresión	126
Calentamiento	127
Selección de ejercicios	128
Ejercicios compuestos	128
Ejercicios de aislamiento	129
Los 6 mejores ejercicios para ganar músculo y quemar grasa	130
Descanso entre series	137
Plan de entrenamiento	138
Ejemplo de plan de entrenamiento	138
Conclusión	144

Los 15 mayores mitos de salud y fitness que se siguen creyendo—y que deberíamos comenzar a ignorar 144

El comienzo de tu camino 154

Acerca del autor 156

Apéndice 1: Todo lo que necesitas saber sobre las dietas bajas en carbohidratos—literalmente 158

¿Qué es la cetosis? 159

La dieta cetogénica 159

"Ceto-adaptación" es la clave 161

Posibles beneficios de la dieta cetogénica 164

Posibles efectos secundarios y cómo minimizarlos 170

Posibles desventajas de la dieta cetogénica 171

Cómo diseñar y seguir una dieta cetogénica 174

Suplementos recomendados al seguir esta dieta 177

Conclusión 179

Apéndice 2: ¿Será la dieta carnívora la dieta natural de la humanidad? 182

Qué es la dieta carnívora 182

Porque seguir la dieta carnívora 182

Beneficios y desventajas de la dieta carnívora 192

Cómo seguir la dieta carnívora 200

La dieta de bistec y huevos: la mejor manera de iniciarse con la dieta carnívora 202

Conclusión 205

Apéndice 3: Los 9 mayores errores de la pérdida de grasa 208

Hacer "cardio" para quemar grasa 208

No levantar pesas 209

Reducir proteínas y/o grasas en lugar de carbohidratos 210

No planear, registrar, y evaluar tu dieta regularmente 212

Cortar demasiadas calorías 213

Comer frecuentemente 214

No priorizar el descanso 214

Seguir una dieta baja en sodio 215

Apéndice 4: Como entrenar eficientemente 216

Intensidad: El factor más importante de Hipertrofia muscular — 216

Como entrenar eficientemente — 217

Rutina de entrenamiento eficiente — 222

Apéndice 5: ¿Cuánto músculo puedes ganar naturalmente? —potencial muscular genético — 230

Potencial muscular genético — 230

Cálculo de potencial muscular genético — 231

Estructura muscular — 233

¿Cuál es la velocidad a la que puedes ganar masa muscular? — 233

La mejor manera de ganar masa muscular — 234

Apéndice 6: Las 4 mejores estrategias para mantenerse joven por más tiempo—respaldadas por la ciencia — 240

Restricción calórica — 240

Entrenamiento de resistencia — 242

Dieta cetogénica — 242

Geroprotectores — 242

La paradoja de la longevidad vs desempeño — 243

Nadie quiere estar hambriento—y por una buena razón — 244

Cómo minimizar efectos secundarios de estrategias antienvejecimiento — 244

Conclusión — 245

Apéndice 7: Cómo incrementar tu testosterona naturalmente — 248

Evita alimentos potencialmente dañinos — 248

Consume suficientes alimentos de origen animal — 255

Duerme lo suficiente — 258

Minimiza tu porcentaje de grasa corporal — 258

Levanta pesas con regularidad — 259

No te estreses — 259

Consume una proporción adecuada de carbohidratos — 259

Suplementa tu dieta — 260

Conclusión — 262

Referencias — 264

Introducción

Todo el mundo quiere poseer un cuerpo envidiable y saludable. Pocas personas lo consiguen...

Ampliamente es vendido el concepto de que si no tienes el cuerpo que quieres es porque no te has sacrificado lo suficiente. Y aunque es cierto que necesitas algo de disciplina y constancia, la realidad es que la falta de información, o más bien, el exceso de información falsa ha sido el mayor detractor en tu camino hacia tu mejor estado físico.

¿Por qué existen tantas fuentes de información acerca de entrenamiento y nutrición—ej. revistas, internet, televisión—que no dan a conocer información real y concisa acerca de estos temas? Simple. Porque si te compartieran la información que *realmente* necesitas para cambiar tu cuerpo, solamente podrían producir 5 revistas/artículos/episodios y ya no tendrían más que venderte.

Contenido con títulos como:

"5 ejercicios para abdominales de acero"

"7 comidas quema grasa"

"La dieta paleo"

"La dieta mediterránea"

"La rutina de los 300 espartanos"

Dejan la posibilidad de seguir alimentándote información que, en el mejor de los casos, viene incompleta y en el peor—y más común—está equivocada.

Es por esto que decidí escribir este libro. Para mostrarte lo más relevante en cuanto a cómo transformar tu composición corporal—quemar grasa y/o incrementar tu masa muscular—y mantenerte saludable, para así, puedas enfocarte de una vez por todas no tanto en el estado de tu cuerpo, sino en vivir.

Esta es la guía definitiva hacia el cuerpo de tus sueños. Lo único que tienes que hacer, es poner los conocimientos mostrados en este libro en práctica para alcanzar la composición corporal y salud que tanto deseas.

La guía en cuestión se divide primariamente en 3 secciones: Nutrición, Entrenamiento, y Conclusión. Siente libre de leerla en orden o brincarte al tema que te parezca más interesante dependiendo de tu actual conocimiento y condición. Ya podrás visitar los demás temas más adelante. ¿Listo? Comencemos.

NUTRICIÓN

Nutrición

Comencemos con la que, desde mi perspectiva, es la parte más importante de esta guía definitiva.

La mayoría de la gente cree que con comer y/o evitar ciertos alimentos automáticamente bajará de peso y/o incrementará su masa muscular.

Mitos como: "no comas grasas", "no comas carbohidratos", o "no comas azúcar" se han propagado en los gimnasios, redes sociales, y artículos de revistas/internet.

Algunos otros de estos clásicos mitos nutricionales incluyen:

- Los alimentos de origen animal son potencialmente malos para la salud—particularmente las carnes rojas.
- La grasa saturada y el colesterol son perjudiciales para la salud.
- Las dietas altas en proteína son peligrosas para la salud.
- Una dieta alta en carbohidratos y baja en grasas es una dieta ideal para todos.
- Una dieta basada en plantas es totalmente beneficial.
- Las grasas poliinsaturadas son buenas para la salud.
- Una dieta alta en sodio es mala para la salud.
- Para ganar masa muscular, necesitas tomar ciertos suplementos de manera regular.
- Necesitas comer frecuentemente para "acelerar tu metabolismo" y prevenir el catabolismo.
- Necesitas comer algo previo al entrenamiento.
- Necesitas comer algo inmediatamente después de entrenar.

Seguramente, ya has escuchado alguno de estos mitos. Algunos se han pasado de gimnasio en gimnasio, y otros simplemente son parte de una de las tantas dietas que han salido últimamente.

Sin importar si crees en estos mitos, o no, te voy a demostrar en las siguientes páginas que estas creencias no son relevantes e irán cayendo una a una conforme vayamos avanzando.

Aunado a esto, como conclusión, resolveremos estos y otros cuantos más mitos de entrenamiento en la última sección.

Jerarquía nutricional

Para perder peso *necesitas* evitar las grasas. Para perder peso *necesitas* evitar los carbohidratos. Para ganar músculo *necesitas* tomar suplementos. Para ganar músculo *necesitas* comer más de 5 veces al día. Mitos, mitos, y más mitos; de hecho, mentiras....

Así es, los medios de comunicación masiva y la industria del "fitness" han estado esparciendo mentiras sin fundamento por la mayor parte del tiempo—y siguen haciéndolo.

A las revistas de "Salud y Fitness", empresas de suplementos, e industria farmacéutica/médica no les conviene que sepas la verdad. Para ellos es mejor que vivas en perpetua oscuridad en cuanto al cuidado propio de tu salud, forma física, y bienestar. Si no fuera así, ¿Cómo podrían seguir vendiéndote sus productos?

En cuanto a la grasa corporal, la realidad es que, para perderla, no necesitas evitar ningún tipo de alimento, o consumir un alimento "quema-grasa", ni comer cada 3 horas para "acelerar tu metabolismo".

En cuanto a masa muscular, la verdad es que, para ganarla, no necesitas tomar suplementos—aunque ciertamente algunos pueden ayudar, consumir alimentos específicos—se puede seleccionar de una gran variedad, ni ingerir una *gran* cantidad de carbohidratos para ganarla.

Centralmente, solo necesitas controlar 5 cosas para transformar tu cuerpo—i.e. perder grasa corporal y/o ganar masa muscular—desde la perspectiva nutricional. Al orden de estos 5 elementos fundamentales le denomino *La Jerarquía Nutricional*.

Tal vez algunos términos de esta esta jerarquía te sean al momento desconocidos. No te preocupes, conforme los vayamos viendo los iremos definiendo.

La Jerarquía nutricional es la siguiente:

1. Calorías.
2. Macronutrientes,
3. Micronutrientes.
4. Frecuencia de alimentación.
5. Suplementos

Calorías

"Calorías que entran vs Calorías que salen"

El factor más importante que determina nuestra composición corporal es el balance calórico. Es decir, la diferencia entre las calorías que consumimos en forma de alimentos y las calorías que quemamos en el día a día. Si consumes más calorías de las que tu cuerpo utiliza, ganas peso. Por el contrario, si consumes menos calorías que las que tu cuerpo gasta, pierdes peso. Así de sencillo.

¿Qué es una caloría?

Una caloría es una unidad de medida utilizada para medir energía térmica. En nutrición, esta unidad de medida se emplea tanto para determinar el potencial energético de los alimentos como para establecer el gasto calórico que produce el cuerpo de una persona.

Balance energético

El aspecto más importante a modificar en cuanto a transformación corporal es sin duda alguna la ingesta calórica periódica total. Las cuentes tu o no—lo cual recomiendo hacer *al menos* inicialmente para conocer los tamaños y porciones aproximados de cada macronutriente—tu cuerpo las cuenta. Lo que le importa a tu cuerpo es el balance energético total.

El balance energético es el estado en el que las calorías que consumes—en forma de alimentos—es igual a las calorías que gastas diariamente. En este estado tu cuerpo mantendrá su peso actual.

Si ingieres más calorías de las que quemas de manera habitual ganarás peso en forma de masa muscular y/o grasa corporal dependiendo de tu tipo de entrenamiento. De manera similar, lo inverso ocurre cuando consumes una cantidad calórica menor a la que tu cuerpo suele quemar—pierdes grasa y/o músculo dependiendo de tu tipo de entrenamiento.

Esto es física y fisiología elemental—"la energía no se crea ni se destruye solo se transforma". Si consumes más energía de la que tu cuerpo necesita, tu organismo la guardará para ocasiones en las que la ingesta energética sea menor al requerimiento—ej. durante periodos de ayuno. En periodos en los que tu cuerpo no recibe energía suficiente mediante alimento, recurrirá al consumo de las previamente acumuladas reservas de energía—i.e. grasa corporal y/o glucógeno muscular.

La realidad es que no existe magia alguna en una dieta baja en carbohidratos, alta en carbohidratos, o aquella que contenga periodos de ayuno de manera intermitente (3 conceptos que veremos a detalle más adelante). Todas estas dietas funcionan (o no) por la misma razón: *el balance entre energía ingerida y energía consumida.*

Lo sé, lo sé... tantos libros, tantos videos en internet, tantos podcasts, tantos artículos, tantos tipos de dietas, tantos tipos de "ejercicios quema-grasa", tantos suplementos, tantos "superalimentos" y todo se reduce a esto: balance calórico.

El problema no es que exista tanto material sobre esto, sino que seguimos buscando nuevas, mejores, y hasta "mágicas" maneras de transformar nuestro cuerpo.

Es por esto que para perder peso—idealmente mayormente como grasa corporal— *necesitas* estar en un déficit calórico, y para ganar peso—idealmente mayormente como masa muscular—*necesitas* estar en un superávit calórico.

La grasa corporal no puede desaparecerse, solo *utilizarse.* La masa muscular no puede crearse de la nada, se necesita de energía y bloques de construcción—i.e. proteínas— *adicionales* para ser generada.

Eso sí. Considera que en cuanto a control de balance calórico me estoy refiriendo únicamente a los 2 macronutrientes que tienen como función principal el proveer energía al cuerpo: las grasas y los carbohidratos ya que; como después veremos, las proteínas, por sí mismas, tienen un efecto totalmente diferente en el cuerpo.

Existen varias fórmulas para determinar la ingesta calórica diaria para alcanzar un balance energético.

Cabe recalcar que este número es *aproximado,* por lo que deberás observar los cambios que se presenten semana a semana en tu composición corporal para saber si necesitas ajustar o no tu ingesta calórica habitual.

El primer paso para determinar tus necesidades calóricas es calcular tu TMB o *tasa metabólica basal.*

Cálculo de la tasa metabólica basal (TMB)

La tasa metabólica basal (TMB), es la cantidad de energía que tu cuerpo quema por el simple hecho de estar vivo. Es decir, si en un día no hicieras nada más que estar sentado en el sillón viendo televisión, tu cuerpo quemaría una cantidad determinada de energía, esta es tu tasa metabólica basal.

Para realizar el cálculo de nuestra TMB utilizaremos la ecuación de Katch-Mcardle:

TMB = 370 + (21.6 x Masa corporal magra (kg))

Masa corporal magra = (Peso (kg) x (100-(% grasa corporal))) / 100

Por ejemplo, si un hombre pesa 80 kg, con un porcentaje de grasa corporal del 12%, el cálculo de su masa corporal magra sería:

Masa corporal magra = (80kg) x (100-12) /100=70.4Kg

Y como resultado su TMB es:

TMB = 370 + (21.6 x 70.4 kg) =1890.64 cal/día

Existen varios métodos para calcular el porcentaje de grasa corporal. Sin embargo, los dispositivos que vienen en las básculas son bastante inexactos—basados en corriente eléctrica. Te recomiendo utilizar un plicómetro/adipometro para medir tu %gc, o utilizar la tabla siguiente como referencia si eres hombre.

Porcentaje de grasa corporal	Levantadores Principiantes e intermedios	Levantadores avanzados
6-7 %gc	Cintura es ~42% de la altura	Cintura es ~43% de la altura
7-8 %gc	Cintura es ~42.5% de la altura	Cintura es ~43.5% de la altura
8-9 %gc	Cintura es ~43% de la altura	Cintura es ~44% de la altura
9-10 %gc	Cintura es ~43.5% de la altura	Cintura es ~45% de la altura
10-12 %gc	Cintura es ~44% de la altura	Cintura es ~46% de la altura
12-14 %gc	Cintura es ~45% de la altura	Cintura es ~47% de la altura
+15 %gc	Cintura es mayor al 46% de la altura	Cintura es mayor al 47% de la altura

Este estimado de %gc se obtiene de la relación porcentual entre la medida de la altura en comparación con la medida de la circunferencia de la cintura tomada a la altura del ombligo.

Por ejemplo, si las medidas de un principiante en el entrenamiento de resistencia son de 183cm (6'0") de altura y 81.3cm (32") de cintura, su %gc aproximado sería de 10-12% debido a que: (81.3 cm / 183 cm) x 100 = 44.42%

La diferencia en la medida de circunferencia de la cintura de levantadores principiantes e intermedios en comparación con la de levantadores avanzados, se debe al nivel de desarrollo de masa muscular abdominal y lumbar. Generalmente un atleta con mayor experiencia en el entrenamiento de resistencia tendrá una masa muscular abdominal más desarrollada y, por lo tanto, la medida de su cintura será mayor. Este factor debe tomarse en cuenta al momento de referirse a esta tabla para obtener una estimación más exacta del porcentaje de grasa corporal individual.

Cálculo de gasto total energético diario (GTED)

Ya teniendo calculado nuestro TMB, solamente nos hace falta añadir el gasto calórico generado mediante actividad física diaria—i.e. ejercicio, para poder obtener un aproximado de nuestro gasto calórico diario total (GTED).

Para calcular tu GTED, solamente tienes que multiplicar tu TMB previamente obtenido por el factor que se ajuste a tu nivel de actividad semanal basado en la siguiente tabla.

Cantidad de horas semanales	Factor
1-3	1.2
4-6	1.35
6+	1.5

GTED = TMB x Factor

Retomando el ejemplo de nuestro amigo de 80kg y 12% GC. Si este individuo se ejercitará por 3 horas a la semana su GTED estimado sería:

GTED = 1890.64 x 1.2 = 2268.768 kcal/día.

Es decir, para estar en un balance energético, manteniendo así su peso actual de 80 Kg, tendría que consumir aproximadamente 2268 kcal diariamente.

Recuerda que este es solo un cálculo aproximado para tener un punto de partida y para nada es 100% exacto. Tendrás que evaluar los cambios en tu peso regularmente y ajustar tu ingesta calórica dependiendo de si aumentas, disminuyes, o mantienes tu peso.

Mi recomendación es que te peses por lo menos 3 días consecutivos a la semana—ej. Lunes, martes y miércoles—y saques un promedio de estas mediciones. Una vez hecho esto compara este valor promedio con el obtenido en la semana pasada.

El cuerpo humano es un sistema muy complejo, por lo que tu peso puede fluctuar por motivos adicionales no relacionados con la grasa corporal que cargas. Tres de los factores más destacados que influyen este tipo de cambios en peso son la retención de agua—mayormente derivado de fluctuaciones en ingesta de agua y/o electrolitos, cambios en niveles de glucógeno[1] hepático/muscular, y acumulación de alimentos en el tracto digestivo.

Entonces ya sabes cuánta energía ingerir para poder mantener tu peso actual. ¿Qué pasa si quieres bajar o subir de peso?

---

[1] El glucógeno es la forma de almacenamiento de glucosa en músculos e hígado. 1 gramo de glucógeno almacena 3-4 gramos de agua.

Recomposición corporal simultánea

Si quieres que tu cuerpo cambie, deberás modificar tu balance energético, ya sea mediante tu ingesta calórica o tu actividad física. Solamente existe un fenómeno que se "salta" esta regla, conocido como "recomposición corporal simultánea."

La recomposición corporal simultánea es el santo grial del fitness, ya que esta sucede cuando quemas grasa corporal y ganas masa muscular al mismo tiempo. Sí, sí es posible ganar masa muscular y perder grasa corporal al mismo tiempo, inclusive existe un término para definir este fenómeno: "recomposición corporal."

Ganar músculo y perder grasa corporal al mismo tiempo es lo que todo mundo quiere, desafortunadamente, solamente puede ser logrado por personas que se encuentran en uno o varios de los siguientes casos.

Eres nuevo en el entrenamiento de resistencia

A este acontecimiento también se le conoce como "ganancias de novato." Las personas que son nuevas en el levantamiento de pesas pueden ganar masa y fuerza muscular al mismo tiempo que pierden grasa, esto, independientemente de que tan bueno o malo sea su plan nutricional y/o de entrenamiento—aunque los resultados no serán tan buenos como pudieran ser si el plan no lo es.

Las ganancias musculares atribuidas a este fenómeno son derivadas en mayor medida a hipertrofia sarcoplasmática[2] (algo que definiremos más a detalle en la sección de entrenamiento) y en segunda instancia—que tanto depende de qué tan alejado te encuentres de tu potencial muscular genético—a hipertrofia miofibrilar.

En cuanto a las ganancias de fuerza, aunque con cierta ayuda del incremento en volumen del plasma celular muscular, proviene mayormente de adaptaciones neuronales—mejor dominio de técnica en los levantamientos y nuevas conexiones del sistema nervioso central.

En otras palabras, en este periodo no ganamos *tanta* masa muscular en sí, sino que aumentamos el *fluido* atrapado en los músculos y mejoramos la *eficiencia* con la que la masa muscular puede ser contraída al potenciar la señal de "levantar" del sistema nervioso central.

---

[2] La hipertrofia sarcoplasmática consiste en un incremento en el fluido contenido en el músculo derivado de un estímulo impuesto en el mismo.

Regresas después de un largo periodo alejado del entrenamiento de resistencia

El dicho relacionado con el músculo de "si no lo usas, lo pierdes" es totalmente cierto. No obstante, la memoria muscular también lo es.

El acontecimiento definido en la literatura como "memoria muscular," es cuando una persona que se encontraba entrenando durante un periodo de tiempo substancial—ej. 2-5 años—y/o había alcanzado un 70%-100% de su potencial genético muscular—i.e. levantador intermedio-avanzado—se abstiene de la práctica del entrenamiento de resistencia durante un largo periodo—i.e. más de 1 mes, perdiendo así una buena parte de sus ganancias de masa muscular; sin embargo, cuando el individuo *regresa* de su periodo alejado del entrenamiento de resistencia, recuperara casi instantáneamente la masa muscular perdida, muy cerca del punto en el que se encontraba anteriormente, independientemente de su dieta.

En simples términos, si solías cargar una cierta cantidad de masa muscular, la pierdes por atrofia, y regresas a entrenar, la recuperarás rápidamente sin importar de si estas comiendo lo suficiente, por lo que podrás ganar masa muscular y perder grasa corporal simultáneamente.

Estás todavía muy lejos de tu potencial muscular genético

La experiencia de un levantador—i.e. tiempo de entrenamiento—es un factor muy importante al momento de definir la categoría de este—novato, intermedio, o avanzado; no obstante, es aún de mayor importancia el potencial restante de desarrollo muscular del individuo, el cual es definido mayormente por la genética.

Entre los factores que pueden afectar el desarrollo muscular adecuado y eficiente de una persona se encuentran:

- Dieta muy baja en proteínas—menor a 0.5gr por Lb de peso corporal.
- Plan de entrenamiento ineficiente—no enfocado en la carga progresiva de ejercicios compuestos.
- Entrenamiento de muy baja intensidad—más de 15 repeticiones por serie y/o no llevar las series por lo menos 3 repeticiones cerca del fallo.
- Falta de constancia.
- Padecer de mucho estrés.
- No dormir lo suficiente en cantidad y/o calidad.
- Nutrición deficiente en cuanto a micronutrientes clave (los cuales puedes consultar a detalle en la sección de micronutrientes).

Es decir, puede que una persona que lleva entrenando más de 3 años pueda ser encasillada dentro de la categoría de novato-intermedio debido a que su desarrollo muscular se ha visto parcialmente obstaculizado por los factores mencionados y, por lo tanto, aún este lejos de alcanzar la cantidad de masa muscular que su potencial natural le pudiese brindar. (Para calcular tu potencial muscular natural dirígete al Apéndice 5.)

Al momento de solventar alguno o varios de los factores que pudiesen haber estado afectando su desarrollo muscular, las ganancias musculares comenzarán a presentarse nuevamente, aun y en periodos de definición—con un déficit calórico moderado.

Padeces de sobrepeso

Las personas que padecen de obesidad/sobrepeso—i.e. más de 25% gc, y son nuevas en el entrenamiento de resistencia, tienen un potencial aún más grande de presentar una recomposición corporal que los individuos novatos que no poseen tanto tejido adiposo. Esto debido a lo que se conoce como "disponibilidad energética."

El término de *disponibilidad energética* se refiere a la cantidad de energía disponible con la que cuenta el cuerpo en un momento dado, y no discrimina entre la cantidad de energía que se encuentra ya almacenada en el organismo—en forma de grasa corporal y glucógeno, o la cantidad de energía absorbida mediante la ingestión de alimentos de una manera constante.

El cuerpo toma la disponibilidad energética como el factor primario para definir si se encuentra en un estado de balance energético, sobrealimentación—superávit calórico, o de inanición—déficit calórico.

Debido a las mecánicas de la disponibilidad energética, el organismo de un individuo con sobrepeso podrá considerarse en un estado de balance energético *positivo* aún y no comiendo lo suficiente para mantenerlo.

Como veremos más adelante, al sentirse el cuerpo en un estado de balance energético positivo, este se encuentra en un ambiente óptimo para el desarrollo de nuevos tejidos, entre ellos, si este es correctamente estimulado, el muscular.

Es por esto que el cuerpo de una persona con sobrepeso probablemente ganará una mayor cantidad de masa muscular que su contraparte más delgada durante un periodo de definición, esto, aún y cuando el déficit calórico empleado sea el mismo o mayor.

¿Cómo llevar a cabo una recomposición corporal simultánea?

Si formas parte de alguno de los grupos mencionados anteriormente felicidades, puedes ganar masa muscular y perder grasa corporal simultáneamente.

Para esto tendrás que comenzar un programa de entrenamiento de resistencia adecuado, e implementar un plan nutricional que te mantenga en un déficit calórico moderado o en mantenimiento—ambas cosas que veremos más adelante.

No obstante, si no entras en las categorías descritas no te preocupes, solamente tendrás que tomar una estrategia diferente y, de hecho, más eficiente.

Recomposición corporal cíclica

Si no formas parte de los afortunados que pueden disfrutar de "las ganancias de novato", padeces de sobrepeso, o aun estas muy lejos de tu potencial muscular genético y, por ende, no puedes disfrutar de la recomposición corporal simultánea, no hay porque desilusionarse. Lo único que tendremos que hacer es enfocarnos en un objetivo a la vez de manera cíclica.

En otras palabras, nos estaremos cambiando entre 2 fases dependiendo de nuestra meta actual ya sea esta ganancia de masa muscular o pérdida de grasa corporal.

Fase de volumen: ganancia de masa muscular

Para poder ganar masa muscular de una manera eficiente, especialmente cuando ya no puedes aprovecharte de una recomposición corporal simultánea, *necesitarás* consumir más calorías de las que gastas, ya que el proceso de construcción de músculo es una tarea altamente demandante para tu cuerpo.

Para propiciar una ganancia muscular significativa necesitarás mantenerte en el estado metabólico anabólico—i.e. de síntesis—y evitar el catabólico—i.e. de degradación, el cual, es provocado por un balance energético negativo. Un estado anabólico óptimo se genera gracias a varias hormonas como la testosterona e insulina que activan varios mecanismos de síntesis de proteínas en los músculos tras su previa estimulación y, por lo tanto, inducen los cambios necesarios para prepararse para una próxima sesión al propiciar su crecimiento.

Para aclarar aún más, veamos una definición rápida de cada hormona involucrada en el anabolismo y de cómo estas influyen en el desarrollo muscular.

Insulina

La insulina es la hormona responsable de suministrar los aminoácidos y glucosa que se encuentran en la sangre hacia las células que necesiten de estos nutrientes. Es decir, gracias a la insulina, las proteínas y carbohidratos ingeridos que ya han sido digeridos en el intestino y transportados mediante el torrente sanguíneo, son introducidos en las células. Sin la acción de esta hormona, este proceso no sería posible en condiciones normales.

La insulina brinda soporte al crecimiento muscular al proveer constantemente a los músculos de los nutrientes y aminoácidos necesarios para su recuperación tras la estimulación provocado por el entrenamiento.

Testosterona

La testosterona es la hormona sexual principal masculina. En los hombres, la testosterona provoca el desarrollo de los órganos reproductivos masculinos—ej. testículos y próstata, así como también de los caracteres sexuales secundarios, tales como el desarrollo de la masa ósea-muscular, el incremento del vello corporal, y el engrosamiento de la voz.

Además, la testosterona incrementa la velocidad de recuperación muscular y síntesis proteica, lo que produce músculos más grandes en menor tiempo.

En síntesis, la testosterona es lo que biológicamente nos hace hombres—*literalmente*, por lo que te sugiero visitar el Apéndice 7: "Como incrementar tu testosterona naturalmente", para que descubras las mejores estrategias para optimizar la producción de esta hormona independientemente de la fase de recomposición corporal en la que te encuentres.

—

Respecto a cuánto "comer de más", *no* es cierto que entre más calorías consumas por encima de tus calorías de mantenimiento más masa muscular vas a ganar. Lo que va a pasar es que ganarás más grasa corporal y la *misma* cantidad de músculo que pudieras haber desarrollado con un superávit calórico más moderado. Definido mayormente por tu genética, tu cuerpo solamente puede ganar masa muscular a una velocidad predeterminada, por lo que el exceso calórico sobrante, no empleado para este fin, solo resultara en acumulación de grasa.

Es por esto que, si quieres *minimizar* la ganancia de grasa corporal al ganar masa muscular, ponte como objetivo ganar de 0.25–0.5 kg por semana—no más. Esto puede ser logrado con un incremento del 5-10% en tu ingesta calórica diaria sobre tu objetivo calórico de mantenimiento (GTED).

Fase de definición: pérdida de grasa corporal

Cuando se quiere bajar de peso, se necesita alcanzar un balance energético negativo, también conocido como: *déficit calórico* (Hand GA, 2013). Esto es, consumir menos calorías que las que tu cuerpo gasta diariamente.

¿Por qué es necesario mantener un déficit calórico para poder bajar de peso? Tu cuerpo tiene 2 formas de almacenar energía para futuros tiempos de escasez de alimento: 1) como glucógeno en hepático y muscular, y 2) en forma de grasa corporal.

Ya que el glucógeno muscular sólo puede ser utilizado por los músculos que lo contienen, las únicas fuentes de energía disponibles para el resto del cuerpo, pero particularmente el cerebro, durante periodos de privación alimenticia son el glucógeno hepático y la grasa corporal existente.

Cuando el glucógeno del hígado se termina, un proceso llamado lipólisis comienza, el cual, consta de la obtención de energía mediante la quema de las reservas de lípidos que conforman el tejido adiposo corporal. Es debido a este proceso, que si gastas mayor energía de la que ingieres perderás peso sí o sí, idealmente como grasa, pero también como glucógeno.

Al proceso descrito anteriormente se le conoce como "estado catabólico", que es todo lo contrario a un estado anabólico.

El estado anabólico y catabólico son dos caminos metabólicos totalmente opuestos. En un estado catabólico las hormonas como el cortisol, glucagón, y adrenalina entran en acción para degradar los lípidos, aminoácidos, y glucógeno almacenados y convertirlos en energía "lista para usar". En contraste, en un estado anabólico, la insulina sintetiza energía en tu cuerpo, almacenándola en forma de glucógeno, masa muscular—en el caso de ciertos aminoácidos, o como tejido adiposo.

En la siguiente gráfica se muestra un ejemplo de la interacción entre el estado anabólico y catabólico en un día cualquiera.

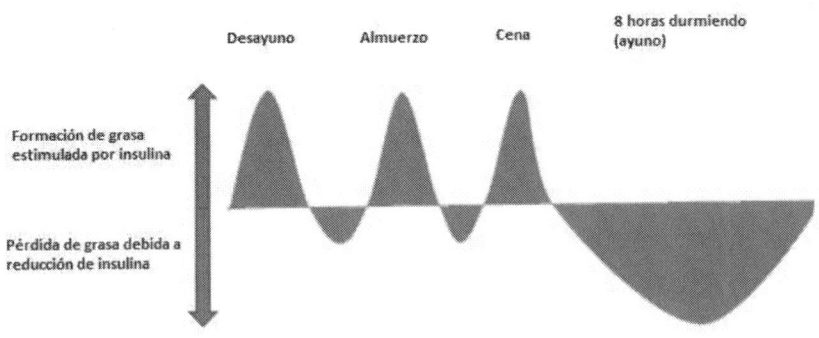

Teniendo en cuenta que el proceso catabólico es totalmente opuesto al proceso anabólico, concluimos pues que es mejor enfocarse en una meta a la vez por un periodo de tiempo en específico, ya sea ganar masa muscular o perder grasa corporal.

Durante una fase de definición, la meta es modificar el balance energético de modo que se esté en un estado catabólico en una proporción mayor a la que se está en un estado anabólico. Este déficit calórico se puede lograr afectando cualquier variable de la ecuación, es decir, puedes disminuir tu ingesta calórica y/o puedes incrementar tu actividad física diaria para quemar más calorías.

Generalmente la mejor manera de generar un déficit calórico es modificando las dos variables, pero si tienes que elegir, la reducción en ingesta calórica es la opción más controlable y efectiva. Uno de los mayores errores de la perdida grasa, incluidos en el Apéndice 3: "Los 9 mayores errores de la perdida de grasa," es el tratar de compensar una mala dieta con interminables horas de *innecesario* "cardio." La realidad es que esta es una de las peores estrategias que puedes tomar en cuanto a perdida de grasa corporal, ya que es *mucho* más conveniente manipular tu ingesta alimenticia en calidad y/o cantidad, que el derrochar tiempo y esfuerzo tratando de quemar energía que puede ser fácilmente ingerida o sustraída. En lugar de ingerirla y después desperdiciar tiempo quemando "energía extra," porque mejor no evitar su ingestión en primer lugar y asi ahorrar un gasto innecesario de tiempo, esfuerzo, y dinero.

Para disminuir tu ingesta calórica, solamente tienes que sustraer de 15% a 25% de tu "GTDE", esto para disminuir—e inclusive evitar—los posibles efectos secundarios de una dieta hipocalórica prolongada (Huovinen HT, 2015), entre los que se incluyen: la disminución del metabolismo (Martin CK, 2007), decremento en niveles de testosterona (Cangemi R, 2010), pérdida excesiva de masa muscular, aumento en niveles de cortisol (Tomiyama AJ, 2010), y malhumor.

Teniendo en cuenta que ya realizas algún tipo de entrenamiento de resistencia, el incremento en actividad física lo puedes realizar caminando 30–90 min los días que quieras, y/o con 1 -2 sesiones de HIIT[3] por semana—algo totalmente opcional.

Cabe recalcar que, sin importar si eres hombre o mujer, el entrenamiento de resistencia en un periodo de definición no es opcional, es una necesidad. El entrenamiento de resistencia asegurara que mantengas tu masa muscular, y que el peso que pierdas provenga de tus depósitos de grasa y no de tus músculos. Si no provees a tus músculos con un estímulo periódico que les dé una razón para quedarse, especialmente cuando estás perdiendo peso, tu masa muscular se verá reducida a largo plazo.

Las recomendaciones de nutrición en este libro dan por hecho que realizaras algún tipo de entrenamiento de resistencia y, como tal, están basadas en esta creencia. En la sección de entrenamiento, podrás encontrar varias opciones de rutinas de levantamiento de pesas para que puedas seleccionar la que más se adapte a tus necesidades, preferencias, y metas.

Ciclado entre fases

Existe una regla que tienes que tomar en cuenta antes de comenzar una fase de volumen. Como hombre, tu % de grasa corporal (% gc) debe ser menor al 15% (25% en mujeres)

---

[3] Acrónimo en inglés de "**High Intensity Interval Training**", lo cual se traduce al español como "entrenamiento de intervalos de alta intensidad".

y existen varias razones por las que esto debe ser así. En el lado estético, pasando el 15% gc comienzas a verte un flácido y tu definición muscular se pierde totalmente—adiós abdomen definido. Aunado a esto, tener sobrepeso no solamente es un riesgo para tu salud, sino que además acelera la velocidad con la que almacenas grasa y obstaculiza la ganancia muscular por la que tanto te estás empeñando en trabajar. Esto sucede debido a varias razones:

1. **La sensibilidad a la insulina decae** (Dyck DJ, 2006). Esto ocasiona que una mayor parte de la energía consumida vaya a tus depósitos de grasa en lugar de fomentar el desarrollo muscular—i.e. afecta negativamente la correcta partición de nutrientes[4]. La resistencia a la insulina—lo contrario a la sensibilidad, [5]suprime las señales de síntesis proteica intracelular (Wang X, 2006) y aumenta la formación y almacenamiento de energía adicional en forma de triglicéridos (Reaven, 1988), lo que significa menor crecimiento muscular y mayor acumulación de grasa corporal.
2. **Los niveles de testosterona disminuyen y los de estrógeno aumentan.** A mayor grasa corporal, mayor producción de estrógeno y menor de testosterona (Rohrmann S, 2011). Altos niveles de estrógeno promueven la acumulación de tejido adiposo (Santosa S, 2013), lo cual se convierte en un ciclo vicioso: entre mayor grasa acumulas más fácilmente engordas.

Es por esto que nunca recomiendo que alguien entre en una fase de volumen si su %gc es mayor al 15% (25% en mujeres). Si estás por encima de este número tu prioridad debe ser la de disminuir tu %gc hasta un rango de 8-12% (18-22% en mujeres) mediante una fase de definición antes de comenzar una fase de volumen.

Considerando los rangos ideales de %gc, el ciclado de fases se hace de la siguiente manera:

1. Teniendo un %gc de entre 8-12% empiezas una fase de volumen y te detienes al momento de alcanzar un %gc del 15-17%.
2. Ya que te encuentres en un 15-17% gc cambias a fase de definición hasta disminuir tu %gc a un rango de 8-12%.
3. Repites paso #1, continuando así el ciclo.

El ciclado de fases lo realizarás las veces que sea necesario, hasta obtener la composición corporal con la que te sientas satisfecho. A partir de allí puedes mantener tu físico consumiendo la cantidad de calorías necesarias para mantener tu peso, es decir, en una fase de mantenimiento.

---

[4] **Partición de nutrientes**: Es la distribución en el organismo de los nutrientes ingeridos. Es decir, que porcentaje de los nutrientes se utiliza para construir y reparar, y que porcentaje es almacenado como tejido adiposo.

[5] **Resistencia a la insulina**: Es una condición en la que las células no responden a la insulina como debieran, y se necesita una mayor cantidad de insulina para introducir los nutrientes, lo que genera una mayor cantidad de insulina y azúcar en sangre. Las personas altamente resistentes a la insulina son las más propensas a padecer diabetes tipo II.

Ajustes en el camino

Independientemente de si te encuentras en una fase de volumen o definición, tu cuerpo siempre tratará de alcanzar homeostasis[6].

Es simples términos, homeostasis es la capacidad del organismo de buscar siempre estar en equilibrio mediante procesos de autorregulación.

Ajustes para ganar peso

Cuando te encuentres en un superávit calórico con el objetivo de ganar peso—como masa muscular idealmente, al pasar el tiempo, tu cuerpo se tratará de adaptar a este incremento en tu ingesta calórica y, por ende, en un punto dejaras de ganar peso, esto, debido a factores como el incremento en tu masa muscular—la cual está directamente relacionada con tu TMB, incremento en efecto térmico de los alimentos—generalmente a mayor ingesta calórica, mayor este efecto; mayor movimiento espontáneo (NEAT[7]) provocado por el "exceso" de energía entre otros (Christian von Loeffelholz, 2018).

Para contrarrestar estas adaptaciones, tendrás que incrementar tus calorías, y de esta manera, poder estar en un balance energético positivo nuevamente. Un incremento de 100-250 kcal sobre tu ingesta diaria actual será suficiente.

Ajustes para perder peso

Primeramente, déjame aclarar algo: tu cuerpo *no quiere* estar en un déficit calórico por largos periodos de tiempo, y esto se muestra más evidente entre menos grasa corporal tienes. Llegar a un porcentaje de grasa corporal de entre 12%-15% es mucho más fácil que el alcanzar uno de menos de 10%.

Al igual que cuando quieres ganar peso tu cuerpo se adaptará en un punto al transcurrir el tiempo. Tu metabolismo se adaptará y se volverá más eficiente—más lento, y por lo tanto la velocidad con la que pierdes peso disminuirá progresivamente, tanto así, que puede parecer que ya no estás perdiendo peso. Al llegar a este punto tienes dos opciones:

1. Incrementar tu actividad física.
2. Disminuir tu ingesta calórica.

---

[6] **Homeostasis**: tendencia de los organismos a mantener un equilibrio relativamente estable entre elementos interdependientes mediante procesos fisiológicos.

[7] **NEAT** ("non exercise activity thermogenesis): Termogénesis no relacionada con el ejercicio derivada de actividades espontáneas—cambios de postura, movimiento constante de las piernas, amplia expresión corporal al hablar, etc.

Frecuentemente, por cuestiones de tiempo, energía, o practicidad, no es posible agregar más sesiones de ejercicio, por lo tanto, tendrás que disminuir tu ingesta calórica aún más.

Para poner a correr tu pérdida de peso nuevamente mediante la reducción de la ingesta calórica, con substraer de 100-200 kcal diarias sobre tu objetivo calórico actual será suficiente.

Similar al proceso descrito al determinar tu ingesta calórica de mantenimiento, es muy importante distinguir si el estancamiento en tu reducción de peso es debido a retención de agua, o si es realmente causada por una adaptación metabólica.

Aunado al utilizar un promedio semanal para evaluar tu progreso en lugar de valores diarios, una manera de saber si tu estancamiento es real o pasajero, es mediante el análisis del *tipo* de cambio en tu peso. Si el cambio en tu peso promedio semanal se detuvo relativamente de una forma lineal—la velocidad de reducción de peso fue disminuyendo progresivamente, es muy probable que se trate realmente de una adaptación metabólica. Sin embargo, si estabas perdiendo peso a una velocidad de 0.5 kg por semana en promedio, por ejemplo, y súbitamente dejaste de perder peso, es muy probable que solamente se trate de retención de agua, en cuyo caso, tendrás que esperarte de 1-2 semanas más, continuando con tu ingesta calórica actual, para ver tu peso disminuir nuevamente; de no ser así disminuye tus calorías por 1 o 2 semanas y evalúa si esto hace cambiar la situación.

Macronutrientes

Los macronutrientes son elementos nutritivos que, en comparación con los micronutrientes, deben ser consumidos en grandes cantidades y pueden ser utilizados por el cuerpo como energía.

Existen 4 macronutrientes, y cada uno tiene una densidad calórica (kcal por unidad de peso) específica como se muestra en la siguiente tabla.

Macronutriente	Kcal por gramo
Proteínas	4
Carbohidratos	4
Grasas	9
Alcohol	7

Para desarrollar la planificación de nuestras comidas nos enfocaremos únicamente en los 3 primeros, ya que estos son los únicos naturalmente incluidos en nuestros alimentos, mientras que el alcohol es algo inventado por el hombre y, por lo tanto, totalmente opcional. No obstante, el contenido calórico del alcohol lo tendremos que tener en cuenta cuando queramos incorporarlo en nuestra dieta ocasionalmente si así lo deseamos.

Cabe destacar que, los minerales como el calcio, zinc, potasio, magnesio, y fósforo, también forman parte de los macronutrientes—deben ser ingeridos en relativamente grandes cantidades, sin embargo, como estos no proveen de energía al cuerpo los veremos en la sección de micronutrientes.

Proteínas

La proteína es el macronutriente *más* importante de todos. Los aminoácidos desglosados de las proteínas son los bloques base para el desarrollo y recuperación muscular. Aún más importante, de proteínas están conformados todos nuestros órganos y estructura corporal.

Como vimos previamente, cada gramo de proteína contiene, *en teoría*, 4 Kcal. No obstante, y realmente es un poco más complicado que esto, pero de manera simplificada y generalizada, las calorías provenientes de las proteínas son *casi* imposibles de ser utilizadas por el cuerpo como energía. Debido a esto, la proteína tiene el más alto poder termogénico de todos los macronutrientes, lo que hace que su contenido calórico en la práctica se acerque más a a ~2.5 kcal por gramo que a 4.

Debido a esta misma impracticabilidad, en la que al cuerpo le es muy difícil utilizar la proteína como energía y, derivadamente, ser almacenada como tal, es que este macronutriente es el *único* macronutriente totalmente esencial, con mayor efecto térmico corporal, y con mayor efecto saciante.

Alineado con esto, existe una hipótesis conocida como "apalancamiento de proteína" que afirma que el hambre del ser humano está primordialmente controlada por el contenido de proteína en la dieta (Bekelman TA, 2017) (Martinez-Cordero C, 2012) (Simpson SJ, 2005). Una vez consumimos la cantidad de proteína que cubre nuestras necesidades corporales, el hambre por este, y cualquier otro macronutriente realmente, es eliminada. De hecho, esta hipótesis culpa a la "dilución de proteína" en los alimentos modernos de las recientes altas tasas de obesidad.

Debido a que la mayor parte de la dieta del ser humano post-agricultura está compuesta de "alimentos" altos en carbohidratos y carentes de proteína—cereales de desayuno, pasteles/pan, "barras energéticas", etc.—es que no podemos dejar de comer y engordamos—cosa que en tiempos pre-agricultura era una anormalidad (Loren Cordain, 2000).

Aunado a esto es también que existe la "rabbit starvation"—en español "inanición del conejo", la cual, es una condición cuya, contrario a la razón comúnmente distribuida— envenenamiento por consumo de "exceso" de proteína, es atribuida a la falta de ingesta calórica proveniente de macronutrientes que *si* pueden proveernos de energía— carbohidratos y/o grasas. Gracias a la ineficiencia de las proteínas para ser utilizadas como energía *en conjunción* con una carencia en cuanto a disponibilidad energética endógena[8]—i.e. grasa corporal, es que el cuerpo entra en una situación de inanición a pesar de estar consumiendo considerables cantidades de alimento en forma de proteína pura.

En otras palabras, si como la mayor parte de la población, tienes suficientes reservas energéticas alrededor de tu barriga—i.e. porcentaje de grasa corporal mayor al 7%, no tienes por qué preocuparte de esto, por lo que, *teóricamente*, puedes consumir proteína de manera aislada de manera sostenida para perder peso. Ciertamente esta no es una estrategia recomendable a incorporar a largo plazo ya que te sentirás hambriento todo el tiempo que hagas esto, pero vale la pena considerarla para dimensionar la importancia crucial del consumo de este elemento—particularmente en materias de recomposición corporal.

Además del temor a la "inanición del conejo", existen otras preocupaciones esparcidas por los medios de comunicación masiva respecto a una relativamente alta ingesta de proteína y que, afortunadamente, ya han sido desmentidas por la ciencia. Algunos ejemplos de estas falsas creencias incluyen:

- **Una dieta alta en proteína daña los riñones**. No, una dieta alta en proteína no daña para *nada* los riñones ni el hígado si no existe un malestar desarrollado *previamente* asociado con estos órganos (William F Martin, 2005) (Walser, 1999)(Michaela C Devries, 2018).

---

[8] **Endógeno**: Aquello que proviene del interior.

- **Una dieta alta en proteína puede provocar cáncer.** Aunque una dieta en proteína no es recomendable para personas que *ya* tienen cáncer, se ha comprobado que una dieta alta en proteína no promueve esta enfermedad (National Research Council (US) Committee on Diet, 1982) (Examine.com, 2018) y, al potenciar el sistema inmune y demás mecanismos asociados con la renovación celular, hasta puede prevenirlo (Daly JM, 1990).
- **Una dieta alta en proteína promueve la alta producción de ácido úrico, piedras renales, y gota.** No, una dieta alta en proteína no promueve ninguna de estas enfermedades (Raquel Villegas, 2011). Argumentablemente, una alta ingesta de carbohidratos simples—especialmente aquellos ricos en fructosa (Joseph Jamnik, 2016)—y/o de bebidas alcohólicas (Choi HK, 2004) (Tuhina Neogi, 2014) son los verdaderos culpables de estas dolencias.

Además de ser su consumo excesivo algo casi imposible debido a su alto poder saciante repito, contrario a las grasas y carbohidratos, la proteína es el *único* macronutriente esencial. No podemos vivir sin consumirla frecuentemente ya que no podemos almacenarla en cantidades sustanciales ni producirla por lo que, verdaderamente, puedes consumir tanta proteína quieras—es el único macronutriente en el que puedes guiarte por tu hambre sin temor a "consumir de más".

En materias de composición corporal, una ingesta óptima de proteínas es crucial para permitir que nuestros músculos crezcan en una fase de volumen (Phillips SM, 2011) o sean mantenidos en una fase de definición (Helms ER Z. C., 2014) (Mettler S, 2010) (Churchward-Venne TA, 2013). Para ambas metas, **una ingesta de entre 0.8-1.5 gramos de proteína por libra de peso corporal es lo recomendado** (o de masa magra corporal si estás por encima de 15% gc).

Por ejemplo, si pesas 180 lb y tienes un 15% de grasa corporal, tu ingesta proteica diaria caería en el siguiente rango:

Tope inferior del rango de ingesta proteica diaria = (180 − (180 x 0.15)) x 0.8 = 122.4 gr

Tope superior del rango de ingesta proteica diaria = (180 − (180 x 0.15)) x 1.5 = 229.5gr

Rango de ingesta proteica diaria = 153–229.5 gr/día

¿Cómo saber en qué lugar del rango de ingesta proteica basar tu dieta? Solo guíate por tu "hambre de proteína"—por así decirlo. Si estás consumiendo una cantidad de proteína cercana al tope inferior, y sigues teniendo antojos por alimentos altos en proteína—carne, huevos, pescado, etc.; consume más proteína—muévete un poco más al tope superior del rango. Así de fácil.

Finalmente, como verás claramente al crear tu plan alimenticio personal, un alimento alto en proteína *no* es pura proteína. 200 gr de carne de res cruda—uno de los alimentos más altos en proteína—no equivalen a 200 gr de proteína. Una porción de 200 gr de carne cruda—sin ser cocida—contiene en promedio de 40-50 gr de proteína. El pescado, los mariscos, y la carne de puerco contienen una cantidad similar—variando en proporción "proteína : grasa : humedad" dependiendo del corte y tipo de animal.

Así que, si crees que ingieres demasiada proteína porque consumes 500 gr de alimentos altos en proteínas durante el día, te tengo buenas noticias: puedes comer más.

Una buena regla de oro, y excelente guía, es que generalmente cada 100 gr de carnes, huevos, o pescados *en su estado crudo* equivalen a, en promedio, 20 gr de proteína. Por lo que, por ejemplo, si 160 gr es tu meta diaria de ingesta de proteína, deberías consumir alrededor de 800 gr de carnes, huevos, y/o pescados al día para cumplirla.

Tipos de proteínas

No todas las proteínas fueron creadas iguales.

Las proteínas están conformadas por aminoácidos. En total existen 20 aminoácidos, de los cuales, 9 son esenciales y necesita obtenerlos mediante la dieta—tu cuerpo no los puede sintetizar. Cuando un tipo de proteína contiene los 9 aminoácidos esenciales se le conoce como *proteína completa*.

Aunque existen ciertas maneras *ineficientes* de "completar" una proteína de origen vegetal combinando 2 o más alimentos—ej. arroz con frijoles. Para nuestros objetivos, la mejor opción será el siempre consumir proteínas completas en sí mismas, por lo que nos basaremos en aquellas de origen animal.

Tomando en cuenta lo explicado anteriormente, las mejores fuentes de proteína para crear tu plan de alimentación serán:

- **Animales**: carnes rojas, huevos, aves de corral, pescados, mariscos, etc.
- **Lácteos y sus derivados**: quesos, yogurt, leche, etc.

Si se te dificulta alcanzar tu meta de ingestión de proteína diaria, puedes implementar suplementos proteínicos en tu alimentación como lo son: la proteína de suero de leche, la caseína, albúmina de huevo, o alguna combinación de estas tres. Sin embargo, trata de mantenerlos al mínimo, y procura que la mayoría de tu proteína provenga de alimentos menormente procesados.

Grasas

Las grasas, al igual que las proteínas, son un componente necesario para la vida y deben estar presentes en nuestra dieta. Están involucradas en la producción de varias hormonas, participan en el aislamiento de los órganos, promueven una saludable función celular y muchas funciones corporales más.

Más importante, las grasas—especialmente aquellas de origen animal—son necesarias para la adquisición y correcta asimilación de las vitaminas liposolubles (solubles en grasas) A, D, E, y K; lo que significa que solamente pueden ser obtenidas, absorbidas, y transportadas en conjunción con las grasas. Si no consumes suficientes grasas saludables regularmente y/o suplementas con ellas—algo que no recomiendo a excepción de la vitamina D, te encontrarás eficiente de estar vitaminas cruciales para la vida (National Research Council (US) Committee on Diet and Health, 1989).

Aunque, teóricamente no se *necesita* consumir grandes cantidades de grasas para obtener sus beneficios—la cantidad adecuada mínima para mantener una buena salud ronda los 0.3 gr por libra de masa magra (Helms ER A. A., 2014), el incluir un poco más de grasas en tu dieta te ayudará a obtener más saciedad y sustentabilidad de ella, especialmente en una fase hipocalórica. Además, conjuntamente con el incremento en tu producción de testosterona directamente relacionada con la cantidad de grasas ingeridas—especialmente si estas son saturadas (Hämäläinen E, 1984) (Hämäläinen EK, 1983); el mantener una ingesta relativamente alta de grasas y baja en carbohidratos durante un periodo de restricción calórica, te ayudará a mantenerte en la dieta debido a que las dietas bajas en carbohidratos suprimen el apetito naturalmente (D'Alessio, 2003) (A. A. Gibson, 2014) (P Sumithran, 2013).

Finalmente, si llevas una dieta relativamente alta en proteína como la aquí descrita, será muy difícil evitar las grasas naturales que comúnmente acompañan a las proteínas, por lo que al tratar de seguir una dieta alta en hidratos y muy baja en grasas, solamente te estarías dificultando más la vida y, por lo tanto reduciendo la sustentabilidad a largo plazo de tu plan alimenticio.

Para calcular tu ingesta *mínima* de grasas en gramos multiplica 0.3-0.5 por tu peso en libras. Por ejemplo, si pesaras 200 lb (90.71 kg), la cantidad a consumir de grasas sería de 80-100 gramos diariamente. Esta cantidad de consumo de grasas abarca alrededor de un 30-40% de la ingesta calórica diaria de mantenimiento para la mayoría de la gente.

Para mantener una óptima salud, longevidad, y saciedad, te recomiendo a, idealmente, apegarte al límite superior del rango y a *jamás* irte por debajo del límite inferior. Enfatizo, la ingesta de grasas *mínima* establecida es algo *crucial*, no caigas en la trampa de que "la grasa engorda", "el consumo de grasas es innecesario" o "entre menos mejor". Como veremos en la siguiente parte, pero especialmente al definir *la dieta más saludable*, las grasas, particularmente aquellas de origen animal, no son sólo energía, sino que son alta nutrición, son vida.

Tipos de grasas

Fundamentalmente, existen 4 tipos de grasas: poliinsaturadas, monoinsaturadas, saturadas y grasas hidrogenadas o trans. No obstante, solamente hablaremos de las tres primeras, ya que de las grasas trans solamente tienes que saber esto: *evítalas a toda costa*; en serio, no son buenas para ti y, a excepción de la grasa natural trans CLA proveniente de los rumiantes—la cual es altamente beneficial (Gaullier JM, 2007) (Leah D Whigham, 2007) (House RL, 2005) (Castro-Webb N, 2012) (Dilzer A, 20112), no deberían siquiera de existir. Las grasas hidrogenadas o "trans", son grasas desarrolladas y fabricadas por la mano humana gracias a un proceso llamado "hidrogenación", y sus múltiples efectos dañinos en el ser humano ya han sido enfáticamente comprobados. Por lo tanto, si ves que algún producto contiene grasas parcial o totalmente hidrogenadas, hazte un favor y no lo consumas, independientemente de si explícitamente dice que contiene grasas "trans" o no—existen reglamentos que permiten a los productores de alimentos poner "libre de grasas trans" o colocar en el campo de la tabla de información nutricional dedicado a este dato un valor de "0" siempre y cuando la cantidad no exceda 1 gramo *por porción,* por lo que si un producto tiene 0.9 gr de grasas trans por porción de 30 gr, tu puedes creer que este alimento no contiene grasas trans, cuando, en verdad, está repleto de este nocivo elemento.

Continuando con las grasas existentes naturalmente, todo alimento altamente graso contiene los 3 tipos de grasas—poliinsaturadas, monoinsaturadas, y saturadas. Estas jamás se presentan de manera aislada. Lo único que varía es la proporción de cada uno de estos distintos tipos de lípidos en un alimento dado. La clave no es tratar de ingerir o evitar un tipo de grasa en particular, sino de identificar los alimentos con un contenido mayor de uno o más de estos tipos e incluirlos (o no) en nuestra dieta de acuerdo a esta perspectiva. Te adelanto, muy probablemente te sorprenderás de conocer cuál es el tipo de grasa que debería ser mayormente incluido en la dieta.

Grasas Poliinsaturadas

Las grasas poliinsaturadas, forman parte de las grasas insaturadas, lo que significa que son grasas constituidas por 2 o más uniones de carbono. Al ser de naturaleza insaturada son líquidas a temperatura ambiente y resistentes a la congelación, por lo tanto, tienen un punto de humeo más bajo, es decir, se oxidan más fácilmente y *no son ideales para ser calentadas.* Irónicamente, a pesar de su alta fragilidad y en contra del sentido común, son en la actualidad las más empleadas al cocinar.

Dentro de las grasas poliinsaturadas se encuentran los ácidos grasos omega 3, omega 6, y omega 9.

Las fuentes más ricas en grasas poliinsaturadas son los frutos secos—almendras, nueces, cacahuates, etc.; los aceites vegetales—canola, maíz, soya, etc.; y los pescados grasos/azules— salmón, sardina, caballa, etc.

Cuando consumas alimentos con alto contenido de grasas poliinsaturadas, trata de que la proporción entre grasas omega 3 y omega 6 favorezca a la primera, ya que, de manera simplificada, los ácidos grasos omega 6 contenidos mayormente en alimentos grasos mayormente vegetales, son altamente inflamatorios (Calder PC, 2002), pueden reducir tus niveles de testosterona (Jeff S. Volek, 1997), y se oxidan fácilmente (Pan M, 2004), por lo que es mejor evitarlos.

Ejemplos de alimentos con un buen balance omega 3 : omega 6 incluyen los pescados grasos, el cerebro de rumiantes, y el hígado de bacalao, por lo que pueden ser consumidos regularmente; mientras que alimentos como los aceites vegetales industriales, aves de corral alimentadas con granos, y la mayoría de nueces y semillas, al contener grandes cantidades de omega 6 en relación con su contenido de omega 3, deben ser consumidos en mínimas cantidades, aunque lo mejor sería el completamente evitarlos.

Este tipo de grasas son proclamadas como "esenciales"—un tema que aún continúa en debate, pero eso no significa que debas consumirlas en grandes cantidades y, de hecho, hacerlo así puede resultar perjudicial. Debido a la peculiarmente alta inestabilidad de este tipo de grasas en general—omega 3, 6, y 9 por igual, lo mejor es minimizar su ingesta total y, de esta pequeña ingesta, preferir la omega 3 por sobre todas las demás.

Grasas Monoinsaturadas

Al igual que las grasas poliinsaturadas las grasas monoinsaturadas pertenecen a las grasas insaturadas. Sin embargo, estas grasas tienen un punto de oxidación más alto, y pueden ser calentadas a temperaturas *moderadas* sin afectarse su composición.

Indudablemente debes incluir este tipo de grasas en tu dieta, ya que soportan los procesos hormonales de tu cuerpo y salud cardiovascular. De hecho, junto con las grasas saturadas (algo que aclararemos en unos instantes), este tipo de grasa deben conformar la *mayoría* de tu ingesta de este macronutriente.

Entre las fuentes más ricas de grasas monoinsaturadas se encuentran:

- Sebo de vaca.
- Manteca de cerdo.
- Aguacate (Fruto y aceite).
- Nuez de macadamia (Fruto y aceite).

Grasas Saturadas

Las grasas saturadas, como su nombre lo dice, no forman parte de las grasas insaturadas al ser totalmente saturadas—estructuralmente están "saturadas" de moléculas de hidrógeno. Debido a su alta estabilidad, estas grasas tienen un punto de oxidación mucho más alto que las grasas insaturadas, por lo que son ideales para cocinar—especialmente a altas temperaturas. Las grasas saturadas provenientes de una fuente animal— yemas de huevo, mantequilla, manteca de cerdo, etc.; generalmente vienen acompañadas de colesterol.

Existe la creencia popular de que el consumo de grasas saturadas y colesterol es perjudicial para la salud cardiovascular y que por lo tanto ambos deben ser evitados. Sin embargo, esto es completamente erróneo.

Existen 2 tipos de lipoproteínas que transportan el colesterol a través de la sangre: el LDL (lipoproteína de baja densidad) y el HDL (lipoproteína de alta densidad). El LDL es considerado el colesterol "malo" y se ha relacionado con el riesgo de un ataque al corazón y problemas cardiovasculares, por el contrario, el HDL, o colesterol "bueno", está relacionado con un buen perfil cardiovascular.

Cuando vas al médico a hacerte un examen de sangre relacionado con tu salud cardiovascular tu médico realizará una evaluación basada en el balance entre tu HDL y LDL y, basado en este análisis, determinará si tu perfil lipídico es "saludable" o no (Weverling-Rijnsburger AW, 2003). No obstante, recientemente se ha demostrado que *no* existe relación alguna entre la cantidad total de colesterol en sangre ni la proporción entre las lipoproteínas que lo llevan en sí (HDL/LDL) con respecto a la salud cardiovascular (Uffe Ravnskov, 2016) (Krumholz HM, 1994).

Aun si esto fuera cierto, se ha demostrado que las grasas saturadas incrementan los niveles de HDL en sangre (Department of Human Biology, 1992), que no están relacionadas de ninguna manera con las enfermedades cardiovasculares (Patty W Siri-Tarino, 2010), y que hasta pueden ayudar *reducir* el riesgo de padecer un ataque fulminante (Kazumasa Yamagishi, 2010). Similarmente, un estudio que incluyó la población de 18 países y 5 continentes, encontró una relación asociativa positiva entre la ingesta grasa total, particularmente de aquella de tipo saturada, y una *reducción* en mortalidad y riesgo de padecer algún tipo de enfermedad cardiovascular (Dr Mahshid Dehghan, 2017).

Por si esto fuera poco, en su mayoría, las grasas saturadas de origen animal vienen frecuentemente acompañadas de vitaminas liposolubles A, D, y K; las cuales, no pueden obtenidas de grasas de origen vegetal.

Por otro lado, el colesterol es un elemento indispensable para la vida, y es la materia prima para la fabricación de hormonas como el cortisol, testosterona, y estradiol. De hecho, su importancia es tal, que nuestro cuerpo ha desarrollado mecanismos especializados que sintetizan colesterol cuando no existe una fuente robusta de este elemento en la dieta (Jones PJ, 1996). Asimismo, la cantidad que puedes consumir mediante alimentos de este compuesto es tan reducida, en comparación con la que en tu cuerpo es producida, que su ingestión no afecta su presencia en la sangre en una significante medida (Fernandez ML, 2012) (McNamara DJ, 1995) (Berger S, 2015).

Centralmente, una alta ingesta de colesterol no impacta de ninguna manera la buena salud (McNamara DJ, Dietary cholesterol and atherosclerosis., 2000) (Berger S, 2015) (Jones PJ, 2009); sin embargo, bajos niveles de colesterol en sangre se han asociado con *mayores* índices de depresión (Randy A. Sansone, 2008), riesgo de sucumbir ante una infección (U. Ravnskov, 2003), y mortalidad total—especialmente aquella derivada de enfermedades cardiovasculares (Jong-Myon Bae, 2012) (Behar S, 1997) y cáncer (U. Ravnskov K. M., 2012) (Carlos Iribarren, 1995).

En conclusión, los ácidos grasos saturados y el colesterol no deben ser evitados ni temidos, sino todo lo contrario, pueden ser consumidos diariamente y forman parte de una dieta completa y saludable.

Algunas de las fuentes con mayor contenido de ácidos grasos saturados son:

- **Grasas de origen animal**: sebo de rumiante—vaca, cordero, cabra, etc.; lácteos—leche entera, quesos, mantequilla, etc.; manteca de cerdo, huevos, etc.
- **Grasas de origen vegetal**: aceite de coco, aceite de palma, manteca de cacao, etc.

Ultimadamente, la proporción de tu ingesta grasa total debe conformarse en su mayoría de grasas saturadas y monoinsaturadas, siendo en su minoría aquellas poliinsaturadas y, de estas últimas, optando por una preferencia en cuanto a ingesta de aquellas de tipo Omega 3 sobre las Omega 6.

Carbohidratos

Los carbohidratos, a diferencia de las proteínas y la mayoría de las grasas, *no* son esenciales para el correcto funcionamiento del cuerpo, ya que la glucosa obtenida de los mismos puede ser sintetizada a través de un proceso que tiene lugar en el hígado denominado gluconeogénesis que, en palabras simples, es la conversión de aminoácidos (provenientes de proteínas) y glicerol (proveniente de grasas) en glucosa.

Por otro lado, las cetonas producidas en el hígado ante la ausencia de una ingesta substancial de carbohidratos, se encargan de nutrir al cerebro y otros tejidos tan eficientemente—y posiblemente mejor—que la glucosa. De hecho, al estar el organismo en un estado de cetosis—ej. durante el ayuno—70-80% del consumo energético del cerebro es proveído por las cetonas.

No obstante, como vimos previamente en el cálculo de ingesta de grasas, las dietas bajas en carbohidratos suprimen el apetito, lo cual es excelente cuando quieres bajar de peso, pero nada placentero cuando quieres ganarlo—i.e. incrementar tu masa muscular.

Adicionalmente, aunque es cierto que el glucógeno muscular tan necesario en el entrenamiento intenso, es reabastecido independientemente de lo que comas—inclusive si no comes nada (Fournier PA, 2004), si entrenas intensamente diariamente y/o múltiples veces al día o, simplemente, te quieres asegurar que tus reservas de glucógeno muscular están totalmente llenas al momento de entrenar, indudablemente los carbohidratos te serán de utilidad.

Es por esto que, a menos de que seas una persona sedentaria y/o padezcas algún tipo de enfermedad metabólica—diabetes, resistencia a la insulina, etc., los carbohidratos pueden formar parte de tu dieta, especialmente si esta es isocalórica—para mantener tu peso—o hipercalórica—para ganar volumen. Los carbohidratos, además de *estimular* el apetito, te ayudarán a añadir mayor volumen de trabajo en tu rutina de entrenamiento, acelerar tu recuperación muscular, y minimizar la acumulación de grasa durante períodos de ganancia muscular (Horton TJ, 1995).

Para incorporar los carbohidratos en tu plan dietético, **solamente sustrae las calorías pertenecientes a tu consumo de proteínas y grasas de tu objetivo calórico diario total, y divide este monto calórico entre 4 para obtener la cantidad diaria de carbohidratos a ingerir en gramos** (1 gr de carbohidratos = 4 Kcal).

Por ejemplo, si tu ingesta calórica diaria es de 2500 Kcal, y de las cuales, consumirás 180 gr de proteína y 90 gr grasas:

180 gr proteína x 4 = 720 Kcal

90 gr grasa x 9 = 810 Kcal

2500 kcal - (720 kcal + 810 kcal) = 970 Kcal

Objetivo diario de consumo de carbohidratos = 970/4 = 242.5 gr

Fibra y almidón resistente

La fibra y el almidón resistente son carbohidratos que nuestro cuerpo por sí mismo no puede digerir. Aunque nuestro cuerpo asimila la mayoría de los carbohidratos convirtiéndolos en moléculas de azúcar—ej. glucosa, la fibra y prebióticos pasan a través del cuerpo sin ser digeridos directamente.

Quiero aclarar algo que a muchas personas no les va a gustar, pero es la realidad. La fibra, igual a todos los demás tipos de carbohidratos, *no* es en la dieta un componente esencial, y te doy todo el permiso del mundo si la quieres evitar.

Solo 1 beneficio *potencial* tiene este "alimento", y ese es el de *inhibir* la digestión, que es de donde provienen sus propiedades saciantes, de control de glucosa, y de pérdida de peso. Por otro lado, los posibles efectos secundarios de consumirla en grandes cantidades incluyen:

- Disbiosis intestinal[9].
- Generación excesiva de endotoxinas[10].
- Estreñimiento (Kok-Sun Ho, 2012).
- Diverticulitis (Anne F. Peery, 2012).
- Inhibición de la absorción correcta de otros alimentos.
- Inflamación y dolor intestinal (Atenodoro R. Ruiz, 2018).

Centralmente, si piensas consumir fibra, te sugiero que sea del tipo insoluble y no del soluble, ya que esta última es la que más causa problemas al ser la más fácilmente fermentable por las bacterias productoras de dañinas toxinas.

No estoy tratando de decir que evites todas las fuentes de fibra totalmente, ya que muchas de estas aportan una buena cantidad de nutrientes—i.e. frutas y vegetales, sino que no trates de ingerirla por sus supuestos "beneficios" y, *mucho menos*, te suplementes con ella.

Ahora que sabes que la fibra no es *necesaria*, podemos pasar al tema principal por el que generalmente se justifica su ingesta: *el índice glucémico*.

---

[9] La **disbiosis** (también llamada disbacteriosis) es el desbalance del equilibrio microbiano de la microbiota normal, debido a cambios cuantitativos o cualitativos de su composición, cambios en su funcionamiento o actividades metabólicas, o bien, a cambios en su distribución.

[10] La **endotoxina**, o lipopolisacárido (LPS), es un componente mayoritario de la membrana externa de las bacterias Gram negativas; está compuesto por una parte lipídica y cadenas características de oligosacáridos y polisacáridos. Es un estimulante del sistema inmune, con un potente efecto tóxico y entre otras funciones cumple un papel principal en la adhesión de las bacterias a las células epiteliales.

Índice glucémico

Nutricionistas, "gurús" del fitness, y entrenadores de gimnasio han propagado la idea de que si comes carbohidratos simples o "malos"—ej. azúcar de mesa, papas, arroz blanco, etc.—ganarás grasa y si comes carbohidratos complejos o "buenos"—arroz integral, legumbres, avena integral, etc.—perderás grasa y ganarás masa muscular. La realidad es que el índice glucémico es *mayormente* irrelevante.

Como hemos visto anteriormente, si eres una persona sana y entrenas regularmente, lo más importante para modificar o mantener tu composición corporal es el balance energético. La fuente alimenticia de donde obtengas tus macronutrientes (en este caso, carbohidratos) no afectará tus resultados, independientemente de si son carbohidratos simples o complejos.

No obstante, es preferible seleccionar carbohidratos enteros y mínimamente procesados, debido a que la densidad nutritiva en cuanto a vitaminas, minerales, y saciante fibra será mayor. Además, estos no contendrán conservadores, químicos añadidos, u otras substancias potencialmente nocivas.

Un ejemplo muy bueno de la irrelevancia del índice glucémico son las papas blancas. Las papas blancas están consideradas como un alimento con un alto índice glucémico. Sin embargo, estas poseen un alto contenido de nutrientes—vitamina C, vitamina B6, potasio, etc.; y, por lo tanto, deberían ser incluidas en tu dieta sin importar su lugar en la tabla de índices glucémicos.

Óptimamente, lo mejor es minimizar el pico de glucosa tanto como sea posible, por lo que alimentos bajos en el índice glucémico *y* densamente nutricionales, son ideales; esto, mayormente debido al potencial de una ligera glucotoxicidad aguda y posterior declive exagerado de glucosa en sangre que este tipo de picos pudiese generar. No obstante, en el caso de alimentos nutricionalmente densos y altos en índice glucémico — como la papa, por ejemplo; el acompañarlos de proteína, vinagre, grasas, fructosa, y/o fibra minimiza este riesgo al reducir la velocidad de absorción y/o utilización del carbohidrato en cuestión.

Fuentes de carbohidratos incluyen:

- **Cereales**: avena, trigo, maíz, arroz, amaranto etc.
- **Leguminosas**: Frijoles, chícharos, lentejas, garbanzos, habas, etc.
- **Tubérculos y raíces**: papa, camote, yuca, jícama, zanahoria, etc.
- **Frutas**: Manzana, plátano, papaya, piña, fresa, tomate, calabacita, etc.
- **Vegetales**: Brócoli, espinaca, col, espárragos, coliflor, espinaca, etc.

Estos son solo algunos ejemplos. Puedes incluir cualquier alimento que forme parte de estas cuatro categorías para satisfacer tu cuota de carbohidratos diaria.

Mi recomendación en cuanto a carbohidratos, si decides incluirlos en tu dieta, minimiza tu consumo de leguminosas, vegetales, y cereales debido a su potencial para causar problemas autoinmunes, gastrointestinales, y de deficiencias nutricionales— mayormente derivados de su excesivamente alto contenido de fibra y antinutrientes. Opta, en su lugar, por ingerirlos mediante cualquiera de las demás categorías, los cuales, son más saludables, es decir tubérculos, raíces, y frutas (algo que veremos a detalle más adelante al definir la dieta más saludable).

Cabe destacar que, varios alimentos conocidos comúnmente como "vegetales" no lo son, sino que son realmente frutas, como por ejemplo el tomate, el aguacate, y los pimientos. Para identificarlos, como regla general, independientemente de su nivel de "dulzura"—i.e. contenido de azúcar, si tiene semillas es una fruta, si no, un vegetal.

Deficiencia de glucosa

En el cuerpo, la glucosa es un elemento indispensable para su funcionamiento. En condiciones normales, el cuerpo no *necesita* ingerir glucosa—i.e. carbohidratos—para cumplir con sus necesidades de esta sustancia ya que, como vimos previamente, puede fabricar glucosa por sí mismo mediante la gluconeogénesis. No obstante, entrenar intensamente de manera regular, *no* es algo normal. Aunque algo esencial para la optimización de nuestra composición corporal, naturalmente *no* estamos diseñados para levantar pesas cada 2 días por el resto de nuestras vidas.

La práctica regular del entrenamiento de resistencia, además de estimular la preservación/incremento de masa muscular, consume en cierta medida las reservas de glucógeno muscular—que tanto depende del volumen total de entrenamiento habitual, lo que, a su vez, crea un déficit general de glucosa en el cuerpo, el cual, si no es compensado prontamente, causa una percepción de carencia de energía en el cuerpo *aún* y en presencia de grandes cantidades energéticas presentes en forma de grasa corporal.

La glucosa no es sólo indispensable para alimentar ciertas porciones del sistema nervioso y glóbulos rojos, sino que también es utilizada por el organismo para fabricar mucina, hialuronano, glucosamina, y sulfato de condroitina, todos estos componentes necesarios, a excepción de la mucina—la cual se emplea en la creación de moco y otros fluidos protectores presentes en el intestino, nariz, y boca; para mantener la estructura y correcto funcionamiento de articulaciones y ligamentos.

De hecho, se ha demostrado que una glucosa alta en sangre mantenida de manera crónica, como la de en el caso de los diabéticos, *potencia* la síntesis de colágeno en el cuerpo (Hai Li, 2010). Similarmente, la glicina y prolina, los 2 aminoácidos más abundantes en la gelatina—colágeno animal en su forma alimenticia, han demostrado consistentemente su capacidad para reducir los niveles de glucosa en sangre, muy probablemente, al reducir la necesidad de tener abundantes cantidades de este sustrato energético corriendo por el cuerpo (Nuttall FQ, 2004) (Isabel Arrieta-Cruz, 2013) (Jennifer F. Iverson, 2014) (El-Hafidi M, 2018). En otras palabras, la glucosa y los aminoácidos glucogénicos[11] contenidos mayormente en tejidos conectivos—tanto del organismo como los ingeridos, trabajan de manera similar, y pueden sustituirse el uno al otro en materias de regulación de energía glucolítica, formación de secreciones protectoras, y conservación estructural corporal.

---

[11] Un **aminoácido glucogénico** es un aminoácido que se puede convertir en glucosa a través de la gluconeogénesis, esto en contraste con los aminoácidos cetogénicos, que se convierten en cuerpos cetónicos.

La forma alimenticia de colágeno, comúnmente conocida como "gelatina," es extraordinariamente rica en los aminoácidos glucogénicos glicina, prolina, alanina, ácido glutámico, y arginina (Eastoe, 1955), por lo que *puede* sustituir parcial o hasta totalmente la ingestión de carbohidratos requerida por el levantador de pesas recreativo. Además, debido a su función similar, el suplementarse o ingerir alimentos altos en colágeno ha probado su efectividad para reparar tejidos conectivos dañados como en el caso de la osteoartritis y dolores de articulaciones derivado de prácticas deportivas (Bello AE, 2006) (RW, 2000) (Clark KL, 2008).

Personalmente, tras seguir una dieta cetogénica por más de 2 años (dirígete al Apéndice 1 para conocer más sobre este tipo de aproximamiento nutricional), he observado que ocasionalmente, especialmente durante o posterior a períodos de alto estrés, incremento de volumen en el entrenamiento, o enfermedad, mis articulaciones comienzan a doler, mi energía en general se ve disminuida, y la correcta producción de mis secreciones corporales así como función gastrointestinal se ven interrumpidas. El incrementar mi consumo de carbohidratos utilizables y/o de colágeno en forma de caldos, chicharrones—piel de puerco frita en su propia manteca, y gelatina es lo único que ha probado efectivo para curar estos malestares.

Plan alimenticio

Para este punto ya sabes cómo calcular tu consumo calórico diario—dependiente de la fase en que te encuentres—y de cómo distribuirlo entre los 3 primarios macronutrientes.

La información nutricional de un alimento en específico—contenido de macronutrientes y micronutrientes por porción—la puedes obtener de las siguientes páginas web:

- https://www.fatsecret.es/
- https://www.myfitnesspal.com/es
- www.google.com (solamente busca la comida en cuestión)

Para mantener un registro de tus comidas y su correspondiente desglose de macronutrientes puedes utilizar una simple hoja de Excel o utilizar una aplicación en tu Smartphone/computadora que registre tus alimentos—ej. MyFitnessPal, FatSecret, Cronometer.

A continuación, te presento un ejemplo paso a paso de cómo realizar tu plan alimenticio partiendo del cálculo de distribución de macronutrientes.

Si una persona de 180 lb tiene una ingesta de 2,000 kcal diarias:

Proteínas = 180 X 0.9 = 162 gr = 648 kcal

Grasas = 180 X 0.45 = 81 gr = 729 kcal

Carbohidratos = 2000 − (648 + 729) = 623 kcal = 155.75gr

Por lo tanto, esta persona tendrá un consumo diario aproximado de:
- 162 gr de proteínas

- 81 gr de grasas
- 155.75 gr de carbohidratos

Su plan alimenticio en un día cualquiera podría ser:

Comida	Alimento	Proteínas	Grasas	Carbohidratos	Calorías
Desayuno	4 - Huevos	24	20	0	276
	150gr - Carne de res molida	28.5	22.5	0	316.5
	1 - Cebolla en cubos	2	0	14	64
	150gr - Champiñones blancos	4.5	0	4.5	36
	1 - Calabacita en cubos	4	1	11	69
	1 cda - Aceite de coco	0	7	0	63
Almuerzo	250gr - Bistec de res	46	6	0	238
	100gr - Broccoli cocido	3	0	7	40
	100gr - Coliflor cocida	2	0	5	28
	150gr tza - Zanahorias cocidas	1.5	0	15	66
	250gr - Papas cocidas	5	0	45	200
	1 cda - Aceite de coco	0	7	0	63
	1 manzana mediana	0	0	25	100
Comida	250gr de pechuga de pollo	46	2	0	202
	100gr - Lechuga Romana	1	0	3	16
	1 - Pepino	2	0	11	52
	1 - Pimiento morron en cubos	2	0	7	36
	2 - Jitomates en cubos	4	0	14	72
	1 cda - Aceite de oliva	0	7	0	63
	Vinagre balsámico	0	0	0	0
	Total	175.5	72.5	161.5	2000.5

Es muy importante que entiendas que esto no es una ciencia exacta, y que *no es necesario que tus macronutrientes se cumplan exactamente todos los días*. Si las cantidades totales de tus macronutrientes o calorías difieren un poco de tu meta diaria (+/- 100 kcal) esto no afectara tus metas a largo plazo, recuerda: "consistencia es la clave".

Para crear tu propio plan alimenticio, selecciona los alimentos que más te gusten y/o convengan para alcanzar tus objetivos. Como regla general utiliza el enfoque 80/20 respecto a tu ingesta calórica, es decir, trata de seleccionar los alimentos menos procesados y procura preparar la mayoría de tus comidas el 80% del tiempo, y deja el otro 20% para las ocasionales indulgencias—ej. comer en un restaurante. Por ejemplo, si tienes una meta diaria de 2000 kcal, puedes reservar 400 kcal para algún tipo de postre o alimento que sea considerado "procesado"—un pedazo de pastel de chocolate, una bola de nieve de vainilla, un pedazo de pizza, etc.

Micronutrientes

Los micronutrientes, son nutrientes que deben ser consumidos relativamente en pequeñas para mantenernos sanos. Estos se dividen entre vitaminas y minerales, y deben obtenerse preferentemente mediante una alimentación balanceada, pero en caso de presentarse alguna deficiencia, su ingesta puede ser suplementada.

Minerales

Son elementos no orgánicos que se utilizan para realizar múltiples funciones básicas en el organismo como, por ejemplo, balancear fluidos en las células, fabricar enzimas y hormonas en conjunción con aminoácidos, y formar parte en estructuras del cuerpo—ej. calcio en los huesos.

Existen dos tipos de minerales: los macrominerales y los oligoelementos.

Macrominerales

El cuerpo necesita consumir relativamente grandes cantidades (más de 100 mg/día) de este tipo de micronutrientes para funcionar apropiadamente.

A continuación, se muestra una tabla con cada macromineral, cuáles son las funciones que desempeñan en el cuerpo, y cuáles son los mejores alimentos que los contienen:

Mineral	Funciones	Buenas fuentes
Calcio	Huesos y dientes sanos, conducción nerviosa, contracción muscular, coagulación sanguínea, producción de energía e inmunidad a las enfermedades.	Productos lácteos, verduras de hoja verde, sardinas, etc.
Cloruro	Mantenimiento del equilibrio hídrico y electrolítico del organismo, y jugos gástricos.	Sal de mesa.
Magnesio	Todos los procesos biológicos importantes, uso de glucosa en el organismo, síntesis de ácidos nucleicos y proteínas, y energía celular.	Carne de res, pescado, productos lácteos, aguacate, plátano, etc.

Fósforo	Huesos fuertes, todas las funciones celulares, y membranas celulares.	Carne de res, carne de puerco, pescado, aves de corral, huevos, etc.
Potasio	Muchos procesos biológicos importantes, contracción muscular, impulsos nerviosos, síntesis de ácidos nucleicos y proteínas, y producción de energía.	Verduras de hoja verde, carnes rojas, pescados, aguacate, plátano, camote, papa, etc.
Sodio	Equilibrio hídrico en los tejidos.	Sal de mesa y sodio añadido a los alimentos por el fabricante.

(USDA Nutrition Data, 2018) ((THI), Texas Heart Institute (THI), 2014)

Oligoelementos

A diferencia de los macrominerales, el cuerpo solamente necesita consumir mínimas cantidades de los oligoelementos para funcionar óptimamente.

A continuación, se muestra una tabla de en qué funciones corporales se utilizan primariamente y qué alimentos los contienen mayormente:

Oligoelemento	Funciones	Buenas fuentes
Cobre	Síntesis y función de la hemoglobina, producción de colágeno, elastina y neurotransmisores, y formación de melanina.	Vísceras, mariscos, champiñones, aguacate, queso de cabra, etc.
Yodo	Producción de energía—como componente de las hormonas tiroideas.	Pescados, mariscos, algas marinas, productos lácteos, sal yodada, etc.
Hierro	Síntesis y función de la hemoglobina, acción de las enzimas en la producción de energía, producción de colágeno, elastina y neurotransmisores.	Vísceras, carnes rojas, ostiones, aves de corral, pescados, etc.

Selenio	Poderoso antioxidante, necesario para la producción de la hormona tiroidea, y esencial para el buen funcionamiento del sistema inmune.	Nueces de Brasil, Carnes rojas, Pescados, Champiñones, Brócoli, etc.
Zinc	Inmunidad y curación, vista normal y cientos de actividades de las enzimas. Esencial para la producción de testosterona y esperma en hombres.	Ostras, carnes rojas, pescados, aves de corral, productos lácteos, champiñones, etc.

(USDA Nutrition Data, 2018) ((THI), Texas Heart Institute (THI), 2014)

El fiasco de las dietas bajas en sodio

En cuanto a minerales, he decidido darle al sodio un énfasis especial. Y es que el consejo comúnmente distribuido en los medios de comunicación masiva de "consumir mínimas cantidades de sodio para preservar tu bienestar" es, en el mejor de los casos, aplicable únicamente para un sector *mínimo* de la población y, en él peor, puede resultar perjudicial.

Primeramente, como ya vimos, el sodio es un mineral *esencial* para la vida—no puedes vivir sin él. Era tan preciado este nutriente por nuestros antepasados, que hasta lo utilizaban como moneda de intercambio.

Químicamente, la sal de mesa es un compuesto denominado como cloruro de sodio (NaCl), el cual, forma parte de aproximadamente un 90% de los minerales en la sangre y otros fluidos corporales.

Debido a su importancia en la regulación del balance electrolítico, el cuerpo regula los niveles de sodio muy de cerca mediante los riñones y ciertas hormonas reguladoras—principalmente vasopresina[12] y aldosterona[13].

---

[12] La **vasopresina** es una hormona peptídica que controla la reabsorción de moléculas de agua mediante la concentración de orina y la reducción de su volumen, en los túbulos renales, afectando así la permeabilidad tubular. La vasopresina es liberada principalmente en respuesta a cambios en la osmolaridad sérica o en el volumen sanguíneo incrementando la resistencia vascular periférica y a su vez la presión arterial. Recibe su nombre debido a que cumple un papel clave como regulador homeostático de fluidos, glucosa y sales en la sangre.

[13] La **aldosterona** es una hormona esteroidea de la familia de los mineralocorticoides, sintetizada en la zona glomerular de la corteza suprarrenal de la glándula suprarrenal. Actúa en la conservación del sodio, en la secreción de potasio y en el incremento de la presión sanguínea.

Ambos estados, muy poco, o demasiado sodio en la sangre, han sido asociados con múltiples padecimientos y hasta la muerte.

Históricamente, la ingesta de sal ha sido mucho mayor a la recomendada en estos días por la comunidad médica. Debido al uso de sal como preservador de alimentos, europeos de la edad moderna temprana solían consumir de 40-70 gr de sal al día y, en algunos lugares, hasta 100 gr. Para poner las cosas en perspectiva, la ingesta de sodio del estadounidense promedio de hoy en día, es de alrededor de 8 gr de sal (Centers for Disease Control and prevention, 2017), o lo que es lo mismo, 3.4gr de sodio—solo ~40% de la sal es sodio.

Una teoría personal es que, debido a la purificación/filtración exagerada por la que pasa el agua potable, ciertos minerales que solían estar presentes en el agua en su forma natural—sodio, calcio, magnesio, etc., son disminuidos, o hasta eliminados del agua que bebemos todos los días. Obviamente, los saleros no existían en tiempos prehistóricos, y ciertos minerales cruciales como el sodio debieron ser obtenidos de alguna manera. Es por esto que, a partir de que el agua regularmente consumida comenzó a ser de naturaleza procesada, la sal que solía estar contenida en el agua, tuvo que ser obtenida de otra manera, es decir, mediante la adición de esta en nuestros alimentos.

Generalmente, las dietas bajas en sodio son recomendadas para controlar la presión arterial; pero ¿qué es lo que nos dice la ciencia respecto a esto? Primeramente, la restricción *severa* de sodio tiene un efecto minúsculo en la presión sanguínea de gente con niveles normales de presión—reduce su presión sanguínea sistólica tan solo en un 1 mm/Hg(~1%), y el incremento en consumo de sal en el 80% de este tipo de personas no produce cambio alguno en su presión arterial.

En segundo lugar, en personas hipertensas, alrededor del 55% de estas *no* son afectadas por fluctuaciones en su ingesta de sal y, en el resto, una reducción en su consumo de sodio produce una disminución promedio de solo 3.6mm Hg—nada impresionante. Por lo tanto, podemos concluir, que la disminución en el consumo de sodio trae consigo, en el mejor de los casos, un cambio estadísticamente insignificante en la presión sanguínea.

En cambio, un consumo bajo de sal acelera el ritmo cardíaco—principalmente mediante el incremento en la producción de adrenalina, lo cual está asociado con una mortalidad más alta (Ray Peat, 2007). Por lo tanto, cualquier beneficio de una reducción en la presión sanguínea podría verse negado por el incremento en el ritmo cardiaco.

Adicionalmente, un bajo consumo de sal podría acarrear obesidad, ya que si nuestro cuerpo está hambriento de sal—i.e. cloruro de sodio, es posible que consumamos una cantidad mayor de alimentos para compensar su bajo contenido de este mineral. Irónicamente, *incrementar* nuestra ingesta de sal puede ser una estrategia beneficios para nuestra salud, bienestar, y composición corporal.

En ciertos estudios en ganado, se ha observado que el disminuir su ingesta de sodio reduce el peso y tamaño de sus crías, y puede actuar como un "anticonceptivo natural". En humanos, una ingesta baja de sal causa fatiga, reducción de libido (deseo sexual), disminución en posibilidades de embarazarse, disfunción eréctil, y una calidad de sueño pobre.

Aunado a esto, la cafeína, las dietas bajas en carbohidratos y/o hipocalóricas; el estrés psicológico y/o físico—como el del levantamiento de pesas, el ayuno, el beber demasiada agua purificada, y la sudoración excesiva incrementan la velocidad a la que el sodio y el cloruro son excretados, por lo que pueden incrementar la necesidad de consumo de este mineral

Recuerda que tu cuerpo es una máquina altamente compleja, adaptable, e inteligente, por lo que es capaz de regular su contenido de electrolitos—particularmente mediante la orina y la sudoración—sin ningún problema. En el *muy* improbable caso de que consumas sal "de más", tu cuerpo te pedirá más agua—mediante un incremento en la sensación de sed, para, mediante la orina, eliminar el exceso. Ante un consumo excesivo de sodio tu organismo puede deshacerse del exceso ingerido, pero en el caso de *falta* de sodio, tu cuerpo no puede crear sodio de la nada.

Adicionalmente, además de poder regular la cantidad de electrolitos *presentes en él*, similar a la proteína, tu organismo posee mecanismos de regulación de ingesta de minerales, por lo que cuando se encuentra deficiente de alguno de ellos manda una señal de "antojo" por alimentos que lo contienen, la cual, va disminuyendo conforme la deficiencia de dicho mineral se va solventando. Es por esto que a veces estás comiendo un platillo que te sabe extremadamente sabroso inicialmente, pero entre más lo comes se te hace más y más salado.

Finalmente, el sodio es necesario para generar energía muscular y conseguir el famoso bombeo muscular ("pump") durante tus entrenamientos. De hecho, añadir un poco de sal extra a tu bebida o comida pre/intra-entrenamiento te ayudará a potenciar estos efectos.

Conclusivamente, no existe ninguna razón por la que la población general debiese reducir *conscientemente* su consumo de sal o sodio y, de hecho, es posible que el consejo proveído por la comunidad médica y distribuido por los medios de comunicación masiva de hacerlo así, este provocando un daño considerable en la salud y bienestar de los que lo siguen—esto inclusive en personas hipertensas. Para la mayoría de nosotros, el limitar nuestra ingesta de sal puede provocar más daño que beneficio, es por esto que considero que el fiasco de las dietas bajas en sodio debe de terminar.

Centralmente, consume tanta sal como quieras, guiándote por tu sentido del gusto—ya que, como ya vimos, tu cuerpo utiliza este sentido como mecanismo para regular su ingesta. Similarmente, ingiere tanta agua como necesites, haciéndole siempre casó primeramente a tu sed—no necesitas tomar más agua si no estás sediento. Entre más agua tomas, más tus electrolitos se ven diluidos al ser eliminados mediante la orina— particularmente el sodio, cloro, zinc, calcio, y magnesio. En síntesis, en cuanto a ingesta de sal y agua se refiere, antes que a nadie más, escucha a tu cuerpo.

Vitaminas

Al igual que los minerales, las vitaminas son nutrientes vitales. Son compuestos químicos orgánicos los cuales no pueden ser sintetizados por el cuerpo humano y deben ser adquiridos a través de la dieta. Se dividen en vitaminas liposolubles e hidrosolubles.

Vitaminas Liposolubles

Las vitaminas liposolubles, A, D, E, y K se consumen junto con alimentos que contienen algún tipo de grasa, debido a que estas se disuelven en grasas y aceites. Al ser consumidas se almacenan en el hígado y en los tejidos grasos, gracias a esto, su ingestión diaria no es necesaria.

Es importante destacar que, a excepción de la vitamina E, este tipo de vitaminas contenidas en alimentos de origen vegetal no son la vitamina en sí, sino precursores de la misma—ej. beta-caroteno, vitamina K1, y vitamina D2— y, debido a que el cuerpo humano no es capaz de transformarlas de manera significativa en su forma útil (Tang, 2010) (Melissa Miller, 2002) (Laura Tripkovic, 2012) (Laura A. G. Armas, 2004) (Beulens JW, 2009) (Spronk HM, 2003) (Schwalfenberg, 2017), en la siguiente tabla no son consideradas.

Vitamina	Fuentes alimenticias
Vitamina A	Hígado de res, hígado de bacalao, huevos, lácteos, salmón, etc.
Vitamina D	Hígado de bacalao, manteca de puerco, pescado, huevos, lácteos, etc.
Vitamina E	Ganso, salmón, aguacate, aceite de oliva, frutos secos, etc.
Vitamina K	Hígado, huevos, lácteos, chuletas de cerdo, pollo, etc.

(USDA Nutrition Data, 2018)

Vitaminas Hidrosolubles

En este grupo de vitaminas, se incluyen las vitaminas B1 (tiamina), B2 (riboflavina), B3 (niacina o ácido nicotínico), B5 (ácido pantoténico), B6 (piridoxina), B7/B8 (biotina), B9 (ácido fólico), B12 (cobalamina) y vitamina C.

Las vitaminas hidrosolubles se disuelven en agua, y por lo tanto no se almacenan en el organismo—a excepción de la vitamina B12 que puede ser almacenada en el hígado. El exceso de estas vitaminas se excreta mediante la orina, por lo cual se requiere una ingesta prácticamente diaria.

Vitamina	Fuentes alimenticias
Vitamina B_1	Puerco, pescados, mariscos, espárragos, hígado, huevos, etc.
Vitamina B_{12}	Almejas, hígado, pescados, carnes rojas, huevos, lácteos, etc.
Vitamina B_2	Carnes rojas, lácteos, pescados, champiñones, huevos, etc.
Vitamina B_3	Pescados, pollo, carnes rojas, huevos, champiñones, aguacate, etc.
Vitamina B_5	Pescados, champiñones, carne, lácteos, aguacate, camote, etc.
Vitamina B_6	Pescados, carne, camote, plátano, papa, aguacate, etc.
Vitamina B_7	Hígado, huevos, salmón, lácteos, aguacate, champiñones, etc.
Vitamina B_9	Vegetales de hoja verdes, brócoli, espárragos, aguacate, etc.
Vitamina C	Pimientos, cítricos, fresas, tomate, brócoli, hígado, etc.

(USDA Nutrition Data, 2018)

Antes de continuar, en cuanto a vitaminas y minerales en general, te sugiero hagas esta nota mental: *las fuentes más ricas y biodisponibles son de origen animal.*

Frecuencia de alimentación

Existen varias creencias erróneas acerca de la frecuencia de alimentación.

- Tienes que comer cada 3 horas para mantener tu metabolismo funcionando correctamente.
- Si te abstienes de alimento alguno por un periodo de tiempo mayor a 4 horas tu cuerpo comienza a alimentarse con tu preciada masa muscular.
- Tu organismo solamente puede aprovechar 30 gramos de proteína por comida.

Me gustaría iniciar diciéndote que tu organismo es una máquina increíblemente eficiente y, que si no fuera por esto, probablemente no estaríamos aquí actualmente. La raza humana ha subsistido a través de periodos de gran escasez sin problema alguno. A diferencia de estos días en los que tenemos la fortuna de contar con comida cerca de nosotros todo el tiempo, en épocas anteriores no se disponía siempre de esta comodidad.

Estos argumentos ya te deben de haber puesto a dudar las creencias mencionadas, sin embargo, se tratarán a detalle en los siguientes párrafos.

Metabolismo y frecuencia de alimentación

La frecuencia de alimentación ha sido catalogada como un componente básico para mantener el metabolismo corriendo rápidamente, y, por ende, quemar más calorías mediante tu TMB. Aunque esta relación es cierta, no es por la frecuencia de ingestión de los alimentos por así decirlo, sino más bien debido a la cantidad total de alimentos ingeridos. Verás, cuando tú consumes algún alimento tu cuerpo gasta calorías en forma de calor y en el proceso digestivo del alimento en cuestión; a este fenómeno se le conoce como "efecto térmico de los alimentos (ETA)[14]". Sin embargo, el ETA está directamente relacionado por la cantidad de calorías ingeridas y no por la frecuencia de ingestión. Es por esto que no importa si consumes la totalidad de tus alimentos divididos en 5 comidas al día o 3 comidas al día, siempre y cuando la cantidad y composición de los alimentos sea exactamente la misma (Institute of Physiology, 1990).

De hecho, contrastante a esta creencia, y alineado al mecanismo previamente descrito, ciertos estudios han encontrado, que no el comer más comidas, sino *menos*, siendo estas conformadas por la misma cantidad de alimento—y calorías, estimula en *mayor* medida el metabolismo, esto debido mayormente a que la carga calórica total del día es distribuida en un periodo reducido (A. Quatella, 2016).

---

[14] **Efecto térmico de los alimentos**: también llamado proceso de Termogénesis es la energía que se requiere para digerir, absorber y metabolizar los nutrientes contenidos en los alimentos ingeridos.

Distribución de consumo de proteína

En el mundo del acondicionamiento físico se ha distribuido la idea de que el cuerpo humano solamente puede absorber alrededor de 20 gramos de proteína por comida. Esta creencia está basada en un estudio en el que se analizó el consumo óptimo de proteína para generar la mayor síntesis proteica después de una sesión de entrenamiento de resistencia, en el que se concluyó que una dosis mayor a 20 gramos no producía mayor síntesis proteínica (Exercise Metabolism Research Group, 2008). No obstante, los que citan este estudio no toman en cuenta que:

- El cuerpo humano absorbe diferentes tipos de proteína a diferentes velocidades—en el estudio se utilizó un batido de proteína de huevo.
- En el estudio solamente se trataba de encontrar la dosis de proteína *mínima* para alcanzar la mayor estimulación de síntesis proteica muscular, esto no significa que el resto de la proteína no es absorbido en caso de ingerir más de 20 gramos.
- La velocidad de digestión es afectada si la fuente proteínica es consumida en conjunción con otros alimentos.
- Tu cuerpo es lo suficientemente inteligente como para disminuir la velocidad de digestión, y tiene maneras de almacenar los aminoácidos no utilizados en la reparación muscular para usarlos posteriormente en cualquier mecanismo fisiológico que los requiera.

Aunado a esto, recientemente se realizó un estudio en el que se confirmó que la retención total de proteínas y, en consecuencia, su función anabólica, no es afectada por el patrón de ingestión de proteínas (Unité d'Etude du Métabolisme Azoté, 2000). Similarmente, otro estudio verificó que aún y con periodos de ayuno añadidos a la mezcla, el metabolismo de proteínas no se vio afectado (Maarten R Soeters, 2009).

En síntesis, lo que realmente importa en cuanto al consumo de proteínas es la ingesta *total* en un periodo de 24 horas y no la cantidad de comidas que se realicen. Ciertamente, es importante consumir proteínas después de una sesión de ejercicio intenso para prevenir una degradación proteínica excesiva ocasionada por este tipo de entrenamiento (para más información dirígete al capítulo "Nutrición pre y post entrenamiento") pero, fuera de esto, puedes consumir el resto de tu cuota proteica diaria como y cuando más te convenga.

Ayuno intermitente

Como hemos visto anteriormente, existen 2 estados en los que se puede encontrar tu cuerpo metabólicamente hablando, el estado alimentado y el estado de ayuno. Como recapitulación, en el estado alimentado tu cuerpo está en modo anabólico—"guardando" calorías—y en el estado de ayuno en modo catabólico—"gastando" calorías. Es por esto que el consejo de consumir varias comidas al día para bajar de peso porque supuestamente incrementara el metabolismo—lo cual ya desacreditamos anteriormente—no tiene absolutamente ningún sentido, ya que estarás constantemente guardando calorías, y quemando calorías provenientes de tu grasa corporal únicamente en los pequeños periodos entre comidas y en el periodo de ayuno cuando duermes.

Algunas declaraciones equivocadas respecto al ayuno debido a la desinformación son: "ayunar matara tu metabolismo", "la pérdida de peso provocada por el ayuno es principalmente proveniente de la masa muscular", "la pérdida de peso derivada del ayuno es puramente agua", entre otras más. Por supuesto, esto es completamente incorrecto.

El ayuno intermitente significa abstenerse de consumir cualquier alimento o bebida con contenido calórico durante un espacio determinado de tiempo, intermitentemente. Es decir, tienes un periodo en el que consumes tus alimentos y un período o "ventana" de ayuno. La frecuencia y duración del periodo de ayuno y el periodo de alimentación varía dependiendo del protocolo que se esté utilizando.

La autofagia—el mayor beneficio del ayuno intermitente

Además de brindarte con una mayor flexibilidad en tus horarios de comida—lo cual, hace tu dieta más disfrutable y sustentable; facilitar la quema de grasa corporal, y mejorar tu sensibilidad a la insulina, el ayuno intermitente puede incrementar tu longevidad—prolongar tu salud y juventud, esto gracias a su influencia sobre el mayor proceso de limpieza celular de tu cuerpo: la autofagia.

En simples términos, la autofagia es el proceso principal de renovación celular de nuestro cuerpo, en el que las células se "comen a sí mismas" al reciclar partes defectuosas de su composición (proteínas dañadas y orgánulos) y utilizar invasores externos patogénicos (virus y bacterias) como combustible energético durante periodos de inanición y estrés.

Este mecanismo de degradación es vital para la salud y diferenciación celular; y su disrupción se ha ligado con enfermedades como el Parkinson, diabetes tipo 2, el cáncer, y otros desórdenes que se presentan en la gente mayor.

Actualmente, se ha comenzado una campaña en la industria farmacéutica para la formulación de medicamentos que potencian/simulan este proceso con la finalidad de prevenir y curar enfermedades.

La realidad, es que este sistema de renovación es algo natural y no se necesita de ninguna droga para activarlo y poder gozar de sus beneficios. Es aquí donde entra el ayuno intermitente.

Autofagia y el ayuno intermitente

Como comentábamos previamente, la autofagia es activada durante periodos de estrés e inanición, por lo que actividades como el entrenamiento de resistencia (Yubisay Mejías-Peña, 2017) (Vitor A. Lira, 2013), las duchas de agua helada (Yufei Zhai, 2016), y ciertos antioxidantes (Mattson, 2007) activan la autofagia en cierto grado.

Sin embargo, el ayuno, y más específicamente, el ayuno intermitente—ayunar durante un periodo corto de tiempo intermitentemente—va mano a mano de la autofagia, debido a que la función principal de este mecanismo es la de proveer de energía y aminoácidos a las células cuando no existe una fuente exógena—exterior al cuerpo—que pueda proporcionarle estos componentes necesarios para sobrevivir.

De hecho, sin la ayuda de este interesante proceso, las células morirían casi instantáneamente una vez dejáramos de alimentarnos, pero, gracias a la autofagia, se pueden realizar hazañas como la de ayunar sin parar durante 382 días (W. K. Stewart, 1973). Nuestro cuerpo es una máquina increíble.

Y eso no es todo. Además de funcionar como un procedimiento vital para la supervivencia durante periodos de escasez alimentaria, se ha comprobado (Danielle Glick, 2010) que la autofagia está diseñada para ser estimulada regularmente como parte del adecuado funcionamiento de nuestro organismo, cosa que en la actualidad no sucede comúnmente.

Planes alimenticios que invitan a comer de 4-6 comidas al día, que incluyen "tentempiés"/"snacks", y/o que involucran comer cantidades exageradas de alimentos durante largos periodos de tiempo—ej. para aumentar de peso *rápidamente*, promueven un ambiente de continua ingestión de nutrientes, en el que la autofagia no puede presentarse como debiese.

El envejecimiento prematuro y las enfermedades que le acompañan como el Parkinson, Alzheimer, Cáncer, y la diabetes tipo 2, inflamación crónica, e inmunodeficiencia, son solo algunos de los posibles malestares y mutaciones ocasionados por la disrupción continúa de nuestro sistema de "reciclaje" celular, como ya ha sido demostrado en múltiples estudios (Yuting Ma, 2013) (James Harris, 2015) (Duan W, 1999) (Horne BD & Study., 2008) (Valter D. Longo, 2014).

Es por esto que, si quieres mejorar tu calidad de vida, mantenerte joven, y evitar las enfermedades mencionadas previamente, te recomiendo ayunar intermitentemente ya sea 16-20 horas (2-3 comidas al día) diariamente o 1-2 ayunos de 20-24 horas (1 comida al día) semanalmente/mensualmente—dependiendo de la fase de recomposición corporal en la que te encuentres.

A continuación, veamos a detalle las distintas formas de realizar esta tan importante práctica.

Protocolos de ayuno intermitente

Los principales responsables de dar a conocer las estrategias de ayuno intermitente fueron: el Canadiense Brad Pilon con su protocolo llamado "Eat Stop Eat" (comer, parar, comer), el Israelí Ori Hofmekler con la dieta "The Warrior Diet" (la dieta del guerrero) y el Sueco Martin Berkhan con el programa LeanGains ("ganancias magras").

Aunque existen programas nutricionales que requieren periodos o frecuencias más grandes de ayuno, no son recomendados. Esto debido a que no parecen sostenibles a largo plazo para la población en general.

Eat stop Eat (24 horas de ayuno)

El programa *Eat Stop Eat* está basado en el ayuno de 24 horas de una a dos veces a la semana. Es decir, durante la semana comes normalmente—si estás contando calorías consumirás las calorías de mantenimiento—a excepción de los días de ayuno. Por ejemplo, si tienes tu última comida del día a las 8 pm y ayunaras el día siguiente, lo único que tienes que hacer es no consumir alimento alguno hasta las 8 pm del siguiente día y por lo tanto habrás ayunado 24 horas.

Es importante que no trates de compensar el tiempo de ayuno con un festín, trata de comer la cantidad de alimentos que normalmente ingerirías en esta comida.

The warrior diet (20 horas de ayuno)

The Warrior Diet (en español: "la dieta del guerrero") es similar a Eat Stop Eat. La diferencia recae en que se trata de un ayuno de 20 horas al día con una ventana de alimentación de 4 horas. En otras palabras, todos los días te abstienes de alimento alguno las primeras 20 horas desde que te levantas hasta la noche cuando comienza tu periodo de 4 horas de alimentación. En el período o ventana de alimentación consumirás la totalidad de tu cuota calórica diaria. El consumo de frutas, verduras, y pequeñas porciones de proteína durante el día es permitido en este protocolo, no obstante, te recomiendo abstenerte de todo tipo de alimento en tu fase de "infra-alimentación" (como Ori Hofmekler le llama) para poder obtener los beneficios de un ayuno total.

Leangains (16-18 horas De ayuno)

Este protocolo es el más popular y que más recomiendo, ya que es el más sostenible de los tres y se adapta fácilmente al horario de la mayoría de la gente.

Para llevarlo a cabo, solamente tienes que ayunar de 16 a 18 horas diariamente, por lo que tu ventana de alimentación sería de 8 a 6 horas al día. Puedes adaptar los periodos de ayuno y alimentación a como más se te acomode mientras la proporción de 16-18:8-6 se mantenga entre tus periodos de ayuno y alimentación. No obstante, la manera más fácil de ponerlo en práctica es simplemente extendiendo el ayuno que naturalmente obtienes al dormir (8-10 horas) hasta la hora del almuerzo, para así completar el periodo de ayuno sugerido (16-18 horas).

Te presento la guía de las posibles configuraciones que sugiere el Sr. Martin Berkhan en su página web: http://www.leangains.com/.

Entrenamiento en ayunas:

El entrenamiento es iniciado después de ingerir 10 gramos de BCAA[15]—supuestamente para disminuir la degradación proteica muscular causada por el este. Este "preentrenamiento" no se cuenta como parte de la fase de alimentación. Técnicamente, el entrenamiento no se realiza totalmente en ayunas ya que eso *podría* ser perjudicial. La fase de alimentación de 8 horas comienza con la comida post-entrenamiento.

Ejemplo de este tipo de configuración:

11:30-12 AM o 5-15 minutos antes del entrenamiento: 10 gramos de 12-1 PM.

1 PM: Comida post entrenamiento (la comida más grande del día).

4 PM: Segunda comida.

9 PM: Última comida antes del periodo de ayuno.

Después de comenzar el periodo de alimentación, las calorías y los carbohidratos se van rebajando a través del día en el ejemplo mostrado anteriormente.

Entrenamiento en ayunas temprano en la mañana:

Este es un ejemplo de alguien que entrena temprano en la mañana y prefiere tener la fase de alimentación a mediodía o más tarde.

6 AM: 5-15 minutos antes del entrenamiento: 10 g BCAA.

6-7 AM: Entrenamiento.

8 AM: 10 g BCAA.

10 AM: 10 g BCAA.

12-1 PM: La comida post entrenamiento "real" (la comida más grande del día). Comienzo de la ventana de alimentación.

8-9 PM: Última comida antes del ayuno.

Una comida preentrenamiento:

Esta es la configuración más común entre los jóvenes que se encuentran estudiando o tienen un horario de trabajo flexible.

Ejemplo de configuración:

---

[15] **B**ranched **Ch**ain **A**mino **a**cids (en español: aminoácidos de cadena ramificada): Es una mezcla de los aminoácidos esenciales leucina, isoleucina y valina.

12-1 PM o cerca del almuerzo/mediodía: comida preentrenamiento. Aproximadamente 20-25% de la ingesta calórica total diaria.

3-4 PM: El entrenamiento debería suceder unas pocas horas después de la comida preentrenamiento.

4-5 PM: Comida post entrenamiento (comida más grande del día).

8-9 PM: Última comida antes de la ventana de ayuno.

Dos comidas preentrenamiento:

Este es el protocolo usual para personas con un horario de trabajo regular.

Ejemplo de configuración:

12-1 PM o cerca del almuerzo/mediodía: Comida uno, aproximadamente 20-25% de la ingesta calórica diaria.

4-5 PM: Comida preentrenamiento. Aproximadamente igual a la primera comida.

7-8 PM: Entrenamiento.

8-9 PM: Comida post-entrenamiento (comida más grande).

La manera superior de ayunar

Personalmente, considero que una de las mejores prácticas que puedes emplear para mejorar tu salud, composición corporal, y longevidad, es el ayuno intermitente. Esto debido a sus múltiples beneficios—siendo uno de los más destacados la autofagia.

No obstante, tras más de 3 años experimentando e investigando sobre los efectos fisiológicos de esta excepcional práctica, he determinado que el *cuándo* te abstienes o no de ingerir alimentos importa—e importa bastante.

Cuando descubrí el ayuno intermitente por primera vez, me vi maravillado, podía brincarme comidas sin perder mi tan preciada masa muscular, quemar grasa más fácilmente y, lo mejor de todo, mejorar mi salud al hacerlo. Sin embargo, algo en mi cuerpo me comenzó a señalar que, probablemente, el ayuno intermitente tal y como yo lo estaba haciendo, no era lo ideal y, debido a múltiples malestares y eventos desagradables, me vi orillado a investigar la causa raíz de lo que me estaba pasando.

Dicha investigación me ayudó a descubrir los mecanismos detrás del ritmo circadiano y de cómo este puede ser optimizado. Afortunadamente, lo que tenía era únicamente una desincronización de mi ritmo circadiano.

Es por esto que decidí añadir esta sección al libro, para orientarte hacia la mejor manera de ayunar, para así, optimizar tu composición corporal, niveles de energía, saciedad, calidad de sueño, y salud en general.

No quiero que te suceda lo mismo que a mí, por lo que espero que, si decides ayunar frecuentemente, sigas los consejos que te daré posteriormente.

Pero primero, comencemos viendo que es el ritmo circadiano, que lo afecta/controla, y él porque el cargar todas tus calorías a la segunda parte del día, puede no ser la mejor opción e, inclusive, puede obstaculizar tu pérdida-de-peso/ganancia-muscular, desempeño, y salud en general.

Ritmo Circadiano

En simples términos, el ritmo circadiano es tu reloj biológico interno. Como podrás o no saber al día de hoy, nuestro cuerpo anhela y emplea rutinas y ciclos para alcanzar homeostasis. Para ello, se ha armado de distintas hormonas, señales externas, y mecanismos físicos cíclicos. Es por esto que a nuestro cuerpo no le gusta tener que pasar por muchos cambios a la vez, y prefiere la constancia en cuanto patrones, comportamientos, y estímulos. De este anhelo por la consistencia y el orden—y mediante una larga selección evolutiva, ha desarrollado este reloj interno.

Nuestro ritmo circadiano es el mecanismo primario del cuerpo para registrar el ciclo biológico de 24 hrs que ocurre todos los días. Mediante este, el cuerpo es capaz de modular hormonas, neurotransmisores, y enzimas dependiendo del lugar del ciclo diario en el que se encuentre.

Esto significa que nuestro cuerpo utiliza varias señales—principalmente hormonales—para obtener información del ambiente y el tiempo del día en que se encuentra y, al mismo tiempo, activar o desactivar determinados procesos biológicos necesarios para nuestra sobrevivencia y óptimo desempeño.

Aún y cuando nuestro ritmo circadiano está involucrado en varios cambios fisiológicos durante el día, como simplificación, podemos clasificarlo en 2 estados primarios: diurno y nocturno—cada una de estas fases teniendo una duración aproximada de 12 hrs—12 hrs de luz, 12 hrs de oscuridad correspondientemente.

Factores que influyen el ritmo circadiano

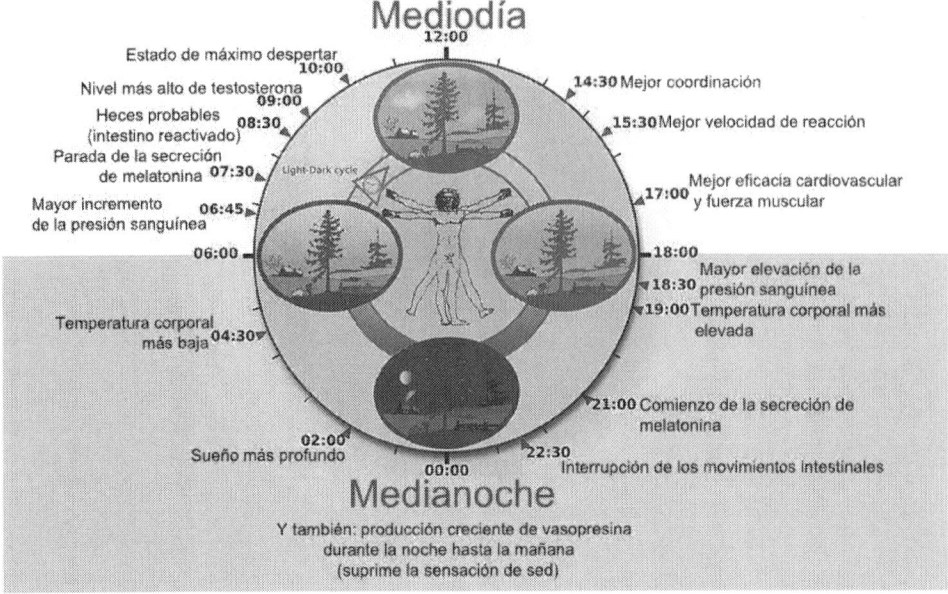

Como la imagen previa ilustra, para cada fase de nuestro ritmo circadiano, existen ciertos cambios fisiológicos específicos que afectan la manera en que nuestro cuerpo asimila ciertos estímulos y actividades a través del día, por lo que al conocer cuando nuestro cuerpo responderá mejor a ciertos comportamientos, y actuando acorde a ello, podremos optimizar nuestra salud y desempeño día con día.

De manera general, para determinar en qué fase del ciclo se encuentra—día o noche, nuestro cuerpo suele utilizar 2 factores ambientales primordiales.

1. Exposición luminosa
2. Ingestión alimentaria

Exposición luminosa

El primer y más importante factor tomado por tu ritmo circadiano para determinar en qué fase del día se encuentra, es la exposición luminosa, es decir, la cantidad y tipo de luz a la que te expones—esto por ser la mayor diferencia entre las 2 mitades del ciclo.

Obviamente, la luz señala el día, y la oscuridad la noche. Sin embargo, existen distintos tipos e intensidades de luz, y no todos son detectados por el cuerpo como "día". Cierto tipo de luces pasan desapercibidas y pueden ser empleadas durante la noche para evitar confundir a nuestro reloj biológico.

Existe un amplio rango de tipos e intensidades de luces—azul, verde, amarilla, roja, etc., pero para nuestros propósitos nos enfocaremos en solo 2—la luz azul y la luz roja.

Aunque te suene extraño y contra intuitivo, el tipo de luz principal emitido por el sol es azul—así es, no es roja; mientras que, por otro lado, la luz roja es emitida principalmente por el fuego—velas, fogatas, lámparas de aceite, etc. Debido a esto, el cuerpo detecta la luz azul como una señal de que es de día y la luz roja o completa oscuridad como la noche.

Además de la luz solar, otras fuentes de luz azul incluyen: televisores, teléfonos celulares, computadoras, focos led, y lámparas fluorescentes.

Cuando tus ojos—y posiblemente otros tejidos—son expuestos a la luz azul, se suscita una cascada hormonal y cambios en neurotransmisores—algunos son suprimidos mientras otros son estimulados—para indicar a tu cuerpo que el día ya está aquí y que la noche ha terminado—hora de "levantarse y brillar".

Lo mismo—pero de manera inversa—ocurre con la puesta del sol. Cuando la oscuridad llega y solo luz roja está presente, ciertas hormonas y neurotransmisores son liberados mientras que otros son suprimidos, la diferencia recae en que los procesos involucrados trabajan a la inversa, es decir, para avisarle a tu cuerpo que es tiempo de relajarse y descansar.

El mayor sensor biológico de nuestro cuerpo para indicar a nuestro cuerpo cuando la luz azul está ausente y la oscuridad está presente, es una hormona llamada melatonina[16]—no confundir con "melanina".

La producción de melatonina es suprimida cuando nuestros ojos son expuestos a cantidades sustanciales de luz azul—por lo que no es recomendable ver pantallas electrónicas antes de irte a dormir, y liberada cuando existe una total ausencia de ella—lo que significa que oscuridad y/o luz roja están presentes.

Obviamente, como la mayoría de los procesos y controles corporales, la producción de melatonina no es como un interruptor "apagado/encendido"—i.e. binario, sino que más bien un control análogo. Esto es, entre mayor oscuridad sea percibida, mayor será la producción de melatonina o, en caso contrario, entre mayor sea la exposición a luz azul, mayor la supresión de esta.

La hormona antagonista de la melatonina es el cortisol[17]. Lo que significa que a mayor cortisol presente en el cuerpo menor será la melatonina disponible y viceversa.

---

[16] La **melatonina** o N-acetil-5-metoxitriptamina es una hormona encontrada en animales, plantas, hongos y bacterias, así como en algunas algas; en concentraciones que varían de acuerdo al ciclo diurno/nocturno. La melatonina es sintetizada a partir del aminoácido esencial triptófano. Se produce, principalmente, en la glándula pineal, y participa en una gran variedad de procesos celulares, neuroendocrinos y neurofisiológicos, como controlar el ciclo diario del sueño.

[17] El **cortisol** (hidrocortisona) es una hormona esteroidea, o glucocorticoide, producida por la glándula suprarrenal.1 Se libera como respuesta al estrés y a un nivel bajo de

Además, similar a la melatonina—pero de manera inversa, la exposición a la luz azul intensifica la producción de cortisol para despertarnos—fenómeno aún más marcado si no hemos dormido lo suficiente (Gabel V, 2013); la diferencia es que el cortisol, a diferencia de la melatonina, también puede ser activado aún y cuando la luz blanca no está presente, debido a que su labor principal en el cuerpo es soportar la respuesta de estrés—*"pelear o volar"*.

En otras palabras, el cortisol puede contrarrestar las acciones de la melatonina—otra razón para no estresarte—y la melatonina las del cortisol (Nava Zisapel, 2005).

Ninguna de estas 2 hormonas es "buena o mala", ambas tienen su razón de ser, y son necesarias en determinados periodos. Por la noche *necesitas* melatonina para dormir bien y por la mañana *necesitas* cortisol para levantarte y movilizarte.

Idealmente, estas hormonas trabajan simbióticamente en el cuerpo, siendo la producción de cortisol más alta a primera hora por la mañana y progresivamente disminuyendo durante el día, mientras que, al mismo tiempo, la producción de melatonina va aumentando lentamente pasando el medio día, y alcanzando su tope a media noche.

En resumen, para funcionar óptimamente, lo que quieres son altos niveles de cortisol y bajos niveles de melatonina por la mañana, para mantenerte despierto, alerta, y en movimiento. Y, por otro lado, requieres bajos niveles de cortisol durante la noche y altos niveles de melatonina para relajarte y dormir correctamente.

No obstante, el cortisol y la melatonina no solamente afectan el qué tan despierto o somnoliento te puedas sentir, sino también el cómo tu cuerpo reacciona a la ingestión de tus alimentos, más específicamente, el aprovechamiento y partición de nutrientes.

Ingestión alimenticia

Debido a que el indicador secundario del ritmo circadiano es la ingestión alimentaria—el primario, como ya vimos, es la iluminación, el "cuando" consumas o no tus alimentos puede ser igual—o hasta más—importante que el "qué" y el "cuanto" (Megumi Hatori, 2010).

En otras palabras, tu cuerpo detecta la ingestión de alimentos como una señal que le indica que es de día—hora de movilizarse, estar alerta, y despertar; mientras que, por otro lado, al ausentarse la alimentación en conjunción con la reducción en la iluminación—cosa natural al acercarse la noche, el organismo responde al incrementar hormonas y neurotransmisores que facilitan el descanso y relajación—hora de intimar, tranquilizarse, y descansar.

Como vimos previamente, la hormona primaria que señaliza al organismo del anochecer es la melatonina, esto mediante el incremento en su producción al decaer la intensidad y tipo de iluminación. No obstante, la melatonina, además de ejercer efectos de

---

glucocorticoides en la sangre. Sus funciones principales son incrementar el nivel de azúcar en la sangre a través de la gluconeogénesis, suprimir el sistema inmunológico y ayudar al metabolismo de grasas, proteínas y carbohidratos.

somnolencia y relajación tras su activación, también ejerce efectos sobre otras hormonas y enzimas como la Ghrelina[18], Glut4[19], y la Insulina, las cuales, son responsables de regular la ingestión, partición, y asimilación de nutrientes—especialmente de la glucosa proveniente de los carbohidratos.

Más específicamente, debido a que la melatonina disminuye la producción de ghrelina—la hormona del hambre (Mustonen AM, 2001), la sensibilidad de Glut4—proteína responsable de transportar glucosa a la masa muscular y que es primariamente activada por la insulina (Cagnacci A, 2001), y la producción de insulina—hormona responsable de señalar a los tejidos la absorción de glucosa y aminoácidos del flujo sanguíneo, se ha comprobado que individuos que consumen la totalidad de sus alimentos en un periodo de alimentación restringido a 6 horas de la primera parte del día (8am-2pm), perdieron más peso, experimentaron menos hambre, y registraron mejores niveles de sensibilidad a la insulina—lo contrario a la resistencia a la insulina[20], en comparación con la ingestión de la misma cantidad y tipo de alimentos consumidos durante 12 horas al día (8am-8pm).

En palabras de los autores del estudio (Birmingham, Science Daily, 2017):

> *"Encontramos que comer entre las 8 am y las 2 pm seguido de un ayuno diario de 18 horas mantuvo los niveles de apetito más nivelados a lo largo del día, en comparación con comer entre las 8 am y las 8 pm—lo que hace la mediana de la población americana. [...] Estos hallazgos preliminares sugieren por primera vez en humanos lo que hemos visto en modelos animales — que el momento de comer durante el día tiene un impacto en nuestro metabolismo."*

Por otro lado, en otro estudio realizado en ratas (L. Bryan Ray, 2016), los animales fueron separados en 2 grupos, un grupo comió su ingesta calórica diaria cuando quisiera y durante ambas fases (día y noche), mientras que al otro se le asignó un esquema de

---

[18] La **Ghrelina** es una hormona sintetizada fundamentalmente por el estómago, la cual, además de estimular la secreción de hormona del crecimiento, estimula ciertas neuronas hipotalámicas provocando un aumento del apetito, debido a esto, es conocida popularmente como "hormona del hambre".

[19] **GLUT4** (acrónimo en inglés de "glucose transporter type 4") es una proteína transportadora de glucosa regulada por la insulina, que se localiza en los adipocitos, el músculo esquelético y el miocardio. Los niveles de GLUT4 están ligados con la capacidad oxidativa y aumenta con el entrenamiento de resistencia.

[20] La **resistencia a la insulina** –también conocida como resistencia insulínica o insulinorresistencia– es una alteración genética o adquirida de la respuesta tisular a la acción de la Insulina. En términos fisiológicos se refiere a una inadecuada captación de la glucosa dependiente de insulina por parte de los tejidos, en especial del hígado, músculo y tejido adiposo.

Con el tiempo, como resultado de esta alteración los niveles de glucosa en sangre aumentan (Hiperglucemia) y se acompañan de hiperinsulinemia por la sobreproducción pancreática de insulina, llevando al organismo al desarrollo de Diabetes mellitus tipo 2.

"alimentación restringida", en el que la totalidad de su ingesta calórica fue consumida en un periodo restringido de 9 hrs. Ambos grupos consumieron la misma cantidad de calorías, la única diferencia fue el tiempo en que fueron consumidas.

Las ratas son seres nocturnos—son activos por la noche y duermen durante el día, por lo tanto, en este estudio, las ratas tuvieron su periodo de "alimentación restringida" durante horas nocturnas. Los resultados de este estudio fueron bastante interesantes.

El grupo que consumió su cuota calórica diaria durante las 24 hrs del día—día y noche—ganó más grasa corporal y tuvo un mayor incremento en varios marcadores de inflamación en comparación con el grupo al que se le asignó un periodo de "alimentación restringida"—es decir, 10-12 hrs durante la noche.

Otros estudios en moscas de fruta—las cuales son seres diurnos como nosotros—y humanos han arrojado resultados similares (Ezio Rosato, 2005).

¿Qué significa esto para nosotros? Bueno, pues empezando con el hecho de que, a diferencia de las ratas, somos seres diurnos, cuando debiéramos o no comer tendría una relación inversa a los patrones alimenticios vistos en las ratas. Esto es, deberíamos comer la mayor parte de nuestras calorías durante el día y ayunar durante la noche.

Aunado a esto, estudios recientes (Robeva R, 2008) (Tiinamaija Tuomi C. L.-K., 2016) (Eckhard Mühlbauera, Science Direct, 2009) han demostrado que la melatonina—la hormona promotora del sueño producida al anochecer—inhibe la secreción de insulina por el páncreas—esto ocurre para poder mantener niveles de glucosa en la sangre estables durante el ayuno natural nocturno, por lo que consumir grandes cantidades de alimentos estimulantes de insulina—i.e. carbohidratos y/o proteínas—cuando la melatonina corre por nuestro cuerpo—ej. a media noche, puede provocar altos niveles de azúcar en la sangre, lo que por supuesto, no es saludable—altos niveles de azúcar en la sangre es uno de los principales indicadores de diabetes tipo 2.

Por si esto no fuera suficiente, varios de los parámetros corporales potenciados durante el ayuno están asociados con un ambiente corporal ideal en cuanto a calidad de sueño se refiere, como, por ejemplo:

- Decremento de la temperatura corporal.
- Incremento en la producción de la hormona de crecimiento.
- Disminución en actividad de procesos digestivos.
- Incremento en Lipolisis[21].
- Decremento en inflamación.

Estos cambios hormonales nocturnos, y las consecuencias derivadas de sus acciones, confirman aún más la preferencia de nuestro cuerpo por comer cuando la luz solar está presente y ayunar cuando está ausente.

---

[21] La **lipolisis** es el proceso metabólico mediante el cual los lípidos del organismo son transformados para producir ácidos grasos y glicerol para cubrir las necesidades energéticas. La lipolisis es el conjunto de reacciones bioquímicas inversas a la lipogénesis—síntesis y almacenamiento de grasa corporal.

Simplemente se siente como la manera correcta de comer y, desde un punto de vista evolutivo, me parece que tiene mucho sentido. Solamente piensa sobre ello, si la comida es energía, lo más lógico es que sea consumida durante el día, cuando estás más activo y, durante la noche, que en épocas prehistóricas la comida no estaba disponible por obvias razones—no tenían luz artificial ni refrigeradores, el cuerpo está predispuesto a ayunar y descansar.

La mejor manera de ayunar

Debido a los mecanismos asociados con nuestro ritmo circadiano y sus implicaciones en cuanto a la señalización recíproca con la ingestión alimenticia, podemos concluir que alimentarnos durante el día y ayunar durante la noche es, por mucho, la mejor estrategia alimenticia que podemos tomar para desempeñarnos mejor en nuestras actividades diurnas y dormir mejor por la noche al involucrarnos en esta práctica—ayunar, y esto sin contar los múltiples beneficios a la salud derivados de hacerlo así (Birmingham, Science Daily, 2017) (Amandine Chaix, 2014) (Tatiana Moro, 2016).

Personalmente, debido a que al recién levantarme no tengo tanta hambre—posiblemente provocado por residuos de melatonina que no han sido del todo eliminados, suelo esperarme a consumir mi primera comida alrededor del mediodía (11am-1pm) y la segunda—y última—antes del atardecer (4pm-6pm). No obstante, en ocasiones en las que entreno por la mañana, mi periodo de alimentación es similar al del estudio anteriormente expuesto (7am-3pm).

Tengo que decirte que, alineado con el estudio de la Universidad de Alabama, entre más distancia existe entre mi última comida del día y el momento de irme a dormir, mejor es mi calidad de sueño y, consecuentemente, desempeño al siguiente día.

Consecuentemente, al ingerir tus alimentos en alineación con la exposición a la luz solar, podrás experimentar un incremento en tu sensación de energía y bienestar una vez el proceso de digestión de tus alimentos se aproxime a su finalizar—el proceso de digestión puede causar una ligera sensación de letargo debido a la concentración de sangre requerida para ejercer su función, sin embargo, esta subsanara 30-90 min después de comenzar.

La mejor manera de ayunar intermitentemente—i.e. comer la mayor parte de tus calorías a medio día y evitar las cenas pesadas—puede no ser la manera más práctica, pero es la más saludable.

Concluyendo, la mejor recomendación que te puedo dar respecto a este tema es el comer la mayor parte de tu meta calórica cuando el sol está en su mayor exposición—i.e. al mediodía, y reducir—y, óptimamente, evitar—la ingestión de alimentos cuando el sol se oculta—y con él la iluminación natural. No obstante, si por motivos de practicidad, saciedad, u ocupación necesitas tomar una decisión entre brincarte el desayuno temprano—ej. a las 8am—o la cena—ej. no comer nada después de las 5pm, te recomiendo optar por la segunda opción. Esto debido a que, para optimizar la función de tu ritmo circadiano, brincarte la cena y no el desayuno será *por mucho* tu mejor elección.

Es de suma importancia que, independientemente de tu esquema de alimentación, jamás comiences tu período de ayuno después de entrenar o, lo que es lo mismo, siempre ingieras algún tipo de alimento alto en proteínas (20-40 gr) post-entrenamiento. Por lo que sí estás obligado o prefieres entrenar por la tarde/noche, tendrás que cenar—aunque sea un batido proteínico—antes de irte a acostar. No obstante, trata de reducir/evitar los carbohidratos y limitar tu consumo de proteínas a 20-40 gr en esta comida, esto claro, para disminuir los posibles efectos perjudiciales sobre tu ritmo circadiano—y, por ende, en tu calidad de sueño—que el alimentarte antes de irte a acostar puede suscitar.

Lo más importante de todo esto es que sin importar el tipo de dieta que lleves, el esquema de alimentación que implementes, o la fase de recomposición corporal en la que te encuentres, evita comer comidas pesadas por la noche—especialmente en carbohidratos—y, preferentemente, mínimo 3 horas antes de irte a dormir.

Conclusiones del ayuno intermitente

- En los periodos de ayuno no se deben ingerir calorías, sin embargo, café negro, endulzantes sin calorías, refrescos de dieta y goma de mascar sin azúcar son permitidos ya que contienen cerca de 0 calorías.
- En los tres tipos de programas trata de mantener la ventana de alimentación constante, debido a que ciertas hormonas se adaptan a los patrones alimenticios, por lo que solemos tener hambre a las horas en que comemos regularmente. Si tú estás acostumbrado a romper el ayuno entre 10-12 PM y comenzarlo entre 6-8 PM, trata de mantener este patrón todos los días para mantener la adaptación hormonal, y de esta manera, obtener una mayor adherencia a la dieta.
- El ayuno intermitente es solamente una herramienta, recuerda que lo más importante para cambiar tu composición corporal es el balance calórico, no cuándo ni cómo consumas tus calorías. No obstante, en mi experiencia y la de muchas otras personas, la implementación de estos protocolos ayuda a que los períodos de definición y mantenimiento sean más llevaderos y te sientas más satisfecho.
- Puedes tratar de implementar algún tipo de ayuno intermitente en fases de volumen—i.e. superávit calórico, ya que *supuestamente* existen beneficios relacionados con la sensibilidad a la insulina, los cuales, te ayudaran a mejorar la partición de los nutrientes que obtienes de tu alimentación—la proporción de cuantas calorías ingeridas se gastan en construir masa muscular y cuantas se almacenan como tejido adiposo corporal. Por otro lado, ten en cuenta que, dependiendo de tus necesidades calóricas para alcanzar un balance energético positivo, es probable que tengas que consumir grandes cantidades de comida, por lo que consumir la totalidad de tus alimentos diarios en un corto periodo de tiempo tal vez no sea la mejor opción, y lo mejor sea optar por una frecuencia de alimentación distribuida a través del día—desayuno, almuerzo, y cena.
- Independientemente del tipo del protocolo de ayuno intermitente que decidas implementar, trata de tener tu última comida del día *por lo menos* 3 horas antes

de irte a acostar y, preferentemente, siendo esta una comida pequeña y baja en carbohidratos; esto debido a que la mejor manera de ayunar para optimizar tu ritmo circadiano, utilización de nutrientes, y bienestar general, es consumir la mayor parte de tus alimentos cuando la luz del día está en su mayor esplendor—i.e. alrededor del mediodía (10 am-6 pm)—y evitar su ingestión cuando es de noche—i.e. entre el atardecer y la mañana temprana (6 pm-10 am).

Nutrición pre y post entrenamiento

Como regla general es importante considerar la nutrición que se tiene alrededor del entrenamiento. Y aunque como ya vimos, lo más importante es la cantidad de macronutrientes ingeridos a través del día, para optimizar el entrenamiento y asegurar una rápida recuperación de este es necesario tener en consideración estas comidas.

Comida preentrenamiento

Dependiendo de cuando consumiste tu última comida, es que la necesidad de ingestión alimenticia toma prioridad. Generalmente, solo en el caso de que hayas ayunado por más de 24 hrs y/o entrenado intensamente en las 24 horas previas a la sesión de entrenamiento en puerta, es que el consumo de algún alimento previo al entrenamiento puede considerarse como algo potencialmente benéfico—especialmente en cuanto a proteínas y/o carbohidratos se refiere. Fuera de estas circunstancias, debido a que el cuerpo es capaz de restaurar las reservas de glucógeno muscular independientemente de la macro-composición de la dieta—incluso al ayunar (Fournier PA, 2004), podemos considerar el consumo alimenticio previo al entrenamiento como algo mayormente *opcional*.

Interesantemente, es una observación frecuente, que la gente logre sus mejores sesiones de entrenamiento en un estado de ayuno/semiayuno—me incluyo, y esto es por una buena razón. Centralmente, existen 2 estados diametralmente opuestos en nuestro sistema autonómico central: el simpático[22] y el parasimpático[23]. El primero es la

---

[22] El **sistema nervioso simpático** es una de las divisiones del sistema nervioso autónomo. Sus efectos son generalmente opuestos a los del sistema nervioso parasimpático. Los neurotransmisores más importantes del sistema simpático son la adrenalina y noradrenalina. Su acción principal está relacionada con una respuesta de lucha o huida ante estímulos externos que puedan poner en peligro al organismo, por este motivo aumenta la frecuencia y fuerza de los latidos del corazón, dilata los bronquios del pulmón, dilata la pupila, aumenta la presión arterial, dilata los vasos sanguíneos que aportan sangre a los músculos esqueléticos de todo el cuerpo y estimula la producción de sudor por las glándulas sudoríparas. Este conjunto de acciones puede considerarse como una preparación para la lucha o huida, pero se

respuesta *"pelear o volar"* del cuerpo que es activada en periodos de emergencia/estrés mientras que, por otro lado, el segundo está asociado con la respuesta "digerir y descansar" vinculada con periodos de tranquilidad. El sistema simpático involucra catabolismo, excitabilidad, y creatividad. El sistema parasimpático es sinónimo de anabolismo, relajación, y sociabilidad. Al entrenar, *no* queremos sentirnos relajados, sino que enfocados y energizados; no queremos estar en un estado anabólico, sino catabólico. Es por esto que el ayunar se *alinea* con el entrenamiento intenso de manera particular.

Habiendo dicho esto, si mediante experimentación personal observas que te desempeñas mejor consumiendo algo antes de entrenar, entonces hazlo, pero es importante que sepas que es *no* es una *necesidad*, sino algo completamente *opcional*.

Si optas por comer algo antes de entrenar con la finalidad de "asegurar" un buen desempeño en tu entrenamiento y/o minimizar los efectos catabólicos debidos a la naturaleza del entrenamiento de resistencia—ej. en una fase de volumen, estas son las recomendaciones:

- El macronutriente más importante que considerar en tu alimentación preentrenamiento es la proteína. Esta estimulará la síntesis proteínica, disminuyendo la degradación causada por el entrenamiento de resistencia. Una ingesta de ~20 gr de proteína ya sea en forma de alimento sólido—ej. carne de res, pescado, etc.—o en forma líquida—ej. leche, suero de leche, etc.—30-90 min antes de tu entrenamiento será suficiente. El periodo de tiempo entre la alimentación y el entrenamiento variará en función del tipo de alimento ingerido—ej. un batido de suero de leche se asimilará más rápidamente que una pieza de pollo.
- Generalmente no es recomendado, pero si decides consumir carbohidratos antes de entrenar, acompáñalos siempre de proteína, y asegúrate de que sean de lenta asimilación—i.e. contengan fibra. Idealmente, tus reservas de glucógeno deberían haber sido repuestas post-entrenamiento, solo cuando esto no es así—ej. entrenaste el mismo grupo muscular hace menos de 24 horas, es que la ingestión de carbohidratos en este periodo es recomendada.
- Independientemente de la composición de esta comida, no es recomendable entrenar con el estómago lleno. Ajusta el volumen de tu comida preentrenamiento de acuerdo con el periodo de tiempo que distancia a esta de

---

desencadenan de forma automática ante cualquier estímulo intenso como un sobresalto, un dolor punzante o una situación generadora de ansiedad.

[23] El **sistema nervioso parasimpático** forma junto con el sistema nervioso simpático el sistema nervioso autónomo, que controla las funciones y actos involuntarios. El principal neurotransmisor de este sistema es la acetilcolina, que actúa sobre los receptores muscarínicos y nicotínicos. La activación del parasimpático provoca, entre otras acciones, disminución de la frecuencia cardiaca y de la fuerza contráctil del corazón, contracción de la pupila (miosis), estimulación del peristaltismo intestinal, relajación de los esfínteres gastrointestinales, broncoconstricción, relajación del esfínter uretral y contracción del músculo detrusor de la vejiga urinaria.

tu sesión de levantamiento de pesas. Entre más cercana sea esta comida al momento de ejercitarte menor la cantidad de alimentos y viceversa.

Es de suma importancia notar que tendrás que experimentar con tu protocolo de nutrición preentrenamiento. Existe una gran variabilidad en cuanto a cómo tu cuerpo puede responder a una determinada comida o alimento en comparación con otras personas.

Un ejemplo muy común es el de los carbohidratos preentrenamiento. Una gran cantidad de gente se siente somnolienta en el periodo posterior a la ingesta de carbohidratos, lo cual afecta su desempeño en el gimnasio. Soluciones a este problema incluyen: ingerir proteína solamente, consumir una menor cantidad de carbohidratos en esta comida, o ingerir tus carbohidratos mediante alguna pieza de fruta, lo cual, previene un posible pico de glucosa e insulina debido a su contenido de fibra y fructosa carente en otro tipo de carbohidratos—la fibra disminuye la velocidad de absorción de la comida y la fructosa, además de no activar directamente la liberación de insulina debido al ser procesada por el hígado mayormente, mejora la asimilación de la glucosa.

Prueba diferentes combinaciones de tiempos y alimentos hasta encontrar la configuración alimenticia que te ofrezca mejores resultados.

Comida post-entrenamiento

En la alimentación posterior al entrenamiento se puede ser más flexible que en la comida preentrenamiento. Y no, no necesitas ingerir tu comida post-entrenamiento dentro de la siguiente media hora después de entrenar, no existe la famosa "ventana de oportunidad".

Si, esta ventana de "oportunidad" existe, pero su duración no es de una hora, sino de 3-4 horas (Alan Albert Aragon & Brad Jon Schoenfeld, 2013) y, aún está, no es tan relevante como la ingesta proteica total durante las 24-48 horas posteriores al entrenamiento de resistencia (Schoenfeld BJ, 2013). Aunado a esto, el consumir algo después de entrenar es ciertamente únicamente relevante si no se ha consumido nada en un periodo previo mayor a 3-6 horas antes del entrenamiento—ej. al entrenar en ayunas.

A decir verdad, independientemente de si comiste algo antes de entrenar o no—ej. entrenaste en ayunas, lo *ideal* sería esperarse de 30-90 min post-entrenamiento antes de consumir alimento alguno debido a que, al estar tu cuerpo en un estado de estrés—estado simpático , el cortisol y demás hormonas catecolaminas, además de inhibir el apetito (Silverstone T, 1992), fomentan un momentáneo ambiente fisiológico de alta inflamación y resistencia insulínica (D M Kirsch, 1983) (Barth E, 2007) (Tanja C. Adam, 2010) (Holmäng A, 1992) (Robert A. Rizza, 1982), por lo que el comer inmediatamente posterior al entrenamiento, aunado a no ser disfrutable, puede resultar *posiblemente* perjudicial. Además, si lo que quieres es quemar grasa corporal, en este periodo post entrenamiento es que este proceso se eleva sustancialmente, y el consumo de alimento alguno en este momento cortaría momentáneamente la suscitación de este proceso.

Centralmente, si tienes hambre después de entrenar, come—particularmente proteína. De no ser así, date cuenta de que no es *necesario* que comas inmediatamente y que, probablemente, lo ideal sea que te esperes unos 30-90 minutos antes de consumir algo— o hasta que te de hambre. Y por "consumir algo" me refiero a ingerir comida de verdad—huevos, carne, pescado, etc., no suplementos de proteína—los cuales, como ya aclaramos, no son "malos", pero sí algo totalmente opcional.

Así que ya sea que tomes un batido proteínico 15 min después de entrenar, o llegues a tu casa y tranquilamente te prepares un alimento sólido, no importa. Mientras consumas algo posterior a tu entrenamiento y que vaya acorde con la cantidad de macronutrientes que requieres en tu día a día es suficiente.

El consumo de proteínas post-entrenamiento es lo único *necesario* para detener el catabolismo muscular e iniciar el proceso de recuperación. No obstante, una fuente de carbohidratos en conjunción con las proteínas sería una alimentación óptima, ya que los carbohidratos repondrán tus reservas musculares de glucógeno cuando la sensibilidad a la insulina está más alta, lo cual te preparará para tu siguiente sesión de entrenamiento.

Preferentemente, la totalidad o la mayoría de tu ingesta de carbohidratos del día debería estar en esta comida.

Suplementos

Existe toda una industria alrededor de la suplementación deportiva. Son famosos dentro de la comunidad del fitness productos como óxido nítrico, precursores de testosterona, glutamina, formulas preentrenamiento, etc. Sin embargo, la mayoría de los suplementos deportivos son inservibles o producen muy pequeñas mejoras en el desempeño y/o salud del individuo que los ingiere. Además, cabe destacar que los suplementos deben ser solamente eso—un suplemento a tu dieta, y para nada tienen que ser el punto focal de tu nutrición. Deberías poder abstenerte completamente de consumir suplemento alguno y lograr excelentes resultados. Dicho esto, *ciertos* suplementos pueden ayudarte a alcanzar tus metas más rápidamente y/o mejorar tu salud—particularmente en caso de que estos solventen una deficiencia micronutricional.

A continuación, te presento los suplementos que vale la pena tomar en cuenta. No incluyo suplementos proteínicos debido a que más que suplementos, son una forma conveniente y económica de obtener parte de tu cuota proteica diaria—son un alimento.

Creatina

Seguramente ya has escuchado acerca de este suplemento. La creatina, más específicamente, la creatina monohidratada, es el único suplemento deportivo que ha comprobado su efectividad ante la ciencia múltiples veces.

La creatina mejora el desempeño del entrenamiento de resistencia (Research Center for Exercise and Health, 2007) al aumentar la cantidad de energía disponible ATP[24] en la masa muscular. A mayor ATP disponible, mayor rendimiento en el entrenamiento (Departamento de Alto Rendimiento, 1997).

Existen varios tipos de creatina, no obstante, el más estudiado y económico es el monohidrato, y no se ha demostrado que otro tipo de creatina sea más efectivo que este.

Por otro lado, la variabilidad entre las personas en cuanto a la respuesta de la suplementación con creatina es amplia. Algunas personas responden muy bien e incrementan su desempeño muscular significativamente, mientras que otras responden mínimamente a esta (Department of Exercise Science and Athletics, 2003).

Dosis sugerida de creatina: 3-5 gramos diarios—sin importar la hora en la que se tome. Regularmente se utiliza una semana de carga para acelerar el proceso de saturación de las células, pero esta semana de "carga" *no* es necesaria.

---

[24] **A**denosine **T**riphosphate (en español: trifosfato de adenosina): está formado por una base nitrogenada (adenina) unida al carbono 1 de un azúcar de tipo pentosa, la ribosa, que en su carbono 5 tiene enlazados tres grupos fosfato. Es la principal fuente de energía para la mayoría de las funciones celulares. (Amstrong Frank, 1982).

Cafeína

La cafeína es el estimulante más conocido y consumido en el mundo. La suplementación con cafeína te ayudará a incrementar tu gasto energético diario al acelerar tu metabolismo (Department of Nutrition, 1989) y te aportará una mayor energía en periodos de déficit calórico (Health Psychology Research Unit, 1993). Además, la cafeína, al ser un antagonista de la adenosina[25], disminuye la percepción de sueño, por lo que te será especialmente útil en días que no dormiste bien y quieres entrenar (Joss Moore, 2018).

En conjunción con los beneficios descritos, la cafeína es un excelente potenciador del desempeño físico (Dept of Sport, 2004) y, por lo tanto, tiene sentido consumirla antes de ejercitarse—aproximadamente media hora antes.

Sí, la cafeína es una droga. Sí, la cafeína *puede* provocar insomnio. No obstante, como la mayoría de las cosas en la vida, "el veneno está en la dosis" y, afortunadamente la dosis de la cafeína tiene que ser *muy* alta para producir daño alguno. ¿De dónde recomiendo obtengas, por lo menos la mayor parte, pero idealmente, la totalidad de consumo de cafeína diaria?... Adivinaste, del café.

¿Porque obtener tu dosis diaria de cafeína mediante café y no una píldora? Bueno pues por sus múltiples beneficios adicionales a su contenido de cafeína.

15 mayores beneficios del café

¿Cuáles son los 15 mayores beneficios del café en general? Te adelanto, no todos son derivados exclusivamente de su contenido de cafeína.

El café puede mejorar tus niveles de energía y hacerte más inteligente.

La cafeína contenida en el café es un compuesto estimulante que bloquea la producción de adenosina mientras que incrementa la cantidad de catecolaminas, las cuales, son una serie de neurotransmisores que mejoran funciones en el organismo como: la memoria, estado de ánimo, vigilancia, niveles de energía, tiempos de reacción, y función cognitiva general (Ruxton, 2008) (Carolyn F. Brice, 2002) (H. R. Lieberman, 1987).

---

[25] La **adenosina** tiene una importante función en procesos bioquímicos, tales como la transferencia de energía, en la forma de ATP y ADP, así como transductor de señal en la forma de adenosín monofosfato cíclico o AMPc. Además, la adenosina juega un importante papel como neuromodulador en el sistema nervioso central, a través de la interacción con sus receptores A1, A2A, A2B y A3, ampliamente distribuidos en los tejidos del cuerpo produciendo vasodilatación, broncoconstricción, inmunosupresión, etc. También tiene efectos sedantes e inhibitorios sobre la actividad neuronal.

El café puede ayudarte a quemar grasa

La mayoría de los "suplementos quema grasa" tienen la cafeína como principal ingrediente—probablemente siendo este el único ingrediente funcional de todos los que contienen. La cafeína contenida en el café—de allí su nombre, tiene el potencial de incrementar el metabolismo hasta en un 10% (A G Dulloo, 1989) (Koot P, 1995).

Además, la cafeína al incrementar los niveles de norepinefrina y adrenalina, facilita la descomposición de la grasa corporal y ayuda a liberar en la sangre los ácidos grasos obtenidos de este proceso para, posteriormente, ser utilizados como energía (Kevin J Acheson, 2004) (Han LK, 1999) (Tae-Wook Kim, 2010). En palabras más simples, la cafeína facilita la quema de grasa corporal.

La cafeína incrementa el desempeño físico

La cafeína estimula el sistema nervioso central, favoreciendo el estado simpático, el cual es catapultado gracias a la acción de la adrenalina (Anderson DE, 1994). Esta es la respuesta conocida como "pelear o volar".

Esta acción de la cafeína se ve traducida en un incremento promedio del 10% en el desempeño físico y de aguante (M. Doherty, 2005) (Doherty M, 20004), por lo que el tomar una fuerte taza de café negro 30-90 min antes de entrenar es una muy buena táctica a emplear.

La cafeína tiene un efecto propulsor de testosterona cuando es tomada preentrenamiento.

Extrañamente, aunque la cafeína aumenta los niveles de cortisol en el cuerpo de manera momentánea lo cual, pudiese ver no muy ventajoso en cuanto a la producción de testosterona se refiere—la producción de testosterona está inversamente relacionada con los niveles de cortisol en el organismo (Kaye K. Brownlee, 2005), se ha comprobado que la cafeína estimula la producción de testosterona posterior al ejercicio hasta en un 14% en comparación con individuos que no la consumieron (Cook C, 2012)(Paton CD, 2010)(Beaven CM, 2018).

El efecto pro-testosterona puede ser atribuido a que, aunque la cafeína incrementa los niveles de cortisol en el cuerpo de manera aguda—no crónica, también inhibe la enzima PDE-4[26], previniendo el desglose del nucleótido pro-testosterona cAMP[27] lo que, en teoría, pueda ser el proceso responsable detrás del incremento en testosterona.

---

[26] La fosfodiesterasa 4 (**PDE4**) es una enzima que cataliza la reacción de hidrólisis del fosfato cíclico del adenosín monofosfato cíclico (cAMP) que es un regulador importante de procesos fisiológicos

El café está repleto de nutrientes

El café contiene vitaminas y minerales esenciales para mantener tu cuerpo saludable.

Una taza de café contiene (USDA, 2018):

- Vitamina B2: 11% IDR
- Vitamina B5: 6% IDR
- Manganeso y Potasio: 3% IDR
- Magnesio y Niacina (B3): 2% IDR

Aunque estas cantidades no puedan parecer muy grandes, si tomas de 2-4 tazas de café al día las cantidades fácilmente se multiplican.

El café es un excelente supresor del apetito

El café es un excelente supresor del apetito independientemente de su contenido de cafeína (Greenberg JA, 2012), ya que la mayor parte de su efecto inhibidor de hambre es debida al ácido clorogénico contenido en esta bebida.

Debido a esta propiedad, esta bebida te vendrá excelente en periodos de ayuno.

El café reduce el riesgo de padecer diabetes tipo II

La diabetes tipo II es causada por un estado crónico de alta resistencia a la insulina. Simplificadamente, la resistencia a la insulina ocurre cuando la señal de dicha hormona hacia los tejidos de absorber los aminoácidos y glucosa que están presentes en la sangre no es recibida correctamente. En respuesta a esta resistencia, el páncreas produce aún *más* insulina para mandar una señal "más fuerte" y lidiar con esta falta de recepción en las células. Si el ciclo es repetido crónicamente es cuando se desarrolla esta enfermedad que actualmente afecta a 300 millones de personas alrededor del mundo.

Se ha demostrado que, la gente que más bebe café reduce significativamente (25-50%) el riesgo de padecer este tipo de diabetes (S. van Dieren, 2009) (Andrew O Odegaard, 2008) (Rob M. van Dam & Frank B. Hu, 2005) (Rob M van Dam, 2002) (Y. Zhang, 2009).

---

[27] Adenosín monofosfato cíclico (**cAMP**) es un nucleótido que funciona como segundo mensajero en varios procesos biológicos. Es un derivado del adenosín trifosfato (ATP), y se produce mediante la acción de la enzima adenilato ciclasa a partir del adenosín trifosfato.

El café es un potencial defensor contra enfermedades neurodegenerativas

Tus mejores aliados para mantenerte saludable durante la segunda parte de tu vida serán una buena rutina de ejercicio y una dieta saludable. Sin embargo, beber café puede ser ese tercer ingrediente que te ayude a preservar tu bienestar—especialmente el neuronal.

Varios estudios han mostrado que las personas que ingieren café diariamente pueden reducir su riesgo de padecer la enfermedad de Alzheimer[28] hasta en un 65% (L. Maia, 2002) (Santos C, 2010) y se encuentran en un menor riesgo (32-60%) de padecer la enfermedad de Parkinson[29] (Alberto Ascherio MD, 2001) (G. Webster Ross, 2000) (Gang Hu MD, 2007) (Miguel A. Hernán MD, 2002).

Desafortunadamente para las personas que prefieren su café descafeinado, parece ser que estos beneficios son provocados directamente por la cafeína (Alberto Ascherio e. a., 2004).

Parece ser que el café tiene efectos protectores en el hígado

Las personas que toman 4 o más tazas de café al día reducen el riesgo de padecer cirrosis hepática y la enfermedad del hígado graso hasta en un *80%* (Corrao G & Group., 2001) (Gallus S, 2002) (Klatsky AL M. C., 2006) (Bidel S, 2013).

El café combate la depresión

La depresión es un desorden mental real y que puede reducir drásticamente tu percepción de felicidad.

En el 2011 Harvard publicó un estudio en el que se observó que las mujeres que tomaban 4 tazas o más por día bajaron su riesgo de volverse depresivas en un 20% (Michel Lucas, 2011). Además, otro estudio encontró que aquellos individuos que consumían 4 o más tazas de café diariamente eran un 53% menos propensos a cometer suicidio (Ichiro Kawachi, Walter C. Willett, Graham A. Colditz, & et al, 1996).

---

[28] La **enfermedad de Alzheimer** (EA), también denominada demencia senil de tipo Alzheimer (DSTA) o simplemente alzhéimer, es una enfermedad neurodegenerativa que se manifiesta como deterioro cognitivo y trastornos conductuales. Se caracteriza en su forma típica por una pérdida de la memoria inmediata y de otras capacidades mentales (tales como las capacidades cognitivas superiores), a medida que mueren las células nerviosas (neuronas) y se atrofian diferentes zonas del cerebro.

[29] La **enfermedad de Parkinson** (EP), también denominada mal de Parkinson, es una enfermedad neurodegenerativa crónica caracterizada por bradicinesia (movimiento lento), rigidez (aumento del tono muscular) y temblor; sin embargo, también desencadena alteraciones en la función cognitiva, depresión, dolor y alteraciones en la función del sistema nervioso autónomo.

Consumidores regulares de café tienen un menor riesgo de padecer algunos tipos de cáncer

El café parece tener propiedades protectoras contra dos tipos de cáncer: el de hígado, y el de colón.

Estudios demuestran que los habituales consumidores de café reducen el riesgo de padecer cáncer de hígado hasta en un 40% (Susanna C.Larsson, 2007) (Taichi Shimazu, 2005). Un estudio de 489,706 personas encontró que aquellos que bebían de 4-5 tazas de café cada día habían disminuido el riesgo de padecer cáncer de colon en un 15% (Rashmi Sinha, 2012).

El café puede reducir el riesgo de ataques al corazón

Es popularmente distribuido que la cafeína incrementa la presión arterial, sin embargo, aunque esto es verdad, el incremento es muy pequeño (3-4 mm/Hg) y usualmente se va si bebes café regularmente (Renda G, 2012) (Martin G. Myers, 1988).

Varios estudios han demostrado que el café *no* eleva el riesgo de padecer enfermedades cardiovasculares (Francesco Sofi, 2007) (Esther Lopez-Garcia, 2006). Inclusive, existe evidencia de todo lo contrario, es decir, de una *reducción* del riesgo de padecer este tipo de enfermedades (Jiang-nan Wu, 2009). Similarmente, otros estudios demuestran que los bebedores de café tienen un 20% menor riesgo de padecer un ataque fulminante (Yoshihiro Kokubo, 2013) (Susanna C. Larsson, 2011).

El café puede incrementar tu longevidad

Dado que el café reduce la posibilidad de padecer de diversos tipos de enfermedades—diabetes tipo II, cáncer, Alzheimer, etc., podemos suponer que el café incrementa la calidad de vida y longevidad. De hecho, existen varios estudios observacionales que así lo demuestran.

El efecto benéfico del café sobre la mortalidad parece ser particularmente efectivo en personas que padecen de diabetes tipo II. En un estudio que duró un periodo de 20 años, los diabéticos que bebieron café mostraron una disminución de un 30% del riesgo de morir como resultado de esta enfermedad (S. Bidel e. a., 2006). Adicionalmente, en 2 estudios bastante grandes, el beber café se asoció con una reducción del 20% de muerte prematura en hombres y un 26% en mujeres sobre un periodo de 18-24 años (Esther Lopez-Garcia, Rob M. van Dam, Tricia Y. Li, Fernando Rodriguez-Artalejo, & Frank B. Hu, 2008).

El café es una gran fuente de antioxidantes

El café es una fuente masiva de antioxidantes. Varios estudios han mostrado que la mayoría de la gente adquiere la mayor parte de sus antioxidantes mediante el consumo de café (Arne Svilaas, 2004) (Pulido R, 2003) (Rothwell JA, 2012) (Pérez-Jiménez J, 2011) (Ovaskainen ML, 2008). Entre estos se incluyen los ácidos hidroxicinámicos y los polifenoles solo por nombrar algunos (Pérez-Jiménez J N. V., 2010) (Claudine Manach, 2004) (Phenol Explorer, 2018). Los ácidos hidroxicinámicos han demostrado ser altamente efectivos para neutralizar radicales libres, previniendo el estrés oxidativo (Teixeira J, 2013). Por otro lado, los polifenoles encontrados en el café tienen el potencial de prevenir enfermedades relacionadas con el corazón, varios tipos de cáncer, y la diabetes tipo II (Dragan S, 2015) (Kampa M, 2007) (Ginter E, 2012).

La cafeína atenúa la sensación de dolor

La cafeína contenida en el café puede ser utilizada como un analgésico ligero. Al menos es lo que se demostró en un estudio, en el que, 48 personas trabajadoras de tiempo completo realizando actividades de oficina en la computadora (22 con dolor crónico de hombros y cuello y 26 libres de dolor) fueron sujetas a desempeñar sus labores diarias durante 90 minutos. Las personas que consumieron de 0.5-1 taza de café antes de realizar la prueba calificaron su dolor como menos severo en comparación con las que se abstuvieron de beberlo (Vegard Strøm, 2012).

—

En conclusión, el café es una de las bebidas más saludables del planeta. Además, es una herramienta inmensamente útil en periodos de definición, ya que facilita la implementación y el mantenimiento del déficit calórico requerido, y más aún si es empleada en conjunción con el ayuno intermitente.

Si vas a tomar café tómalo negro—sin azúcar, crema, ni cualquier otro complemento altamente calórico, especialmente si quieres mantener el estado de ayuno, no obstante, un chorrito de leche o un paquete de Stevia pueden ser empleados debido a su bajo contenido calórico.

Para disminuir la posibilidad de padecer del temido insomnio causado por la cafeína, simplemente limita tu consumo de café y cualquier otra fuente de cafeína a la primera parte del día, es decir, de 8-10 horas antes de dormir—ej. 12-2 pm si sueles dormir a las 10 pm.

La sensación de "pelear o volar" provocada por la liberación de epinefrina (adrenalina) en respuesta a la ingestión de cafeína irá disminuyendo con el tiempo a medida que tu cuerpo desarrolla una tolerancia a este compuesto. Por lo tanto, es importante considerar el ciclado en tu consumo de cafeína si lo que quieres es seguir obteniendo el incremento de energía derivado del consumo de este compuesto.

Dosis sugerida de cafeína: 100-300 mg preferentemente inmediatamente antes de entrenar—el equivalente de 1-3 tazas de café, y no más de 500-700 mg al día—dependiendo de tu tolerancia.

Vitaminas y minerales

El fundamento detrás de la suplementación de vitaminas y minerales es solamente uno: la resolución de alguna deficiencia. Si tu dieta o estilo de vida —como verás en el caso de la única vitamina en esta temática incluida, proveen a tu cuerpo de la cantidad de micronutrientes necesaria para mantener tus funciones corporales *optimizadas*, no existe razón de involucrarse en este tipo de suplementación.

Habiendo dicho esto, existen 3 elementos de esta categoría que, debido a nuestro estilo de vida contemporáneo, la práctica regular del entrenamiento intenso u otras actividades estresantes, y la disminución en el contenido nutricional del suelo del que se originan nuestros alimentos se presentan comúnmente de manera escasa en nuestros cuerpos.

Vitamina D3

La vitamina D es esencial para el cuerpo humano. Entre algunas funciones se encuentran la de ayudar con la absorción de calcio, modular la reproducción celular, regular la función neuromuscular, hormonal, e inmune; y reducir la inflamación (Institute of Medicine F. a., 2010) (MF, 2006) (Norman AW, 2006). Esta hormona es particularmente crucial en la producción de hormonas esteroideas como la testosterona (Wehr E, 2009) (Pilz S, 2010) (Bischoff-Ferrari HA, 2008). Debido a su importancia, se han asociado varias enfermedades a su deficiencia (Heaney, 2008).

El cuerpo tiene la capacidad de producir naturalmente cantidades suficientes de vitamina D en forma de vitamina D3 (colecalciferol) cuando la piel recibe la luz del sol. Sin embargo, la gente no está habituada a asolearse durante periodos suficientes de tiempo como para cubrir sus necesidades fisiológicas de esta vitamina. Aunado a esto, muy pocos alimentos contienen vitamina D de manera natural, y los que la contienen, la presentan en muy pocas cantidades. Algunos alimentos como la leche están fortificados con vitamina D2 (ergocalciferol), no obstante, esta forma de vitamina D no es bien aprovechada por el cuerpo humano en comparación con la vitamina D3 (colecalciferol). Debido a estas condiciones es que la suplementación con vitamina D3 es aconsejable.

Estas son las dosis de suplementación sugeridas por el Instituto de medicina, comida y nutrición de los Estados Unidos.

Edad	Masculino	Femenino
0–6 meses	1,000 IU (25 mcg)	1,000 IU (25 mcg)
7–12 meses	1,500 IU (38 mcg)	1,500 IU (38 mcg)
1–3 años	2,500 IU (63 mcg)	2,500 IU (63 mcg)

4–8 años	3,000 IU (75 mcg)	3,000 IU (75 mcg)
≥9 años	4,000 IU (100 mcg)	4,000 IU (100 mcg)

(Institute of Medicine F. a., 2010)

Cabe destacar que, decidas suplementarte o no con esta vitamina, la exposición regular a la luz solar sigue siendo una práctica de extrema importancia.

Actualmente, solemos pasar la mayor parte del tiempo en lugares cerrados y aislados de las "inclemencias" y bondades de la naturaleza. Nuestra vida laboral de oficina y relativamente reciente naturaleza sedentaria—no la pasamos viendo televisión o trabajando en la computadora en lugar de salir a cazar, recolectar, o jugar al aire libre— han ocasionado que nuestra biología—empezando con el ritmo circadiano—se vea trastornada debido a un desalineo con nuestra herencia evolutiva.

Gracias a la tecnología y otros inventos majestuosos creados por nuestros predecesores, vivimos en una época extraordinariamente segura y confortable, pero que también nos ha traído excesiva comodidad y aislamiento de nuestro ambiente natural. Este comportamiento, además de desincronizar nuestro reloj biológico interno, nos ha apartado de lo que nos transformó en la poderosa e inteligente raza que somos hoy en día: nuestra capacidad de adaptabilidad.

En nuestro afán por crear una vida menos "disruptiva" y placentera hemos creado productos y consejos que pueden no ser tan favorables a largo plazo, sino que, todo lo contrario, pueden quebrantar ciertos mecanismos corporales respaldados por miles de años de adaptación evolutiva. Tal es el caso de la exposición a la luz solar.

Beneficios de la exposición a la luz solar independientes de la vitamina D3

Además de proveerte con un atractivo bronceado y una generosa dotación de vitamina D—la cual puede ser considerada más una hormona que una vitamina, el exponerte frecuentemente a la luz solar te proporcionara varios beneficios de manera adicional— i.e., no pueden ser obtenidos mediante la suplementación de vitamina D3 debido a que son producidos mediante otros mecanismos independientes a la producción de esta vitamina (Robyn M.Lucas, 2006).

1. **La luz del sol baja la presión sanguínea.** La exposición a los rayos del sol señala a tu organismo para producir óxido nítrico (NO) (University of Southampton, 2014), el cual, relaja las paredes de las arterias reduciendo a su vez la presión sanguínea—es por esto que, posterior a una sesión de bronceado natural, es probable que las venas de tu cuerpo se vean más marcadas.
2. **Es un potente antiinflamatorio**. La luz solar activa la producción de un cóctel antiinflamatorio compuesto principalmente por Vitamina D, óxido nítrico (NO), y cortisol. Este efecto antiinflamatorio no se queda solo en la piel, sino que se expande hacia la mayoría de los órganos del cuerpo (Gorman S, 2015).

3. **Mejora tu humor y previene la depresión**. La exposición a la luz solar regular, mejora el estado de humor y combate la depresión al impulsar la producción de serotonina[30] (Randy A. Sansone e. a., 2013) (Young, 2007), endorfinas (Mead, 2008), y vitamina D (Sue Penckofer, 2010).
4. **Ajusta tu ritmo circadiano**. Los rayos solares son el mayor indicador de anclaje de nuestro ritmo circadiano (Jeanne F. Duffy, 2009), lo cual, como ya vimos a detalle al describir el ayuno intermitente, es uno de los factores más importantes para mantenernos saludables y optimizar nuestro desempeño.
5. **Ayuda a tratar enfermedades autoinmunes**. La luz solar es uno de los más potentes inmunosupresores exógenos (M. Nathaniel Mead, 2008) (Poon TS, 2005), lo cual, es altamente beneficioso para personas que presentan algún padecimiento autoinmune—esclerosis múltiple, psoriasis, tiroiditis de Hashimoto, enfermedad celíaca, y lupus, etc.
6. **Incrementa la sensibilidad a la insulina**. El exponerse frecuentemente a la luz solar puede mejorar la sensibilidad a la insulina, esto mayormente mediante el incremento en la producción endógena de NO (Karsten Sydow, 2005) (Wu G, 2009) (John R. Petrie, 1996). La diabetes tipo 2 es un estado de alta *resistencia* a la insulina—lo contrario a sensibilidad, por lo que los rayos solares previenen este tipo de diabetes y el riesgo de obesidad que este conlleva (Brian E. Sansbury, 2014).
7. **Esteriliza la piel**. La luz del sol es un esterilizador por naturaleza, por lo que ayuda a matar las bacterias y hongos que producen infecciones cutáneas como el acné, la caspa, y el eczema (Laura Alonso-Sáez, 2006).
8. **Mejora la función inmune**. Aunque a corto plazo la exposición a la luz solar suprime el sistema inmune, a largo término incrementa la función inmune primariamente mediante la estimulación de la motilidad—movimiento independiente—de los linfocitos (Thieu X. Phan, 2016), los cuales, son las células responsables de la regulación de la respuesta inmunitaria adaptativa.

¿Son muchas razones para tomar baños de sol más frecuentemente no lo crees? Es gracias a sus múltiples beneficios que se ha especulado dentro de círculos científicos que la *evitación* de la exposición regular a la luz solar posee riesgos a la salud similares a fumar, y puede ser la causa raíz de múltiples padecimientos mortales (P. G. Lindqvist, 2016) (P. G. Lindqvist e. a., 2014).

Y, por cierto, no tienes que preocuparte por ponerte bloqueador antes de asolearte por miedo al cáncer de piel. Se ha comprobado que la exposición *moderada* a la luz solar no es un causante de melanoma—i.e. cáncer de piel, sino que al contrario, la exposición regular al sol tiene el potencial de prevenir este y otros tipos de cáncer (Johan Moan,

---

[30] La **serotonina** es una sustancia química producida por el cuerpo humano, que transmite señales entre los nervios, funciona como un neurotransmisor. Es considerada por algunos investigadores como la sustancia química responsable de mantener en equilibrio nuestro estado de ánimo, por lo que el déficit de serotonina conduciría a la depresión.

2007), esto debido en mayor parte a las propiedades anticancerígenas de la vitamina D3 que es por esta actividad producida (Holick, 2008).

Obviamente, la meta es asolearte ligeramente sin quemarte, por lo que, dependiendo de tu color de piel—las personas de piel clara necesitan menos tiempo de exposición que las de piel obscura, solamente necesitarás de 20-40 min de exposición solar directa diaria para poder disfrutar de los beneficios enlistados previamente. Entre más piel puedas exponer, mejor—quítate la camisa y los pantalones para exponer casi todo tu cuerpo a la luz solar directamente.

Adicionalmente, deberías aplicar algún tipo de bronceador natural para reponer los aceites cutáneos que tu cuerpo produce naturalmente, pero que son removidos al bañarte. Esto evitará que tu piel se reseque excesivamente—previniendo un daño permanente—y potenciará los beneficios de asolearte—especialmente la síntesis de vitamina D. Un bronceador completamente natural, y que es el que yo utilizo regularmente, es el aceite de coco ya sea virgen o refinado—escoge el segundo si no quieres oler a coco recién partido. Además, el aceite de coco, debido a su alto contenido de MCTs, tiene propiedades antimicóticas y antibacterianas (Ogbolu DO, 2007) (Peedikayil FC, 2016) (Shilling M, 2013), por lo que te ayudará a prevenir/tratar más efectivamente ciertas infecciones de la piel.

Conclusivamente, la evolución tecnológica humana a avanzado mucho más rápido que la biológica. Aún y cuando ya no necesitamos salir a cazar o recolectar para podernos alimentar, nuestro cuerpo mantiene las mismas adaptaciones y necesidades de convivencia directa con ciertos elementos de la naturaleza, los cuales, no pueden ser fácilmente replicados por la tecnología para la que hemos volcado recientemente nuestra inteligencia. Necesitamos exponernos regularmente a la luz solar, el frío, y la escasez alimenticia para mantener a nuestro organismo trabajando correctamente. Nuestros cuerpos ansían la *incomodidad* para poder ejercer su poder de adaptabilidad, somos máquinas biológicas altamente complejas cuya majestuosidad florece mediante su innata antifragilidad[31].

No le temas al sol, recárgate con el cual Superman y, además de los beneficios aquí presentados, lucirás más saludable y atractivo al portar tu brillante bronceado.

Dosis sugerida: 5,000-10,000 IU al día. Esto, dependiendo de tu color de piel—entre más obscura menor la producción de esta hormona-vitamina—frecuencia de exposición solar, y zona en la que vivas—aquellos que viven más cerca del ecuador disfrutan de una mayor proporción de rayos UVB al exponerse a la luz del sol, los cuales, en

---

[31] Definido por el descubridor de este concepto, el filósofo contemporáneo Nassim Nicholas Taleb: "**Antifragilidad** se define como una respuesta convexa a un factor estresante o una fuente de daño (para algún rango de variación), lo que lleva a una sensibilidad positiva al aumento de la volatilidad (o variabilidad, estrés, dispersión de resultados o incertidumbre, lo que es agrupado bajo la designación 'grupo de desorden.'" (Nassim N. Taleb, 2012).
En otras palabras, a diferencia del resiliente que solo *resiste* los choques—permaneciendo igual; el antifrágil *mejora* gracias a estos.

comparación con los UVA, están mayormente relacionados con la estimulación de producción de colecalciferol (Holick M. W., 2013).

Zinc

El zinc es uno de los más importantes minerales del cuerpo. Entre varias funciones, el zinc fortalece el sistema inmune, mantiene niveles saludables de testosterona y libido, es responsable del sentido del olfato y gusto, preserva la visión nocturna, soporta la sensibilidad a la insulina—i.e. previene diabetes tipo 2, calma la mente y promueve el buen sueño, previene la neurodegeneración—ej. Alzheimer y Parkinson, y es un antidepresivo y antioxidante natural.

Se ha comprobado que la suplementación con Zinc produce un incremento de los niveles de testosterona y hormona tiroidea en personas deficientes de este mineral (Prasad AS, 1996) (Kilic M, 2006).

La deficiencia de este mineral se presenta comúnmente en personas que se ejercitan vigorosamente regularmente debido a que este tipo de entrenamiento vacía las reservas de este mineral (Kilic M, 2007); por lo que si te ejercitas intensamente regularmente, la suplementación de este mineral, si este no es contenido de manera suficiente en tu dieta—mediante una ingesta substancial de alimentos de origen animal, es altamente recomendable.

Dosis sugerida: 15 mg diariamente o 50 mg 1-2 veces por semana, siendo las mejores formas el gluconato, el picolinato, y el quelato (en ese orden).

Magnesio

Mantener el cuerpo con suficientes cantidades de magnesio ha sido asociado a una mayor sensibilidad a la insulina (Seelig M, 2003), una mejor síntesis proteínica (Hartwig A, 2001), y mejor calidad de sueño (Abbasi B, 2012). Además, similar al caso del zinc, la corrección de una deficiencia de este mineral se ha asociado con un incremento substancial en la producción de testosterona en hombres (Cinar V P. Y., 2010) (Maggio M C. G., 2011) (Maggio M D. V., 2014).

Independientemente del tipo de alimentos que consumas, es aconsejable que te suplementes con este mineral debido a que, en la actualidad, es difícil ser obtenido en cantidades suficientes mediante la dieta. No obstante, debido a que el estrés y el ejercicio reducen los niveles de magnesio del cuerpo, este suplemento es especialmente importante para aquellos que entrenan intensamente frecuentemente (como deberías) y/o que se encuentran en una dieta hipocalórica.

Dosis sugerida: 200-400 mg diariamente preferentemente antes de dormir en la forma de glicinato, cloruro—si se aplica de manera tópica, o citrato (en ese orden).

¿Cuál es la dieta más saludable?

Una persona que no busca optimizar su salud la mayor parte del tiempo no podrá desempeñarse al máximo de sus capacidades físicas y mentales cuando así sea requerido.

Y aunque es cierto que, por lo general, la longevidad y el bienestar—ambos partes de una buena salud, no se llevan del todo bien—los mecanismos que promueven la juventud/longevidad pueden reducir la sensación de bienestar debido a que, por el momento, las mejores maneras de promover la longevidad involucran la señalización de *carencia* en cuanto a disponibilidad energética; se puede tratar de mantener un balance entre estos 2 extremos—longevidad y bienestar—que nos permita llevar una vida vibrante y duradera.

Existen 3 pilares principales de la salud que, si son descuidados afectarán ambos aspectos de nuestra salud—bienestar y longevidad—de manera negativa. Estos son, por orden de importancia:

1. **Calidad de sueño** (que tan bien dormimos regularmente).
2. **Calidad de dieta** (que tanto de lo que ingerimos nos afecta positiva o negativamente).
3. **Composición corporal** (porcentaje de grasa corporal).

Habiendo ya cubierto la importancia de la jerarquía nutricional en cuanto a la optimización de la composición corporal, ahora nos centraremos en la estrategia alimenticia ideal en cuanto a la optimización de la salud—¿cuál es la dieta más saludable?

Para facilitar la lectura y posterior referenciación de este capítulo, se le ha dividido en 4 secciones:

- En la primera, veremos los criterios que califican a un tipo de alimento como superior o inferior respecto a contenido nutricional se refiere.
- En la segunda parte, de acuerdo con los criterios de calificación vistos en la primera sección, veremos cuales son los mejores y peores alimentos que podemos incluir en nuestra dieta si queremos maximizar su calidad y, por ende, su índice de salubridad.
- En la tercera parte, tocaremos el tema de la "longevidad vs bienestar" y como la proporción de ingesta de macronutrientes afecta este balance.
- Finalmente, en la cuarta parte, concluimos con la definición de la dieta más saludable de acuerdo con todo lo visto anteriormente—puedes saltarte a esta parte si no estás interesado en el "porque" y solo te interesa el "qué" o, simplemente, por el momento no tienes el tiempo de leerte todo el texto.

Comencemos pues con la primera sección: "calidad de alimentos."

Calidad de alimentos

Densidad nutricional—cantidad de micronutrientes por caloría, disponibilidad biológica de nutrientes—cuantos de los nutrientes almacenados en el alimento pueden ser utilizados, y contenido de antinutrientes—inhibidores enzimáticos, secuestrantes de nutrientes, y toxinas—son los 3 criterios en los que nos basaremos para determinar el nivel de calidad nutricional de los alimentos.

Densidad nutricional

Densidad nutricional es la manera de definir la cantidad de micronutrientes obtenidos por caloría contenida en un alimento. Entre mayor sea esta proporción, mejor la calidad del alimento en cuestión.

Generalmente, debido a que ciertos alimentos son, inherentemente bajos en calorías *utilizables*—ej. vegetales de hoja verde, son comúnmente asociados con una alta densidad nutricional debido a esto, no obstante, como veremos más adelante, ciertos alimentos calóricamente más densos— ej. aquellos de origen animal—también entran en esta categoría.

Antinutrientes

Los antinutrientes son compuestos presentes *exclusivamente en las plantas*, los cuales, son sintetizados con la mera intención de inhibir la absorción de ciertos micronutrientes y/o dañar de alguna manera al animal que los consuma, esto debido a que fueron exclusivamente diseñados mediante la evolución como medida de protección ante el consumo de un posible recurrente depredador—son "pesticidas naturales".

Las plantas, al no poder moverse de un lugar a otro y escapar de su depredador como lo pueden hacer lo animales, desarrollaron este sistema de "antinutrición" basado, pero no limitado, en la inhibición de absorción de nutrición—ciertos antinutrientes pueden, además de suprimir la digestión, *dañar* de alguna manera a su consumidor.

Gracias a esta maravilla evolutiva, la probabilidad de que un depredador que consume cierta planta *vuelva* a ingerirla es drásticamente disminuida, ya que le causara algún malestar—digestivo, alérgico, hormonal, etc.—o le hará sentirse mal debido a alguna carencia nutritiva—especialmente mineral.

La cantidad y severidad de antinutrientes es varia, pero siendo solo algunos los más comúnmente consumidos por el ser humano y que por la ciencia han sido identificados, son los que tomaremos como los más destacados. Sin orden de importancia en particular, estos son los potenciales efectos perjudiciales estos compuestos:

- **Fitato.** También conocido como "ácido fítico", el fitato es un antinutriente principalmente presente en la cáscara de nueces, granos, y semillas, posee fuertes características secuestrantes que inhiben la absorción de minerales

altamente importantes como el calcio, magnesio, hierro, y zinc; y la niacina [32] (vitamina B3).
- **Gluten.** Proteína mayormente presente en el trigo, tiene propiedades inhibidoras de enzimas digestivas. Gracias a esto es considerada la proteína vegetal más difícil de digerir y asociada a varias enfermedades de naturaleza inflamatoria.
- **Taninos.** Los taninos son un tipo de inhibidor de enzimas digestivas, por lo que, consumidos en grandes cantidades, pueden provocar una deficiencia de proteína y varios problemas gastrointestinales—inflamación, diarrea, estreñimiento, etc.
- **Oxalatos.** Previenen la absorción de minerales—especialmente el calcio, lo cual induce su secreción mediante la orina. Un alimento extremadamente alto en oxalatos es la espinaca—especialmente si esta no ha sido previamente hervida, ya que este proceso hace que el exceso de oxalatos se quede en el agua en la que fue cocida, la cual, es prohibida para personas que padecen o han padecido de cálculos renales (piedras de riñón) generados por una acumulación excesiva de "oxalato de calcio" en este órgano.
- **Lectinas.** Mayormente encontradas en los granos, las lectinas reducen la absorción de nutrientes y pueden causar indigestión, inflamación intestinal, y excesiva producción de gases intestinales en la mayoría de las personas. Aunado a esto, en personas sensibles a estos compuestos, pueden provocar respuestas autoinmunes exageradas, daño en las membranas del intestino responsables de la absorción de nutrientes, y salpullido cutáneo.
- **Saponinas.** Similares a las lectinas, las saponinas afectan el recubrimiento natural intestinal, por lo que pueden provocar reacciones autoinmunes y, a largo plazo, el síndrome conocido como "intestino permeable".
- **Isoflavonas.** Contenidas altamente en legumbres—especialmente la soya, poseen propiedades endocrino-disruptivas—algo definitivamente "no-bueno" para tu testosterona.
- **Inhibidores de proteasa.** Especialmente presente en nueces, granos, y semillas, estos compuestos inhiben la absorción de las proteínas debido a su acción bloqueadora de proteasa—la principal enzima encargada de la digestión de proteínas.
- **Inhibidores de tripsina.** Encontrados principalmente en cereales—trigo, avena, maíz, etc., pueden provocar deficiencias minerales. No obstante, debido a que son degradados fácilmente con el calor, sus efectos no son comúnmente apreciables cuando el alimento ingerido fue previamente cocido.

Como te habrás dado cuenta—y como al inicio de esta sección fue mencionado, los antinutrientes solamente se encuentran presentes en los alimentos de origen *vegetal* y están completamente ausentes en los de origen animal, cosa que tendremos que tomar en cuenta en el siguiente factor de calificación de calidad nutricional: la disponibilidad biológica de nutrientes.

---

[32] La **niacina** o Vitamina B3, es una vitamina esencial para la correcta función de nuestro metabolismo y asimilación de energía proveniente de carbohidratos, grasas, y proteínas

Disponibilidad biológica de nutrientes

Una cosa es que un alimento tenga, teóricamente, una gran densidad nutricional, pero otra muy diferente es que estos nutrientes puedan ser asimilados correctamente. De nada sirve comer algo que tu cuerpo no podrá aprovechar. La disponibilidad biológica es simplemente una referencia a eso—que tanto de los nutrientes que ingerimos son aprovechados por nuestro organismo.

Siendo uno de los factores principales que afectan la disponibilidad biológica de un alimento dado su contenido de antinutrientes, podemos automáticamente inferir que, naturalmente, los alimentos de origen animal—ej. carnes, pescados, y huevos—son los que poseen la mejor disponibilidad biológica de todos, esto claro en comparación con los de origen vegetal—granos, nueces, semillas, verduras, y frutas.

Y aunque ciertos tipos de procesamiento aumentan la disponibilidad biológica nutritiva de los alimentos—ej. cocerlos, fermentarlos, remojarlos; especialmente en aquellos de origen vegetal, la superioridad de algunos en comparación con otros aún tras haber sido procesados intensivamente, no se puede negar—ej. la proteína contenida en una pieza de carne de res cruda es *mucho* mejor digerida que aquella proveniente de las legumbres tras haber sido estas remojadas, fermentadas, *y* cocidas.

A continuación, basado en los criterios mencionados, veremos cuales son los mejores y peores alimentos, esto, para descubrir cuál es la dieta más saludable.

Peores alimentos

Siguiendo el principio "Vía-negativa"[33], comenzaremos con los alimentos más importantes a mencionar—los que son mejor evitar, especialmente, si su ingesta previene el consumo de los más saludables que veremos en la siguiente sección; es decir, los peores alimentos.

Comencemos pues la lista con los más obvios y dañinos: los alimentos altamente procesados, para después irnos moviendo en orden de importancia, hacia los menos nocivos.

Alimentos altamente procesados

Como definición básica, cualquier alimento al que se le haya añadido o sustraído algún elemento de manera artificial, se puede considerar como "procesado"—ej. un platillo/receta, no obstante, los "altamente procesados" de los que en esta sección vamos a hablar—y que te recomiendo evitar, involucran procesamientos industriales—

---

[33] **Vía-negativa** es un concepto acuñado por el filósofo contemporáneo Nassim Nicholas Taleb que establece que para mejorar un proceso/sistema/organismo, usualmente es mejor sustraer algo que añadirlo.

generalmente químicos, en los que los compuestos añadidos/sustraídos fueron aislados o sintetizados.

Debido al procesamiento extremo por el que pasan estos alimentos, en su mayoría están *muy* lejos de ser ideales para su consumo regular.

Aceites vegetales industriales

Si existe algún alimento que *debes evitar a toda costa*, sin importar qué, son los aceites vegetales industriales.

Los aceites vegetales no son dañinos solamente por su alto contenido en omega 6 (Self Nutrition Data, 2018), sino también porque, en general, su alto contenido de grasa poliinsaturadas—incluyendo la omega 3, suele estar oxidado/rancio sin haber siquiera sido calentado a altas temperaturas.

Debido a que las grasas poliinsaturadas son extremadamente sensibles a ser oxidadas, sin importar su proveniencia (animales/plantas), son identificadas y asimiladas como toxinas en el cuerpo—especialmente la omega 6.

No obstante, en el caso de los aceites vegetales, y en comparación con la fuente *entera* de la que provienen, al venir estas grasas asiladas, *también* vienen carentes de ciertos componentes "lípido-protectores" que previenen el contacto de la luz solar con las grasas contenidas y por ende su oxidación—i.e. fibra y proteínas—o trabajan directamente como antioxidantes en la grasa en cuestión— ej. vitamina E.

Es por esto que, aunque lo mejor sea reducir el consumo de *todos* los alimentos con un alto contenido de grasas omega 6, los aceites vegetales industriales deben recibir un trato especial debido a su mayor potencial de contener este tipo de grasas en su forma más dañina—la posterior a la peroxidación.

Entre los aceites vegetales más comunes a evitar debido a su alto contenido de grasas poliinsaturadas aisladas se encuentran:

- Aceite de maíz
- Aceite de canola
- Aceite de girasol
- Aceite de soya
- Aceite de cártamo
- Aceite de algodón
- Aceite de sésamo/ajonjolí
- Aceite de cacahuate

¿Aceite de canola, de soya, de *maíz*? ¿Cómo le hacen para extraer grasa de estas plantas? No de una manera muy natural. La extracción de este tipo de aceites generalmente involucra la utilización de químicos solventes.

Irónicamente, gracias mayormente a su bajo costo, estos son los aceites más frecuentemente utilizados para fabricar alimentos enlatados/empaquetados y con el que se cocina en restaurantes y lugares de comida rápida; por lo que te recomiendo revisar los ingredientes mostrados en los alimentos empaquetados y evitar frecuentar lugares en los que sabes que no usan aceites naturalmente presentes para ser consumidos en grandes cantidades como el aceite de coco, aceite de oliva, o la mantequilla.

Toxinas artificialmente añadidas (aditivos)

Aspartamo/Aspartame ("Nutrasweet"/"Canderel"), Sucralosa ("Splenda"), Nitrito de sodio (Nitritos), Colorante Rojo #40 (Rojo Allura AC), y Carragenano (Carragenina), son solo algunos de los tantos químicos añadidos artificialmente a varios "alimentos" industrialmente fabricados—refrescos, galletas, papas fritas, etc.—como agentes conservantes, colorantes, espesantes, emulsionantes, edulcorantes, etc.

Aunque ciertos compuestos aún no se han comprobado como posiblemente "tóxicos para el ser humano"—contrario a los mencionados anteriormente (Tobacman, 2001) (Kobylewski, 2010) (Humans, 2010) (Abou-Donia MB, 2008) (Humphries P, 2008), mi teoría es que en su mayoría lo son en cierto grado, además, ¿para qué arriesgarse?

Personalmente, no creo que los aditivos alimenticios le lleguen ni a los talones en cuanto a su potencial dañino a los aceites vegetales industriales—*en teoría* la mayoría de estos compuestos ya fueron estudiados y aprobados para el consumo regular humano. No obstante, la *minimización* de su ingesta, "solo para estar seguros", es mi recomendación—ej. un refresco de dieta de vez en cuando no hace daño y es preferible a un refresco regular repleto de azúcar.

Azúcar de mesa

Contrario a lo que se menciona en la mayoría de los medios de comunicación masiva, la dulce verdad del azúcar es que no existe nada inherentemente malo con ella. No contiene nada dañino, pero tampoco nada benigno. No contiene antinutrientes ni toxinas, pero tampoco minerales ni vitaminas. Es energía en su forma más pura y ese es el problema, su *falta* de nutrición.

En otros términos, el azúcar posee una densidad nutricional igual a "0"—lo que se conoce como "calorías vacías"—y, por esto, es que queda totalmente descartada de los mejores alimentos y se posiciona entre los peores para el consumo regular humano—y de cualquier animal, en realidad.

Habiendo dicho esto, no le veo ningún problema con consumirla de vez en cuando—no aporta nada, pero tampoco daña; especialmente si sigues la regla nutricional del 80/20— comer 80% alimentos saludables y 20% de lo que sea. Solo toma en cuenta que, al ingerirla, no le estás aportando *ningún* micronutriente a tu cuerpo, solo energía.

—

Además de los alimentos altamente procesados – altos en azúcares aislados, aceites vegetales industriales, y/o químicos dañinos añadidos (colorantes, preservantes, saborizantes artificiales, etc.); ciertos alimentos conocidos como "naturales" y, peor aún, "saludables", poseen ciertas propiedades que pueden atentar contra una buena salud. Este tipo de alimentos controversiales son los que veremos a continuación.

Granos

La primera categoría de estos pseudo "alimentos saludables" que veremos, es la de los granos, en la que se incluyen los cereales y legumbres.

Históricamente, el consumo de granos fue introducido relativamente recientemente. En tiempos neolíticos y paleolíticos, el consumo de este tipo de alimentos era casi nulo. La mayor parte de la dieta de nuestros ancestros, y a la que nuestro cuerpo está evolutivamente acostumbrado a procesar, *no* incluía este grupo de alimentos, sino que consistía mayormente de productos de origen animal y, en menor medida, ciertas frutas y verduras.

Dejando de lado el razonamiento histórico y evolutivo, concentrémonos en por *qué* estos alimentos no son tan saludables como nos lo han predicado desde el punto de vista nutricional.

Cereales

Los cereales son las *semillas* de los pastos. Los cereales forman parte de esta categoría debido a que contienen, naturalmente, muy pocos nutrientes en relación con otro tipo de alimentos, y los contenidos en estos poseen una *muy* baja biodisponibilidad debido a su alto contenido de antinutrientes—fitoestrógenos, lectinas, gluten, etc.

Entre los cereales más comúnmente consumidos en la actualidad se incluyen:

- Trigo
- Centeno
- Cebada
- Maíz
- Arroz
- Avena
- Sorgo

Centralmente, los cereales más nutritivos son también los menos dañinos y viceversa— los menos nutritivos son generalmente más dañinos, esto gracias a que su desventaja proviene principalmente de su contenido de antinutrientes.

Debido a esto, entre los peores cereales—y que por lo tanto te recomiendo más evitar, podemos incluir al trigo, el arroz integral, la cebada, y el centeno.

Mientras que, dentro de los más neutrales—no tan malos, se encuentran el arroz blanco—los antinutrientes del arroz se encuentran principalmente en la cáscara, el maíz nixtamalizado—la nixtamalización incrementa la biodisponibilidad nutricional al disminuir el contenido de antinutrientes, la avena *cocida*—su cocimiento elimina en gran parte su contenido de lectinas, y el sorgo preparado *apropiadamente*.

Pseudo cereales como el amaranto, quinoa, y alforfón (trigo sarraceno/negro), también pueden considerarse como alimentos de alta calidad debido a su alta densidad nutrimental y bajo contenido de antinutrientes, esto, particularmente si son preparados apropiadamente.

Es común que, aunado a los problemas nutricionales y/o hormonales descritos previamente, se presenten ciertos problemas digestivos especialmente en el caso de los 4 primeros y más nocivos—el trigo, centeno, cebada, y arroz integral. Lo importante es que veas cual te cae mejor y cuál no, y lo evites o incrementes su consumo según tu preferencia y esta evaluación.

Mi recomendación es que evites todos los cereales tanto te sea posible independientemente de tu actual situación, pero especialmente durante periodos de definición, en los que la densidad nutricional es mucho más importante ya que estaremos consumiendo una menor cantidad total de alimentos. Si quieres nutrir bien a tu cuerpo, cambia los cereales por alguno de los mejores alimentos que veremos una vez terminada esta sección.

Legumbres

Las legumbres son las *semillas* de las leguminosas. Aunque comparado con los cereales, las legumbres son mucho más ricas en contenido nutritivo, similarmente, contienen una gran cantidad de antinutrientes que inhiben su correcta asimilación.

La discusión aún existe sobre si su consumo es mayormente benigno o perjudicial, esto debido principalmente a la gran cantidad de variables involucradas en su preparación, las cuales, afectan en gran medida su contenido de toxinas/antinutrientes y, consecuentemente, su biodisponibilidad y digestibilidad.

Entre las legumbres más comunes se encuentran:

- Frijoles de todo tipo (peruanos, negros, judías, habichuelas, alubias, etc.)
- Cacahuate/maní (así es, es una legumbre)
- Chícharos/guisantes
- Garbanzos
- Soya/soja
- Lentejas
- Habas

Yo sé que te han dicho que las legumbres están repletas de nutrientes, proteína, y fibra, no obstante, aunque esto es verdad, sus nutrientes son difícilmente asimilados, la proteína es de mala calidad—incompleta—y de baja biodisponibilidad, y la "fibra" contenida en ella—mayormente conformada por múltiples tipos de carbohidratos no-digeribles—suele provocar problemas gastrointestinales en mucha gente—acidez y reflujo estomacal, inflamación y dolor intestinal, y/o excesiva producción de gases digestivos fétidos.

Personalmente, no suelo digerir bien *ninguna* legumbre aun y cuando esta fue "apropiadamente preparada", por lo que las evito activamente—la única excepción podría ser el cacahuate/maní que consumo *muy* ocasionalmente.

La peor de todas estas, y que te aconsejo no consumir de ninguna manera, es la soya, esto debido principalmente a la gran cantidad de fitoestrógenos[34] e isoflavonas[35] contenidos en ella, cuyas acciones en el cuerpo, pueden perturbar tu perfil hormonal (Doerge DR, 2002).

En segundo lugar de legumbres a evitar, pondría a los cacahuates, ya que además de su gran contenido de antinutrientes, y su capacidad similar a la soja para desestabilizar las hormonas—gracias a un compuesto llamado beta-sitosterol que suprime la producción natural de colesterol (Shin EC, 2010), posee un excesivo contenido de omega 6.

Mi recomendación es, si las digieres bien—no te producen inflamación/dolor intestinal y/o reflujo/acidez, puedes consumirlas ocasionalmente. Eso sí, evita la soya a toda costa.

Frutos secos

¿Te fijaste en el patrón de los alimentos vistos hasta el momento? Los cereales son las semillas de los pastos, y las legumbres son las semillas de las leguminosas. ¿Si las nueces son las semillas de los árboles y las semillas son pues...semillas, quién crees que sigue en la lista? De todos los alimentos vistos hasta el momento, creo que estos serán los que posiblemente causarán mayor controversia: *las nueces y semillas*.

Las nueces y semillas, también conocidos como "frutos secos", son particularmente promocionados por periodistas, entrenadores personales, y nutricionistas como alimentos altamente saludables lo cual, como veremos, está demasiado alejado de la realidad.

Entre las nueces y semillas más comúnmente promovidas y consumidas se encuentran:

Nueces

- Piñón
- Pistache
- Avellana

---

[34] Los **fitoestrógenos** son compuestos químicos no esteroideos que se encuentran en los vegetales, pero son similares a los estrógenos humanos, y con acción similar (efecto estrogénico) a estos. Su actividad estrogénica se debe sobre todo a su similaridad química con las hormonas animales.

[35] Las **isoflavonas** son compuestos químicos derivados de los fenoles heterocíclicos, los cuales tienen una estructura cerrada muy similar a la estructura de los estrógenos. Gracias a su similitud estructural con los estrógenos, éstos poseen acciones muy similares, siendo los derivados más estudiados por su estrogenicidad: genisteina, daidzeina (su metoxiderivado formononetina), biocanina A.

- Almendra
- Nuez de Brasil
- Nuez de castilla
- Pacana/Nuez lisa
- Anacardo/marañón
- Nuez de macadamia

Semillas

- Semilla de sésamo (ajonjolí)
- Semilla de calabaza
- Semilla de girasol
- Semilla de Linaza
- Semilla de Chía

No me malentiendas, ciertamente son los "menos-peores" de los alimentos que es más conveniente evitar—especialmente en comparación con los aceites vegetales industriales, pero tampoco, como veremos en unos momentos, son la cúspide de la calidad nutricional.

¿Qué tienen de malo las nueces y semillas? Primeramente, y al igual que los otros tipos de semillas vistos previamente—cereales y legumbres, si existe una parte de la planta que *no* quiere que te comas, es la semilla—contiene a la siguiente generación de su especie por lo que es la parte más preciada de la planta y, por lo tanto, la más protegida. Pero por gusto a expandirnos más, veámoslo desde una perspectiva evolutiva…

Estos alimentos, aunque consumidos anteriormente, no formaban una parte *substancial* de la dieta de la humanidad (nota el énfasis en "substancial") hasta recientemente, esto debido en gran medida a la dificultad para encontrar, recolectar, y "pelar" estas semillas.

En su estado natural, la mayoría de las nueces y semillas poseen un "caparazón" que las hace difícil de consumir, lo cual, en la antigüedad, equivalía a una razón esfuerzo-recompensa bastante desproporcionada en comparación a la adquisición de nutrientes y energía mediante otros alimentos—ej. animales, frutas, y verduras. Simplemente tienes que buscar en internet por las nueces y semillas más comúnmente consumidas para darte una idea de la dificultad que solía ser el ingerirlas en una gran cantidad, esto claro, a diferencia de cómo lo es en la actualidad. No obstante, gracias a la introducción de la maquinaria provista por la era industrial, la tarea de obtención del alimento en cuestión cambió drásticamente esta proporción, lo cual facilitó su inducción como gran parte de nuestra alimentación.

De hecho, puedes hasta hacer un ejercicio. Cómprate unas cuantas nueces *enteras*—con caparazón y todo, y trata de abrirlas con una piedra. Verás que te cansarás rápidamente y, a menos que te estuvieras muriendo de hambre—literalmente, te darías a la tarea de abrir la cantidad de nueces suficiente como para saciar tu hambre (o el equivalente a un paquete de almendras si lo quiere ver de esa manera).

Entonces, evolutivamente, es bastante probable que nuestro cuerpo no esté adaptado para consumir *grandes cantidades* de estos alimentos. Sin embargo, este argumento pudiese considerarse de solo naturaleza correlativa—"no es bueno comerlos, porque anteriormente no los consumíamos", lo cual, no es suficiente y en muchas ocasiones ha resultado perjudicial—ej. "el consumir grasa saturadas es malo para el corazón porque *en ciertos* países que consumen altas cantidades de este tipo de grasa suelen tener altos índices de enfermedades cardiovasculares" (algo que, como ya vimos, no es cierto). "Correlación" no implica "causalidad"—cosas totalmente distintas. ¿Cuál es la ciencia detrás?

Primordialmente, dejando de lado la dificultad "logística" de consumir estos alimentos en grandes cantidades estos, al ser también semillas, comparten ciertos elementos con los peores alimentos vistos anteriormente:

1. Alto contenido de omega 6 (exceptuando sólo las nueces de macadamia)
2. Dificultad en su digestión—especialmente si no son preparadas apropiadamente
3. Alto contenido de antinutrientes

Es por esto que, si te interesa mantener tu salud, desempeño, y bienestar general al 100%, te recomiendo evitar *todas* la nueces y semillas, pero especialmente las almendras, la linaza, y los pistaches ya que estos, principalmente por su gran contenido de fitoesteroles[36], tienen una capacidad especial para interrumpir la correcta función hormonal.

Mejores alimentos

Afortunadamente, en nuestra sociedad contemporánea la disponibilidad de cualquier tipo de alimento es plena, lo cual, nos brinda la posibilidad de poder seleccionar de entre una vasta cantidad de opciones alimenticias para poder a nuestro cuerpo de la mejor manera alimentar. Teniendo esta gran ventaja que por supuesto, no fue experimentada por nuestros ancestros, ¿porque no aprovecharla?

Ciertamente, si queremos optimizar nuestro potencial físico y mental, tenemos que maximizar la calidad nutricional de lo que ingerimos en tanto nos sea posible. por lo que, siguiendo con los mismos criterios de selección previos—densidad nutricional, contenido de antinutrientes, y disponibilidad biológica de nutrientes; a continuación, veremos las 3 categorías de alimentos que entran entre las *mejores* y, que por lo tanto, pueden formar parte de la dieta más saludable.

Al igual que con los alimentos menos saludables, seguiremos un orden, viendo primero los más relevantes y terminando con los de menor importancia, solamente que en

---

[36] Los **fitoesteroles** o esteroles vegetales (esteroles de las plantas) son esteroles naturales de origen vegetal. El efecto más importante de los fitoesteroles es que bloquean la absorción del colesterol a nivel intestinal.

sentido inverso—listando los alimentos más saludables primero y terminando con los menos cruciales.

Productos animales

Para comenzar con esta lista, tenemos a los productos de origen animal (¿recuerdas la nota mental que te dije tomaras en el capítulo de "Micronutrientes"? Si no es así, va de nuevo: *Las fuentes más ricas y biodisponibles en cuanto vitaminas y minerales, provienen de los animales*). Aquí va el razonamiento...

Primeramente y, contrario a los alimentos de origen vegetal, un animal se defiende de su depredador "corriendo o peleando", por lo que la evolución no le ha orillado a fabricar toxinas que le protejan de su depredación. Secundariamente y, de nuevo, contrario a las plantas, todos los animales estamos hechos del mismo material—proteínas completas y lípidos en lugar de proteínas incompletas y/o fibra, y almacenamos energía de una manera similar—mayormente en forma de grasas y, en segunda instancia como glucógeno (las plantas no necesitan moverse, por lo que pueden almacenar grandes cantidades de carbohidratos sin problema, sin embargo, nuestras "reservas de carbohidratos" son mínimas, ya que necesitamos poder movernos ágilmente y, las grasas, al ser más flexibles, calóricamente más densas, y no requerir de agua para ser almacenadas nos dan esta posibilidad); por lo que cuando un animal consume a otro animal, está inherentemente ingiriendo los nutrientes necesarios para su subsistencia en las proporciones adecuadas, especialmente si la presa poseen un perfil estructural similar al del depredador—ej. para los humanos las mejores carnes a consumir son las de los mamíferos, pero especialmente la de los rumiantes.

Teniendo esto en mente, estos son los mejores alimentos de origen animal de los que la mayor parte de tu dieta deberías formar:

- Carne y órganos de rumiante—res, cabra, cordero, bisonte, venado, etc.
- Carne de aves de corral baja en grasa—para evitar consumo excesivo de omega 6.
- Carne de puerco baja en grasa—para evitar consumo excesivo de omega 6.
- Pescados y mariscos—salmón salvaje, sardinas, camarón, pulpo, langosta, etc.
- Huevos de todo tipo—huevo de gallina, hueva de salmón, caviar, etc.

Esta lista definitivamente no es exhaustiva, y, ciertamente, *cualquier* alimento de origen animal es mucho más nutritivo—y por ende saludable—que todos los demás que hemos visto y que estamos por ver—especialmente si proviene de pescados, mariscos, o rumiantes.

Irónicamente, los alimentos más saludables en existencia son los más atacados como "no-saludables" por los medios de comunicación masiva, nutricionistas, y la medicina general. ¿Por qué? No tengo idea. Pero mi teoría es que, de aceptar su superioridad, podrían afectar los ingresos monetarios de las demás industrias—especialmente las relacionadas con la agricultura—que, debido a producir alimentos de mucho menor costo, poseen un mayor poder económico, político, y rentabilidad. Afortunadamente, a partir de ahora, tú ya sabes la verdad. (Para obtener información más detallada del porqué los alimentos de origen animal son los mejores de los que te puedes alimentar, dirígete al Apéndice 2 de este libro: ¿Será la dieta carnívora la dieta natural de la humanidad?)

Frutas

Aparte de la leche mamífera, solo existe un grupo de alimentos que se ha desarrollado específicamente para ser consumido, y ese es el de las frutas.

Iniciando con la naturaleza evolutiva de las cosas como en los grupos de alimentos anteriores, con la finalidad de adquirir un concepto general del porqué el consumo de este tipo de alimentos es ideal, nos centraremos en la ideología de que las plantas, al no poder moverse, necesitan una manera de esparcir sus semillas y poder reproducirse.

Las plantas que poseen flores lo hacen mediante la polinización. Los cereales, leguminosas, nueces, y demás vegetaciones utilizan el viento, la gravedad, o el simple crecimiento para esparcir su comunidad. No obstante, ciertas plantas, se han aprovechado de la necesidad de nutrición de sus depredadores y han desarrollado un *fruto*, el cual, consiste de "la carne"—por la cual su depredador la toma en primer lugar—y las semillas, cuya finalidad es ser transportadas y distribuidas sean ingeridas o no por el animal. Si el animal que toma la fruta tiene la capacidad de desechar las semillas y comer la carne de dicha fruta, la planta es distribuida—las semillas son tiradas en la tierra que será fertilizada. Si el animal *ingiere* las semillas de la fruta junto con la carne, estas pasan en su mayoría intactas por el tracto digestivo debido a su contenido de antinutrientes, su cáscara/caparazón—compuesto mayormente de fibra, y/o demás enzimas que inhiben su digestión y aceleran su expulsión mediante la defecación (¿Por qué crees que la fibra insoluble y ciertas semillas se utilizan como laxantes?), preferentemente, en un lugar distante al que en el que fueron ingeridas. Es por esto que cuando comes frutas con las semillas incluidas, al defecar, puedes observar que lo único reconocible en el excremento que acabas de desechar, son, idealmente, las semillas ingeridas—si existen otros materiales identificables allí, creo que tú digestión, por alguna razón, no está realizando su correcta función.

Debido a esta razón, a las plantas frutales, contrario a la mayoría de los otros alimentos vegetales, *no* les conviene que su frecuente depredador se abstenga de consumir su fruto, al este ser su única manera de distribución, por lo que harán todo lo posible por proveer con nutrición y mantener con vida al animal que les ayude con la importante tarea de su expansión.

Una vez terminado el raciocinio lógico del porqué las frutas son el *único* alimento vegetal ideal para su ingestión, sigamos con las razones químicas y fisiológicas de su superioridad como fuente de nutrición.

- **Buena densidad nutricional**. Las frutas en su mayoría poseen una buena cantidad de nutrientes por caloría, especialmente si se trata de frutas bajas en carbohidratos como el jitomate/tomate, las calabacitas/calabacines, o los pimientos/chiles—así es, estas son frutas no vegetales.

- **Baja cantidad de antinutrientes.** Las frutas, son el único alimento vegetal que se puede consumir en altas cantidades en su estado natural—ej. sin ser cocinado—sin riesgo de ingerir una cantidad substancial de algún compuesto perjudicial, esto gracias a que, en su mayoría, este tipo de alimentos, como hemos visto previamente, pensando en su propia conveniencia, contienen muy pocos antinutrientes/toxinas.
- **Alta biodisponibilidad de nutriente** Al poseer una decente densidad nutricional y carecer de sustancial contenido perjudicial, las frutas suelen tener una biodisponibilidad nutricional ideal.

Dicho esto, a las frutas se les conoce por contener una amplia cantidad de carbohidratos, sin embargo, este no siempre es el caso. Lo que caracteriza a una fruta y la separa de cualquier otro vegetal, es su contenido de semillas—la razón por la fue diseñada en primer lugar. Por lo que, si optas por seguir una dieta baja en carbohidratos—ej. la cetogénica (definida en el Apéndice 1), puedes agregar ciertos alimentos de naturaleza frutal sin miedo a perturbar tu adaptación a este tipo de aproximamiento nutricional.

A continuación, una lista, definitivamente no exhaustiva—demasiados alimentos disponibles de este grupo vegetal, y sin orden particular, de este tipo de alimentos:

- Kiwi
- Piña
- Pera
- Coco
- Plátano
- Chayote
- Aguacate
- Manzanas
- Oliva/aceituna
- Jitomate/tomate
- Calabaza (cualquier tipo)
- Pimiento/chile (cualquier tipo)
- Cítricos (Naranja, limón, toronja, etc.)
- Bayas (fresa, zarzamora, mora azul, etc.)

Y en general, todo alimento vegetal que esté compuesto por fibra, agua, y semillas puede entrar en esta categoría (si no nunca voy a terminar de enlistar).

Cabe destacar que, desde una perspectiva de calidad nutricional, las frutas más bajas en calorías en comparación con su contenido de minerales, antioxidantes, y/o vitaminas, se podrían considerar de mejor calidad debido a superior densidad nutricional—ej., tomate, bayas, y chayote.

Verduras

Las verduras toman la última posición de los alimentos más saludables, y es por una buena razón. Las verduras, al igual que los alimentos vegetales mencionados en la sección de los "peores alimentos", poseen cualidades poco-nutrimentales y/o perjudiciales similares a estos, siendo la más marcada su contenido de antinutrientes.

Cabe aclarar que dentro de esta categoría existen ciertos alimentos que, con una adecuada preparación, pueden formar parte de una dieta totalmente saludable, mientras que, en el caso de otros, su consumo ocasional es preferencial ya que suelen provocar problemas en la mayoría de las personas.

Es por esto que, siguiendo con un orden similar al llevado en este texto, a continuación, veremos las subcategorías de las verduras por orden descendente de calidad—de los mejores hacia los peores.

Vegetales que se encuentran debajo de la tierra

El mayor punto de diferencia entre los distintos tipos de vegetales corresponde a su procedencia, más específicamente, a su exposición a inclemencias climáticas y peligros de depredación.

Como comentamos previamente, la mayoría de las plantas suelen guardar sus reservas de energía en forma de carbohidratos, especialmente en el caso de los vegetales en los que su distribución se realiza por debajo de la tierra. Gracias a esto, este tipo de plantas no han requerido durante su evolución, del desarrollo de defensas químicas contra su depredación ya que, al no ser visibles a simple vista, la posibilidad de convertirse en fuente de energía de un animal es drásticamente disminuida. ¿De qué tipos de vegetales me refiero?

Tubérculos

Los tubérculos cocidos apropiadamente, sólo por debajo de las frutas, son sin duda alguna la mejor fuente de carbohidratos en existencia—especialmente en cuanto a los almidonados.

El consumo de tubérculos se remonta a cientos de años atrás, en el que ciertas tribus africanas solían extraerlos de la tierra y consumirlos con regularidad (Tishkof, 2010) (George H. Perry, 2007)(Michael C.Campbell, 2010).

En tiempos más recientes, gracias a su capacidad para durar un tiempo substancial de tiempo sin expirar, estos comenzaron a ser almacenados por la humanidad para, posteriormente, ser consumidos en periodos en los que su explotación no pudiese realizarse con normalidad—ej. durante el invierno.

Debido a su alto contenido calórico—provisto principalmente en forma de almidón—y nutricional, han sido una fuente primaria de alimentación de muchos segmentos de la población durante gran parte de nuestra evolución. Platillos clásicos como "carne con papas", "tortilla española" (tortilla de papas), o simplemente, "papas cocidas", son solo algunos de los ejemplos de la influencia de este tipo de alimentos en nuestra cultura.

Los alimentos pertenecientes a esta familia más comúnmente consumidos alrededor del mundo y que te recomiendo incluir en tu dieta en caso de que tu distribución de macronutrientes así te lo permita son:

- Papas (todo tipo)
- Yuca (Mandioca/Tapioca)
- Camote/Boniato/Batata (todo tipo)

Raíces

Las raíces son extremadamente similares a los tubérculos, siendo sus principales diferencias su relativo menor tamaño, su función—su principal función es la absorción de agua y minerales, pero en algunos casos, similar a los tubérculos, también sirven de almacenamiento; y su composición—la mayoría de las raíces comestibles, contrario a los tubérculos, se componen en mayor medida de sacarosa y/o fructosa, no de almidón (a esto se debe su sabor "dulce", el cual no es notable en la mayoría de los tubérculos).

Ejemplos de raíces usualmente consumidas por múltiples culturas incluyen:

- Nabo
- Jícama
- Chirivía
- Rábano
- Ginseng
- Jengibre
- Colinabo
- Cúrcuma
- Zanahoria
- Betabel/Remolacha

Te recomiendo añadir al gusto una combinación de estos vegetales en tu dieta, los cuales, en su mayoría, debido a su bajo contenido de antinutrientes pueden ser consumidos cocidos o crudos sin problema alguno.

Bulbos

Como última categoría de este tipo de alimentos tenemos a los bulbos, los cuales, similar a los 2 anteriores, sirven como forma principal de almacenamiento de nutrientes para la planta en cuestión. La característica principal que les diferencia de los demás, es su distintiva forma redondeada—de allí su nombre.

Muy buenos ejemplos de este tipo de elementos incluyen:

- Cebolla (todo tipo)
- Ajo (todo tipo)
- Chalotes
- Puerro
- Hinojo

Estos alimentos además de nutrirnos tienen fantásticas propiedades antioxidantes, antibacterianas, y pro-hormonales—especialmente la cebolla y el ajo; por lo que incluirlos en tu dieta de una manera regular sería una muy buena idea si los disfrutas.

Vegetales que se encuentran por encima de _la_ tierra

Finalmente, nos encontramos con los vegetales "no tan saludables": los que se encuentran por encima de la tierra—vegetales de hoja verde, crucíferos, y florales.

Este tipo de vegetales aunque *teóricamente* son altamente nutricionales, debido a que son una parte de la planta que "*no* quiere que te comas", poseen altas cantidades de toxinas, antinutrientes, y naturalmente desarrollados pesticidas que sirven de defensa contra su rapiña.

Por ejemplo, la espinaca, es una de las mayores fuentes de oxalato de calcio—causante de piedras/cálculos en el riñón (Haewook Han, 2015), los vegetales crucíferos (brócoli, coliflor, col rizada etc.) poseen compuestos bociogénicos/goitrógenos—causantes de problemas en la glándula tiroides (Thérèse Truong, 2010), y la mayoría de vegetales de hoja verde están compuestos principalmente de fibra insolubles—la cual suele ocasionar cierta irritación intestinal (Johnson W.McRorieJr.PhD, 2017).

Entre este tipo de vegetales que te recomiendo su consumo minimizar y preferentemente antes de realizarlo totalmente cocinar para tu salud optimizar se incluyen:

- Vegetales crucíferos—brócoli, coliflor, col, "Kale", Col de Bruselas etc.
- Vegetales Florales—Espárragos, Alcachofa, Achicoria, etc.
- Vegetales de hoja verde—espinaca, lechugas, acelgas, etc.

No hay razón para temerles o evitarlos completamente—nutricionalmente, son 100 veces mejores que los granos, semillas, y alimentos procesados industrialmente; sin embargo, su consumo frecuente y/o en grandes cantidades, de nuevo, contrario a lo que se cree comúnmente, *no* es recomendable; especialmente si no se preparan adecuadamente—ej. cociéndolos y tirando el caldo—y/o se es especialmente susceptible a los compuestos contenidos en estos. Así es, te estoy dando permiso de evitar totalmente las ensaladas si así lo deseas—no son *necesarias*.

La dicotomía de los carbohidratos—desempeño vs longevidad

Una ingesta relativamente alta en carbohidratos, al potenciar la producción de testosterona, ciertos neurotransmisores, y demás hormonas que promueven la satisfacción, relajación, y percepción de disponibilidad energética—ej. leptina, serotonina, y dopamina; induce una sensación de bienestar general e incremento en el desempeño en el entrenamiento intenso. Ciertamente, entre más carbohidratos consumas, más relajado, viril, y energético te sentirás. No obstante, esta gran fuente de bienestar y energía, desgraciadamente, tiene un gran costo.

Al ser la ingestión de glucosa, el principal señalizador de disponibilidad energética, la cual, a su vez promueve la virilidad, extroversión, y niveles de energía en general; al mismo tiempo de provocar estos benéficos efectos, incrementa la velocidad de envejecimiento y oxidación de los tejidos del cuerpo. Pero ¿por qué sucede esto?

La manera más sencilla de explicar la diferencia entre quema de grasas en comparación con la de la glucosa, y sus efectos en el cuerpo es la siguiente:

> La quema de grasas es semejante a la gasolina en un carro, y la glucosa es el equivalente al óxido nitroso—el gas que usan para ganar las carreras automotrices en las películas de "Rápido y furioso". El carro corre más rápido al inyectar el "nitro", cierto, pero al mismo tiempo, el desgaste en los engranes, pistones, llantas, y demás partes del automóvil, es mayor. Si andas con el óxido nitroso activado todo el tiempo, en lugar de con gasolina, aunque correrás más rápido, el carro no durará tanto.

Bueno pues, lo mismo ocurre con nuestro cuerpo. Las grasas son nuestra gasolina—nuestro combustible base y más estable—y la glucosa nuestro óxido nitroso—un combustible altamente inflamable e inestable pero también "más rápido".

Cuando nuestro cuerpo se la pasa quemando glucosa todo el tiempo, aunque podemos sentirnos con más energía, nuestros órganos internos, articulaciones, y cerebro se oxidan más rápidamente—literalmente (Dongyeop Lee e. a., 2017) (Stephanie Seneff, 2010) (Mortuza R, 2013) (Schlotterer A, 2009) (Dongyeop Lee, Effects of nutritional components on aging, 2015). En otras palabras, los carbohidratos intensifican nuestro desempeño, pero, en exceso—pasado el punto en el que nuestras reservas de glucógeno están topadas, incrementan drásticamente nuestra velocidad de envejecimiento.

Debido a esta paradójica situación, el consumo crónico prolongado de una dieta alta en carbohidratos—especialmente de carbohidratos refinados—se ha asociado con una multitud de enfermedades presentadas en la sociedad de la actualidad, las cuales, no se presentaban anteriormente—o presentan, en el caso de culturas que siguen comiendo como nuestros ancestros lo hicieron. Ejemplos más destacados de este tipo de padecimientos incluyen: el acné (Rebecca C. Reynolds, 2010) (Shereen N. Mahmood, 2014), la diabetes tipo 2 (Lee S Gross, 2004), enfermedades del corazón (Dr Mahshid Dehghan, 2017), cáncer (Thomas N. Seyfried, 2008), y Alzheimer prematuro (Stephanie Seneff, 2010).

Centralmente, **entre mayor sea la proporción de quema de glucosa en comparación con la de ácidos grasos y cetonas durante la vida de una persona, mayor será la velocidad de envejecimiento, oxidación, y decaimiento.**

Adicionalmente, los carbohidratos no son muy buenos aliados si tu meta actual es la pérdida de peso. Se ha comprobado que dietas altas en proteína y bajas en carbohidratos reducen el hambre e ingesta total energética más que dietas con el *mismo* alto contenido de proteína pero mayor proporción de carbohidratos (Johnstone AM, 2009). En otras palabras, los carbohidratos— especialmente aquellos almidonados—*estimulan* el hambre (Paula C. Chandler-Laney, 2014).

Cabe aclarar que, esto no significa que los carbohidratos se tengan que evitar en su totalidad—al menos no en el caso de la mayoría de las personas relativamente sanas y activas, no obstante, lo que sí está claro, es que su ingesta se debe controlar— especialmente si tu meta actual *no* es la ganancia muscular, en cuyo caso, pueden ser de gran utilidad.

Debido a esto, aunque una dieta saludable puede contener carbohidratos—dependiendo de tus metas, salud actual, y preferencia alimenticia particular; estos, preferentemente, no deben presentarse en una proporción *excesiva* si tu salud, bienestar, y longevidad quieres optimizar.

¿Cuánto puede considerarse excesivo? Una ingesta de carbohidratos de 1-2 gr por libra de peso corporal *magro*—i.e. peso total menos peso de grasa corporal, es más que suficiente para obtener sus beneficios sin exacerbar sus efectos potencialmente perjudiciales. Más de esta cantidad, con *muy* pocas excepciones, sería algo excesivo. Asimismo, "*gánate tus carbohidratos*," entre mayor sea tu volumen total de entrenamiento de resistencia—ej. que tantas repeticiones de levantamiento de pesas realizas periódicamente multiplicado por el peso utilizado, más tu ingesta de este macronutriente puede acercarse al límite máximo de este rango—i.e. gr/lb, esto gracias a que este tipo de entrenamiento agota las reservas de glucógeno muscular, promoviendo así la óptima utilización de este substrato energético en el cuerpo al incrementar la sensibilidad a la insulina.

Por ejemplo, para alguien que pesa 180 lb y tiene un 12% de grasa corporal, podríamos calcular su ingesta óptima de carbohidratos de la siguiente manera:

Masa magra = Peso total corporal - Grasa corporal = $180 - (180 \times 0.12) = 158.4$ lb

Ingesta óptima de carbohidratos diaria = Masa magra X (1-2) = 158.4-316.8 gr

Siendo la utilización del límite inferior preferible si se trata de una persona sedentaria, y del superior si se trata de un atleta de alto rendimiento en el que la explosividad es un factor crucial en su entrenamiento—ej. corredor de velocidad, peleador de artes marciales mixtas, jugador de basquetbol.

Personalmente, al no ser un deportista profesional, prefiero mantener mi ingesta de carbohidratos relativamente baja la mayor parte del tiempo—i.e. 50-100 gr, y enfocar su consumo alrededor del entrenamiento—particularmente después de levantar pesas, esto, especialmente si me encuentro en una fase de definición y no una de volumen o mantenimiento—en cuyos períodos suelo incrementar la cantidad de este macronutriente alrededor de mis sesiones de entrenamiento—i.e. 100-200 gr.

Ultimadamente, al configurar nuestra ingesta de carbohidratos previamente, lo hicimos a partir del *mínimo* de ingesta de grasa requerido. No obstante, te sugiero adecuarlas a las recomendaciones aquí descritas, si tu bienestar, longevidad, y bienestar quieres optimizar. Si el dato de ingesta de carbohidratos obtenido anteriormente excedió por mucho al calculado en la sección presente, te recomiendo disminuirlo un poco y añadir más grasas de calidad en su lugar. Juega con estos 2 macronutrientes, ambos son energía—una más aceleradora que la otra, solamente recuerda que uno en exceso envejece y no te aporta mucho en el aspecto nutricional, mientras que el otro no afecta tu longevidad y contiene nutrientes que en ningún otro lado podrás encontrar.

Finalmente, si el preservar tu juventud y maximizar tu longevidad son cosas importantes para ti en la actualidad, te sugiero darle una visitada al Apéndice 6: "Las 4 mejores estrategias para mantenerse joven por más tiempo—respaldadas por la ciencia," en donde encontraras las mejores maneras de optimizar tu juventud y longevidad reconocidas por la ciencia al momento.

La dieta más saludable

Conclusivamente, la dieta más saludable es aquella basada en alimentos mínimamente procesados y producidos naturalmente, pero más específicamente:

1. **Productos animales**. Todo tipo de carnes, pescados, y mariscos (incluyendo órganos, caldos, y menudencias); huevos (de todo tipo), y lácteos (si son bien tolerados).
2. **Frutas**. Todo tipo de frutas—altas o bajas en carbohidratos dependiendo de tu tipo de dieta y preferencia (aguacate, calabacita, jitomates/tomates, bayas, pimientos/chiles, pepino, coco, aceitunas/olivas, etc.).
3. **Vegetales**. Todo tipo de vegetales, pero con marcada preferencia por aquellos que crecen por *debajo* de la tierra (papas, camotes, jengibre, cebolla, ajo, betabel, zanahoria, ginseng, cúrcuma, etc.)

Por otro lado, los alimentos altamente procesados—altos en azúcares aislados, aceites vegetales, y/o aditivos—y todos los demás alimentos "naturales" no mencionados en este listado—granos, nueces, y semillas; *no* son ideales para el consumo humano y, aunque pueden ser consumidos ocasionalmente—ej. reuniones sociales especiales, lo mejor es evitarlos tanto nos sea posible.

Si comes de esta manera, verás que tu energía, desempeño, digestión, cognición, y estado de humor se verán gratamente beneficiados.

Combina esta dieta de alta calidad, con un entrenamiento de resistencia regular, y un hábito de sueño optimizado y te aseguro que en cuanto al aspecto físico y de salud, estarás más que cubierto. Aunado a esto, el agregar periodos de ayuno de vez en cuando, pero idealmente regularmente, le dará ese respiro a tu cuerpo que te permitirá vivir mejor, vivir más, y mantenerte joven y delgado por más tiempo.

Finalmente, al momento de planear tu dieta, independientemente de la fase de recomposición corporal en la que te encuentres, asigna tu ingesta mínima de proteínas y grasas primeramente—la cual se debería mantener constante durante las 3 fases (volumen, ganancia, o mantenimiento), y ya de allí, añade carbohidratos saludables si lo que buscas es ganar masa muscular, peso, y/o fuerza tan rápido como tu genética te conceda. Si lo que quieres es optimizar tu salud, maximizar tu longevidad, y minimizar el envejecimiento minimiza tu ingesta de carbohidratos siguiendo las directrices en este capítulo descritas.

Cabe aclarar que esta puede ser la dieta más saludable, pero eso no significa que siguiéndola automáticamente quemaras grasa y/o ganaras masa muscular, para ello, deberás ajustar otros parámetros, más específicamente, tu ingesta calórica y proporción de macronutrientes como descubrimos mediante la jerarquía nutricional de recomposición corporal.

Ultimadamente, como muy bien dijo alguna vez el sabio filósofo romano Séneca: *"Disfruta de los placeres actuales de tal manera que no dañes a los futuros".*

ENTRENAMIENTO

Entrenamiento

Similar al área de nutrición, existen múltiples creencias al día de hoy en cuanto a entrenamiento que más vale vayas haciéndote a la idea que no son verdaderas:

- El "cardio" es necesario para quemar grasa.
- El levantamiento de pesas a *altas* repeticiones puede ayudar a "marcarte."
- El volumen, no la intensidad, es el aspecto crucial en cuanto al progreso en el entrenamiento de fuerza.
- Se gana masa muscular al entrenar, no al descansar.

Estos son solo algunos ejemplos de mitos, pero veras que, con la información en esta sección presentada, podrás desmentir muchos más.

Comenzando, vayamos aclarando algo muy importante: la razón principal de incluir ejercicio en tu estilo de vida *no* es para quemar grasa o calorías. La razón principal de incluir el entrenamiento en este programa es la del mantenimiento o, idealmente, incremento de masa muscular, esto dependiendo de, como vimos en la parte de nutrición, la ingesta calórica y proteica habitual.

Aunque ciertamente cualquier tipo de "ejercicio" como tal, promueve un incremento en el gasto calórico diario total, el incremento es tan mínimo en comparación con el gasto calórico de tu cuerpo en descanso (TMB) que es casi despreciable (D. M. Thomas, 2012).

Es por esto que, sabiendo que la meta principal del ejercicio es promover el mantenimiento o incremento de masa muscular, si solo piensas hacer un tipo de ejercicio, este *tiene* que ser entrenamiento de resistencia—ya sea mediante el levantamiento de pesas, calistenia, y/o intervalos de alta intensidad. El tradicional "cardio"—el correr por largo periodos de tiempo a una mediana intensidad, por ejemplo, no te servirá, y hasta puede resultar perjudicial, para alcanzar esta finalidad (Kristen M. Beavers, 2017).

Centralmente, en cuanto a la masa muscular, el dicho "*si no lo usas lo pierdes*" aplica de manera especial. Por lo que, sin importar tu fase de recomposición corporal actual, el entrenamiento de resistencia—cualquier tipo que prefieras siempre y cuando sea uno que rete a tus músculos a mantenerse igual o incrementarse—no es algo opcional, sino una *necesidad*, esto claro si lo que quieres es *maximizar* la forma física, mentalidad, y salud general que tu potencial genético individual te pueda proporcionar.

Ciertamente, en cuanto a pérdida de *grasa*—no peso, puedes incluir el tradicional "cardio" en tu rutina de ejercicio semanal, pero ten en cuenta que es algo que *para nada* es para esta meta *esencial*.

Si lo que quieres es incrementar tu actividad diaria, y, por ende, tu gasto diario calórico total, te recomiendo mejor realizar algún tipo de entrenamiento de alta intensidad—

HIIT, Boxeo, Tenis, etc.—o hasta caminar—lo cual tiene uno que otro beneficio adicional.

Personalmente me encanta caminar para pensar, relajarme, y despejarme—especialmente en la naturaleza, por lo que el gasto calórico extra derivado de esta actividad es algo totalmente adicional. No obstante, es innegable que caminar 20-60 min al día, aunque posible, no es necesario sea realizado en una misma sesión, sino que puede ser dividido en múltiples ocasiones durante el día, esto sin contar los otros beneficios cardiovasculares, recuperativos, y mentales de esta grandiosa y evolutivamente histórica natural actividad.

Finalmente, una vez hayas incluido algún tipo de entrenamiento de resistencia, y el caminar—si es algo que también te gusta regularmente realizar, porque no hacer cosas más divertidas como "cardio" en lugar de la normalmente aplicada y mucho más aburrida forma tradicional—correr, bicicleta estacionaria, elíptica, etc. ¿Porque no aprovechar ese tiempo y esfuerzo empleado en hacer "cardio" en otras actividades que requieren de otras capacidades y pueden proveerte de otras importantes habilidades?

¿Cardio? Mejor practica artes marciales mixtas, boxeo, tenis, remo, fútbol, baloncesto, … lo que tú quieras. Las alternativas al "cardio" tradicional son interminables y mucho más productivas y disfrutables.

Si aún no estás convencido del porqué deberías comenzar a levantar pesas de *ya*, aunado a sus propiedades para optimizar tu composición corporal (que detallaremos más adelante), me gustaría iniciar esta sección con los mayores beneficios corporales y mentales *adicionales* por los que considero que toda persona debería realizar alguna forma de este tipo de entrenamiento.

Beneficios físicos del entrenamiento de resistencia

Primero que nada, conozcamos los beneficios físicos del entrenamiento intenso.

Incrementa la sensibilidad a la insulina

Debido mayormente a que el entrenamiento de resistencia vacía las reservas de glucógeno del grupo muscular trabajado, este tipo de ejercicio incrementa la sensibilidad a la insulina (Coker, 2015) (Poehlman ET, 2000) (Javier Ibañez, 2005) (Tomofusa Ishii, 1998) (Flemming Dela, 2006).

Como vimos previamente, la insulina es la hormona responsable de suministrar a las células los nutrientes que corren por la sangre—particularmente aminoácidos, glucosa, o cetonas, es por esto que a mayor sensibilidad tengan las células a esta hormona, menor la necesidad de esta y mejor la receptividad de las células a los nutrientes que tanto necesita (Shaibi GQ, 2006) (Tompkins CL1, 2011) (Nassis GP, 2005). De hecho, la diabetes tipo 2, no es más que una alta resistencia a la insulina o, lo que es lo mismo, una baja sensibilidad a esta hormona. En síntesis, a mayor sensibilidad a la insulina, mayor salud general.

La masa muscular está asociada con una mayor calidad de vida y longevidad

Debido a que la sarcopenia[37] está inversamente relacionada con la longevidad y el bienestar (Srikanthan P, 2014), tu meta debe ser el poseer la mayor cantidad de masa muscular posible durante toda tu vida, para lo cual solo existen 2 estrategias efectivas: el entrenamiento de resistencia y una dieta alta en proteína. Habiendo ya tocado la segunda estrategia en la sección previa, nos enfocaremos ahora en la primera.

El levantamiento de pesas, aún *más* que una dieta alta en proteína, es un factor crucial en la preservación de masa y fuerza muscular. El dicho "si no lo usas lo pierdes", aplica de manera especial en este tema. Debido a esto, el incluir algún tipo de entrenamiento de resistencia (como el que veremos de ejemplo al conocer la jerarquía de entrenamiento) durante toda tu vida, es algo altamente recomendado si quieres una larga y disfrutable existencia.

El levantamiento de pesas además de fortalecer los músculos incrementa la densidad ósea y la resistencia de las articulaciones

Afortunadamente el levantamiento de pesas no solo promueve el incremento/preservación de masa muscular, sino que también fortalece a los tejidos que le rodean.

Al entrenar, tendones, huesos, y cartílagos, al igual que la masa muscular, son estimulados para volverse más fuertes (Layne JE, 1999). Es por esto que si entrenas regularmente intensamente *y* sigues una dieta saludable como la descrita previamente, de enfermedades como la osteoporosis, la osteopenia, y la artritis te puedes olvidar completamente (Evans WJ, 1999) (Suominen H, 2006) (Dalsky GP, 1989) (de Jong Z, 2004) (Laura C. Rall PhD, 1996).

El entrenamiento de resistencia moderado está asociado con mayores cantidades de testosterona y de hormona de crecimiento en hombres

Debido a ser la testosterona la hormona primaria masculina, todo hombre debería buscar poseer la mayor cantidad de esta hormona que su naturaleza le permita. Literalmente, la testosterona es la hormona que nos hace hombres, define características masculinas como vello corporal, cantidad de masa muscular, velocidad de recuperación del entrenamiento y deseo sexual. Afortunadamente, aunado a una dieta apropiada y el dormir bien, el entrenamiento de resistencia puede impulsar la producción de esta hormona (Craig BW, 1989).

---

[37] La **sarcopenia** es la pérdida degenerativa de masa muscular y fuerza asociada con el envejecimiento o la vida sedentaria.

Por otro lado, el entrenamiento de resistencia, promueve la secreción de otra hormona altamente crucial en cuanto a preservación de juventud, quema de grasa, y salud general: la hormona del crecimiento o "HGH" (Smilios I, 2014). Esta hormona es tan beneficiosa que celebridades y fisiculturistas se la inyectan para mantenerse jóvenes o mejorar su composición corporal respectivamente—cosa que definitivamente no recomiendo.

Tu organismo se convierte más resistente al estrés debido a adaptaciones a nivel celular

El acto de levantar pesas es identificado por el organismo como un estrés, y en respuesta a este estrés el cuerpo desarrolla una adaptación a este estímulo—mecanismo super-compensatorio denominado "hormesis" (Mark P. Mattson, 2007) a nivel corporal y mental. Gracias a este beneficio, podrás soportar situaciones estresantes físicas y/o mentales mejor que los demás, por lo que podrás lidiar con ellas de mejor manera y sin afectar tanto a tu bienestar general.

El ejercicio genera la liberación de endorfinas, lo que produce una sensación general de bienestar

Mejor práctica para evitar/eliminar la depresión como el ejercicio hay muy pocas—el ayuno intermitente siendo la mayor excepción.

El ejercicio en general, pero en particular aquel de mayor intensidad como el levantamiento de pesas, promueve la liberación de endorfinas y catecolaminas que promueven una sensación de bienestar y satisfacción integral (Harber VJ, 1984).

Existen ocasiones en las que no tengo ganas de entrenar y lo hago de todas maneras. Sin falta, *todas* las veces que termino de entrenarme siento mucho mejor que al comenzar.

La forma más efectiva de acelerar el metabolismo es mediante el desarrollo de masa muscular

La tasa metabólica basal (TMB), es fuertemente afectada por la cantidad de masa magra que posees. A mayor masa muscular, mayor la velocidad metabólica corporal (F Zurlo, 1990).

Aunado a esto, entre mayor masa muscular tengas más calorías quemarás al poder ejercitarte más intensamente o por más tiempo, esto gracias a que mayor masa muscular significa más fuerza y mayores reservas de glucógeno muscular—el combustible preferencial del músculo.

Debido a esto, si quieres acelerar tu metabolismo y, por lo tanto, ser capaz de comer más alimento sin ganar grasa corporal, lo mejor que podrías hacer es maximizar tu masa muscular mediante este tipo de entrenamiento.

El entrenamiento de resistencia moderado fortalece tu sistema inmune a largo plazo

El entrenamiento de resistencia además de fortalecer tu estructura corporal ejerce el mismo efecto sobre tu sistema inmune (Simpson RJ, 2015).

Similar al estímulo ejercido sobre la masa óseo-muscular, el entrenamiento de resistencia "estresa" al sistema inmune, por lo que después de que se puede recuperar, regresa más fuerte y más alerta (Brolinson PG, 2007).

Eso sí, debido a ser el ejercicio intenso un estresante, la clave aquí al igual que con los beneficios en cuanto a fortalecimiento estructural corporal, es que este tiene que ser *intermitente* y no prolongado, ya que este último puede producir el efecto contrario— una *reducción* en inmunidad general (Gleeson, 2007).

Beneficios mentales del entrenamiento de resistencia

Habiendo ya visto los beneficios físicos de este tipo de entrenamiento, veamos a continuación los beneficios mentales nada despreciables.

Salud y resistencia mental

El ejercicio en general, pero en especial aquel de alta intensidad, fortalece tu salud y resistencia mental mediante varias maneras.

- El entrenamiento con pesas potencia la neurogénesis[38] al estimular la liberación de la proteína BDNF[39], la cual, soporta la supervivencia de neuronas existentes y fomenta el crecimiento y diferenciación de nuevas neuronas y sus sinapsis (Miriam S. Nokia, 2016) (Nokia MS, 2016) (Henriette van Praag, 2005) (Christiane D. Wrann, 2013) (Sama F Sleiman, 2016).
- El entrenamiento de resistencia fortalece la neuro-plasticidad (capacidad del cerebro para formar nuevas conexiones nerviosas) y cognición (facilidad del cerebro para procesar nueva información) (Hötting K, 2013).
- Levantar pesas fortalece la memoria de largo y corto plazo principalmente al aumentar el tamaño del hipocampo—parte de nuestro cerebro que, dentro de

---

[38] La **neurogénesis** (nacimiento de nuevas neuronas) es el proceso por el cual se generan nuevas neuronas a partir de células madre y células progenitoras.

[39] El factor neurotrófico derivado del cerebro, también conocido como **BDNF**, es una proteína que, en los seres humanos, está codificada por el gen BDNF. BDNF es un miembro de la familia de factores de crecimiento de neurotrofinas, que están relacionados con el factor de crecimiento nervioso canónico. BDNF actúa sobre ciertas neuronas del sistema nervioso central y el sistema nervioso periférico, ayudando a mantener la supervivencia de las neuronas existentes y fomentando el crecimiento y la diferenciación de nuevas neuronas y sinapsis.

varias funciones, es responsable de la memoria (Caterina Pesce, 2009) (Kirk I. Erickson, 2011) (Eelco V. van Dongen, 2016).
- "Bombear hierro" regularmente, fortalece tu resistencia al estrés físico y psicológico (Fleshner, 2011)(Fleshner F. , 2005).

¿Cómo se traducen estos beneficios a nuestra vida diaria? En simples términos, serás más inteligente y mentalmente resiliente por más tiempo.

Gracias al incremento en BDNF y neurogénesis, tu cerebro se mantendrá joven y saludable por más tiempo, previniendo así, enfermedades neurodegenerativas como el Alzheimer, Parkinson, y demencia (Jason A.Funk, 2011)(Eng-Tat Ang, 2010)(J. Eric Ahlskog, 2011). Por otro lado, debido a las propiedades potenciadoras de neuroplasticidad, cognición, y memoria, serás capaz de aprender más rápido y mejor nuevas habilidades y conocimientos. Finalmente, al incrementar tu resistencia al estrés, automáticamente serás alguien más estoico y calmado—i.e. pocas cosas te sacarán de tu buen juicio, y en los pocos casos en los que ciertas situaciones te lleguen a exasperar, podrás soportarlas por más tiempo y de mejor forma, reduciendo así los posibles efectos negativos del estrés.

Pero la antifragilidad activada al levantar pesas no se queda solo en lo físico y neuronal...

Fuerza de voluntad

"La mente sobre la materia representa el triunfo de la voluntad sobre el impedimento físico". —David Adam

Continuar a pesar del dolor e incomodidad física y mental, además de incrementar la resistencia al estrés en tu cerebro, fortalece tu fuerza de voluntad.

Tu fuerza de voluntad es como un músculo, entre más la ejercites mayor será esta, y al igual que un músculo fortalecido, puede ser empleada en cualquier cosa, no solamente en el ejercicio con el que fue trabajada—i.e. la fuerza de voluntad adquirida entrenando te servirá para cualquier otra parte de tu vida.

A la acumulación de eventos coordinados de fuerza de voluntad se le conoce por el nombre de autodisciplina.

Autodisciplina

La autodisciplina, es la mayor herramienta que tienes para poder satisfacer el más importante factor al entrenar con pesas—la consistencia. Sin consistencia ningún cambio derivado del levantamiento de pesas puede realizarse o sostenerse. Tanto es así que, al crear tu propio plan de entrenamiento *siempre* tienes que pensar primero en la consistencia—i.e. diseña tu rutina con los ejercicios que más te gusten, la frecuencia que más se adapte a tu estilo de vida, y el volumen del cual puedas mejor recuperarte.

Reiteradamente, el dicho: *"Si no lo usas lo pierdes"*, le cae como anillo al dedo a tu masa muscular. Lo contrario de hipertrofia—crecimiento muscular—es hipotrofia, que como seguramente ya habrás deducido, es producida por la *falta* de una estimulación muscular *retadora*—solo tienes que ver a los ciclistas o corredores de maratones que jamás levantan pesas.

Habilidad de enfoque

Si *realmente* estás entrenando intensamente—i.e. 1-2 repeticiones del fallo concéntrico muscular, necesitas estar concentrado al 100% en el ejercicio que estás haciendo.

La capacidad para poder dirigir tu concentración y todas tus energías en una actividad por tiempos relativamente largos de tiempo—i.e. más de 1 min, es crucial en las actividades que realizamos comúnmente en la actualidad. De hecho, el entrenamiento de resistencia *bien* practicado, nos transporta automáticamente al tan ansiado y disfrutable "estado de flujo", el cual, es un estado de alto gozo promovido por un profundo nivel de concentración.

Centralmente, si puedes estar platicando, cantando, o pensando en otra cosa mientras estás entrenando, te tengo una noticia, no te estás ejercitando lo suficientemente fuerte.

Visualización y determinación

La capacidad para visualizarte sobrepasando tu récord personal—y posteriormente lograrlo—es una *habilidad* que puede ser utilizada en cualquier otra parte de tu vida

Si aún no has experimentado esa sensación de, tras varias semanas atascado en el mismo peso, decirte: "hoy voy a romper mi récord de peso muerto sí o sí", visualizarte, y hacerlo; tengo que decirte que te has perdido de bastante—inténtalo, te sentirás imparable, lo prometo.

Lo mejor de todo, es que esta determinación y autoconfianza se traspasa a todas las demás áreas de tu vida. Lo que me lleva al siguiente beneficio.

Autoconfianza

Te sientes bien y te ves bien, que más te puede dar confianza que eso—en especial al interactuar con miembros del sexo opuesto

Al igual que con otras metas, cuando logras transformar tu cuerpo tu confianza *general* se ve instantáneamente beneficiada. Fuiste capaz de alcanzar algo que te planteaste. El beneficio adicional: eres físicamente más atractivo, saludable, y dominante—entre más masa muscular tengas más dominante y masculino serás percibido.

Creatividad

> *"Todos los pensamientos verdaderamente grandes son concebidos caminando". —Friedrich Nietzsche*

El movimiento estimula la creatividad. Y aunque todo tipo de ejercicio estimulará tu creatividad en cierta medida—especialmente las caminatas largas, no sabes cuantas ideas se me han ocurrido al descansar entre series.

Estar activo físicamente estimula al cerebro a también hacerlo concordantemente. Fisicalidad = Mentalidad

Espíritu competitivo

El entrenamiento de resistencia impulsa tu espíritu competitivo tanto contigo mismo, como con tus compañeros de entrenamiento.

¿Por qué disfrutamos tanto de los retos y la competencia? Porque la competencia es un rasgo altamente masculino promovido por nuestra hormona primaria—la testosterona. Es por esto que nos encanta practicar/ver deportes de equipo—ej. fútbol, baloncesto, rugby—y de confrontación directa—ej. boxeo, artes marciales, tenis. Nos gusta competir y, por supuesto, ganar.

Por otro lado, si entrenas solo no te preocupes, puedes competir contigo mismo rompiendo tus propios récords personales.

Buen humor

De entrada, levantar pesas es de lo más divertido. Es como ir un parque de diversiones masculino—levantar objetos pesados es una clara demostración de poder. En serio, no entiendo por qué a ciertos "hombres" no les gusta practicar esta tan divertida actividad.

Dejando de lado el aspecto de masculino esparcimiento, levantar pesas libera ciertas hormonas y neurotransmisores como la dopamina, norepinefrina, y demás endorfinas—mismas responsables de la sensación de euforia que también es activada al tener sexo o comer chocolate—que nos hacen sentir renovados después de haber entrenado (Harber VJ S. J., 1984).

Por otro lado, la satisfacción de haber cumplido tus expectativas al ejercitarte—ej. haber roto un récord personal o terminado todas tus series aún y estando cansado—elevará *aún más* tu buen humor y percepción de bienestar.

Jerarquía de entrenamiento

Al igual que con la jerarquía nutricional, existen factores que son más importantes que otros al momento de diseñar un plan, en este caso, de entrenamiento. Esto debido mayormente a que ciertos elementos de un plan de entrenamiento influyen más en la efectividad de la rutina que otros, por lo que se les tiene que dar un mayor énfasis si se quiere tener un plan sostenible a largo plazo, que genere los cambios corporales que deseamos, y, por qué no, que sea disfrutable.

La jerarquía de entrenamiento es la siguiente:

1. Adherencia.
2. Volumen, intensidad, y frecuencia.
3. Progresión.
4. Selección de ejercicios.
5. Descanso entre series.

Primero que nada, previo a ver los detalles de cada parte de esta jerarquía de entrenamiento, definamos antes los conceptos básicos relacionados con el desarrollo de masa muscular y su entrenamiento.

Conceptos

El entrenamiento de resistencia tiene como finalidad el estimular una hipertrofia muscular—i.e. desarrollo de masa muscular. Para mejor entendimiento, y por lo tanto, mayor aprovechamiento de esta guía de entrenamiento, a continuación se definirán una serie de conceptos relacionados con esta actividad.

Estructura del músculo esquelético

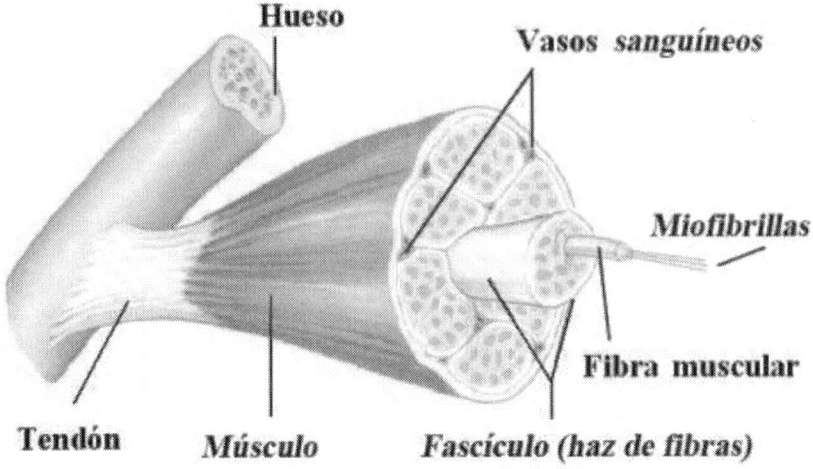

El músculo esquelético, el cual está unido al hueso mediante el tendón, está conformado por una gran cantidad de fibras musculares. Estas fibras pueden ser de 2 tipos:

- **Tipo I**: Las fibras musculares Tipo I, también conocidas como "fibras de contracción lenta", tienen el menor potencial para crecer y para producir fuerza. Sin embargo, son capilares muy densos y ricos en mitocondria y mioglobina, lo que las hace muy resistentes a la fatiga.
- **Tipo IIa y IIx**: Las fibras musculares tipo II (IIa y IIx), se conocen como "fibras de contracción rápida", tienen un mucho mayor potencial de crecimiento y producción de fuerza que las fibras musculares Tipo I, y se fatigan rápidamente. La estimulación de *este tipo de fibras debe ser el enfoque del entrenamiento de resistencia*.

Las proporciones que se tienen entre los diferentes tipos de fibras musculares varían de persona a persona. Sin embargo, dependiendo del tipo de entrenamiento que se realice la proporción de los tipos de fibras en el músculo puede cambiarse—debido al crecimiento de las fibras. Por ejemplo, un corredor de largas distancias desarrollará en mayor medida las fibras Tipo I, mientras que un practicante de la halterofilia favorecerá más el crecimiento de las fibras Tipo II.

Hipertrofia muscular

La hipertrofia muscular es el nombre con el que se le denomina al desarrollo de la masa muscular.

Existen dos tipos de hipertrofia muscular:

- **Hipertrofia Miofibrilar/Sarcomérica**: esta ocurre cuando existe un incremento en el tamaño de las fibras musculares—"Mio" significa músculo, "Fibril" se refiere a fibra.
- **Hipertrofia Sarcoplasmática**: es el incremento en el volumen del fluido no contraíble de ciertos componentes del músculo—glucógeno, agua, minerales, etc. El término *Sarco* se refiere a "carne" y *plasmática* a plasma—plasma es una substancia contenida en las células parecida a un "gel" y conformada por varias partículas vitales.

Tipos de ejercicios

La amplia variedad de ejercicios de entrenamiento de resistencia se divide en dos grupos, compuestos y de aislamiento.

Ejercicios compuestos

Esta categoría engloba los ejercicios que trabajan más de un grupo muscular a la vez, por lo que se necesita el trabajo conjunto de varias articulaciones para realizarlos.

Algunos ejercicios compuestos son:
- Press de banca.
- Sentadilla.
- Press militar.
- Peso muerto.
- Dominadas.
- Remo.

Al trabajar varios músculos a la vez, los ejercicios compuestos permiten la utilización de mayores cargas y una mayor eficiencia en cuanto a la relación de tiempo invertido vs trabajo realizado que los ejercicios de aislamiento. Es por esto que este tipo de ejercicios deben conformar la base de tu rutina de entrenamiento.

Ejercicios de aislamiento

Los ejercicios de aislamiento tienen como función "aislar" algún grupo muscular con la única finalidad de solventar algún tipo de desbalance funcional o estético. Es por esto que estos ejercicios se enfocan solamente en un grupo muscular y generalmente involucran el movimiento de una sola articulación.

Entre los ejercicios de aislamiento se encuentran:
- Curl de bíceps.
- Extensión de tríceps.
- Elevaciones laterales.
- Curl de pierna.

- Extensión de cuádriceps.
- Hiperextensiones de espalda.

Los ejercicios de aislamiento tienen su lugar dentro de un buen programa de entrenamiento de resistencia, sin embargo, estos no deben ser el punto focal de tu entrenamiento, y deben utilizarse solamente como un complemento en conjunción a los ejercicios compuestos.

Teniendo estos conceptos claros, ahora si comencemos con el más importante elemento de la jerarquía de entrenamiento.

Adherencia

Este es el factor de mayor importancia a tomar en cuenta al diseñar un programa de entrenamiento. Puede ser posible que entrenar a una cierta frecuencia o con un volumen determinado sea lo *óptimo* para ganar masa muscular, pero si no tienes el tiempo, tienes una deficiencia de descanso—mucho estrés o falta de sueño, o simplemente no se ajusta a tu situación particular, de nada sirve que "teóricamente" sea el plan perfecto si en la práctica no podrás seguirlo consistentemente. Además, a mayor volumen de entrenamiento, mayor la necesidad de recuperación.

Trata de diseñar tu programa de entrenamiento pensando antes en el nivel de sustentabilidad a largo plazo que este pueda tener, y, posteriormente, en los demás factores que le siguen en la jerarquía dada.

Volumen, intensidad y frecuencia

Estas tres características del entrenamiento—volumen, intensidad, y frecuencia—están fuertemente relacionadas. La intensidad afectará el volumen que puedas realizar en una sesión de entrenamiento, la frecuencia incrementa el volumen de tu entrenamiento si se mantiene la misma intensidad, la frecuencia de tus sesiones dependerá de la intensidad de las mismas, etc.

Antes de presentarte las posibles configuraciones de entrenamiento que se pueden realizar teniendo en cuenta estos factores, vamos definiendo cada uno de ellos.

Intensidad

El nivel de intensidad de tu sesión se determina mediante el % de tu RM[40] utilizado para llevar a cabo una o más series de un determinado ejercicio. Por ejemplo, si únicamente pudieras realizar 1 repetición con 315 lb en el press de banca este sería el 100% de tu 1RM. Por lo tanto, el 85% de tu 1RM serían ~267.75 lb. El porcentaje de tu 1RM puede ser traducido en un aproximado del número de repeticiones máximas que pueden ser completadas en una serie:

Repeticiones	% de tu 1RM
1	100%
2-3	95%
3-4	90%
4-6	85%
6-8	80%
9-11	75%
12-15	70%
15-19	65%

En general el estímulo que recibirá el músculo y, por ende, la señal de adaptación que asimila tu cuerpo es dependiente en gran medida de tu %RM (porcentaje de repetición

---

[40] **Repetición Máxima:** Este término se refiere a la cantidad de repeticiones que se pueden completar antes de llegar al fallo muscular concéntrico en un ejercicio dado (ej. Curl de bíceps). Por ejemplo, si solamente puedes completar una repetición, este sería tu 1RM, si puedes realizar 2 repeticiones antes del fallo muscular sería tu 2RM, y así sucesivamente.

máxima). En otras palabras, tu cuerpo no responderá de la misma manera si entrenas empleando series de 1- 3RM a si trabajas con series de 10-12 RM.

Existe un consenso general de las posibles adaptaciones que se presentarán en un individuo dependiendo del nivel de resistencia empleado, esto medido en la cantidad de RM realizadas.

Nivel de resistencia (RM)	Adaptación
1-3 RM	Adaptaciones neuronales (fuerza pura).
4-6 RM	Hipertrofia Miofibrillar.
6-12 RM	Hipertrofia Miofibrilar/sarcoplásmica
12-20 RM	Hipertrofia sarcoplásmica.
20+ RM	Resistencia.

Cabe aclarar que todos los niveles de resistencia en RMs brindan algún grado de adaptación ya sea neuronal, de hipertrofia muscular, o de resistencia. Por ejemplo, si realizamos estrictamente series dentro del rango de 1-3 RM, la respuesta a este entrenamiento provendrá primariamente de adaptaciones neuronales, pero también se obtendrá un cierto grado de Hipertrofia miofibrilar.

El esfuerzo empleado en una serie es fuertemente influido por las repeticiones que se realicen antes de llegar al fallo muscular. Es decir, si estás realizando una serie con un peso que te permite completar 8 repeticiones (8 RM), pero solamente realizas 7 repeticiones, habrás estado a 2 repeticiones del fallo muscular.

El fallo muscular es una herramienta para aumentar la intensidad de tu entrenamiento. No obstante, no te recomiendo llegar al fallo muscular muy a menudo en tus entrenamientos, ya que esto disminuirá la cantidad de repeticiones que podrás realizar en las series subsecuentes y por lo tanto el volumen total de tu sesión. Sin embargo, trata de llegar 1-2 repeticiones cercanas al fallo concéntrico muscular[41] para sacarle el mayor provecho a *todas* y cada una de las series que realices—o por lo menos en la mayoría.

Sin lugar a duda, como veremos en la definición del entrenamiento más eficiente más adelante, la intensidad es, en cuanto a preservación/desarrollo de masa muscular, el factor más importante.

---

[41] El **fallo concéntrico muscular** se define como el momento preciso dentro de una serie de repeticiones, donde el sujeto no puede realizar ni una repetición más por su propia cuenta—i.e., sin asistencia.

Frecuencia

Frecuencia se refiere a la cantidad de veces que se entrena un grupo muscular en un periodo de tiempo específico—generalmente una semana. Por ejemplo, si un individuo sigue un programa de entrenamiento como el siguiente:

- Lunes: Pecho y abdominales.
- Martes: Espalda y pantorrillas.
- Miércoles: Descanso.
- Jueves: Hombros y brazos.
- Viernes: Piernas.
- Sábado: Descanso.
- Domingo: Descanso.

Teóricamente estaría entrenando cada grupo muscular una vez a la semana—"teóricamente", ya que los ejercicios compuestos de espalda y pecho trabajan los brazos y hombros, así como algunos ejercicios de pierna trabajan la espalda.

En cambio, un plan de entrenamiento como este estaría empleando una frecuencia de 2 veces por semana para cada grupo muscular:

- Lunes: Cuerpo superior.
- Martes: Cuerpo inferior.
- Miércoles: Descanso.
- Jueves: Cuerpo superior.
- Viernes: Cuerpo inferior.
- Sábado: Descanso.
- Domingo: Descanso.

Al igual que la intensidad la frecuencia óptima varía de persona a persona y dependerá mucho del volumen total empleado, la experiencia de entrenamiento que se tenga, y el estilo de vida del individuo. No obstante, te recomiendo trabajar cada grupo muscular una vez por semana para de una manera "asegurar" su completa recuperación antes de volver a aplicar un nuevo estímulo. Recuerda que el músculo crece en el periodo de recuperación del estrés aplicado en tu sesión de entrenamiento, y, por lo tanto, más vale errar en el lado de "demasiada recuperación" que en el de un estrés excesivo en cuanto a hipertrofia muscular se refiere.

A continuación, veremos varios ejemplos de rutinas de entrenamiento que se pueden emplear dependiendo de la frecuencia que se quiera utilizar.

Rutinas de 3 días por semana

Empujar/Halar/Piernas

Día 1

Empujar

Pecho, Hombros y Tríceps

Día 2

Halar

Espalda y Bíceps

Día 3

Piernas

En términos de la programación, te aconsejo colocar un día de descanso entre cada día de entrenamiento:

Lunes

Empujar

Miércoles

Halar

Viernes

Piernas

O 2 días de descanso entre tu día de Halar y piernas. Esto con la finalidad de que tu cadena posterior[42] (la cual es fuertemente trabajada con el peso muerto) esté más fresca para tu entrenamiento de piernas.

Lunes

Empujar

Martes

Halar

---

[42] **Cadena posterior:** Son los músculos interconectados de la parte posterior del cuerpo, estos son los Espinales cervicales, Dorsales, Lumbares, Músculos pelvitrocantéreos (Glúteo mayor, menor, mediano, geminos, obturadores y piramidal), Isquiotibiales, Gemelos y Soleos.

Viernes
Piernas

Pecho y Tríceps/Espalda y Bíceps/Piernas y Hombros

Día 1
Pecho y Tríceps
Día 2
Espalda y Bíceps
Día 3
Piernas y Hombros

Rutina de 4 días por semana

La rutina de 4 días a la semana es similar a la de 3 días a la semana, la única diferencia es que los hombros se entrenan por separado.

Día 1
Pecho y tríceps
Día 2
Espalda y bíceps
Día 3
Hombros
Día 4
Piernas

Lo días de descanso los puedes acomodar a tu preferencia, no obstante, este arreglo resulta bastante práctico ya que tus hombros estarán más frescos para su día de entrenamiento—ya que están involucrados en los ejercicios compuestos de pecho—y tiene el plus de dejarte los fines de semana libres.

Lunes
Pecho y tríceps
Martes
Espalda y bíceps
Jueves

Hombros

Viernes

Piernas

Rutina de 5 días por semana

Esta rutina trabaja cada grupo muscular por separado, lo que te permitirá un mayor volumen semanal con un periodo de tiempo de duración de las sesiones de entrenamiento más corto.

Día 1

Pecho

Día 2

Espalda

Día 3

Brazos (Bíceps y tríceps)

Día 4

Hombros

Día 5

Piernas

Volumen

Volumen, es la medida de la cantidad de trabajo efectuado en periodo de tiempo dado—ej. una semana. Para esto, se toma en cuenta el número total de repeticiones realizadas y el nivel de resistencia (cantidad de peso) empleado. En otras palabras, volumen se resume como la ecuación:

Volumen = Sesiones X Series X Repeticiones X Peso.

Por ejemplo, si se realizan 2 sesiones a la semana de press de banca, y estas consisten de 5 series de 5 repeticiones empleando un peso de 235 lb:

Volumen semanal = 2 X 5 x 5 x 235 = 11,750 lb.

El volumen inicialmente se ajusta mediante las repeticiones que se realizan para un grupo muscular en un periodo de tiempo, el cual, es generalmente de una semana.

La cantidad de volumen semanal recomendado oscila dentro del rango de 30-90 repeticiones por grupo muscular. Para ajustar la cantidad de volumen inicialmente, básate en la regla de que a mayor intensidad (1-6 RM) menor cantidad de repeticiones (30-60 repeticiones) y si la intensidad es menor (6-12 RM) más repeticiones pueden ser realizadas (60-90 repeticiones).

Al ser el volumen el mayor determinante en tus ganancias de masa muscular y fuerza, tu meta debe ser la de realizar la mayor cantidad de volumen del cual te puedas recuperar. Es por esto que tendrás que evaluar constantemente tus progresos para saber si necesitas incrementar o reducir tu volumen total semanal.

Es importante que tengas en cuenta que el entrenamiento es un estrés que actúa como un estímulo en tu cuerpo para generar una adaptación posterior. Por lo tanto, tu cuerpo necesita recuperarse de este estímulo para adaptarse, y si recibe un nuevo estímulo sin haberse recuperado del anterior, este nuevo estímulo impedirá la adaptación deseada.

Así que en cuanto al volumen se refiere, es preferible realizar menor volumen del que pudiese ser "óptimo", que un exceso de volumen, el cual, podría ser contraproducente a largo plazo. Aunado a esto, ten en cuenta que otras fuentes de estrés en tu vida—exámenes, infecciones, preocupaciones, falta de sueño—pueden sumarse al estrés del entrenamiento y afectar la velocidad de recuperación de tu cuerpo.

En conclusión, el volumen de tu plan de entrenamiento debe ser monitoreado constantemente y adaptado a las habilidades de recuperación específicas de tu cuerpo.

Periodización

La periodización en un plan de entrenamiento se basa en la variación en intensidad y/o volumen del entrenamiento a través de un periodo de tiempo—i.e. ciclos.

Sin embargo, si te encuentras en un nivel de principiante o intermedio no será necesario que implementes algún tipo de periodización en tu plan de entrenamiento. Tu meta ahora mismo debe ser la de incrementar tu fuerza progresivamente en un rango de repeticiones medio—4-10 repeticiones—en ejercicios compuestos, e incorporar alguna que otra semana de descarga cuando así lo creas necesario.

Los tipos de periodización y la definición y aplicaciones de las semanas de descarga se definen a continuación.

Periodización Lineal

Este tipo de periodización comienza con un periodo de alto volumen-baja intensidad y gradualmente se trabaja hacia un bajo volumen-alta intensidad.

A través de varios meses, un programa con una periodización lineal simple puede tenerte variando los rangos de repeticiones en las sesiones de entrenamiento de 12-15 repeticiones, a 8-10 repeticiones, luego 6-8 repeticiones, y sigue así hasta llegar a rangos de 3-1 repeticiones.

Otro ejemplo de periodización lineal trabaja con ciclos de 8 semanas, los cuales inician con 2 semanas de esfuerzo sub máximo, seguidas por 6 semanas de máxima intensidad, y pueden o no terminar con una semana de descarga.

El problema que le veo a este tipo de periodización es que es probable que las adaptaciones ya sea de resistencia cuando se entrena en los rangos de repeticiones altos, o de fuerza cuando se está en el periodo de máxima intensidad, de la fase previa, se pierdan total o parcialmente cuando se está aproximando el final de la fase actual.

Por ejemplo, si un individuo realizase un entrenamiento de fuerza pura (1-3 repeticiones) por 3 meses, se encontrará con que su fuerza ha incrementado, pero su resistencia muscular habrá disminuido en ese periodo de tiempo. Después, al pasar 2 a 3 meses entrenando en el rango de 10-12 repeticiones, su resistencia muscular será mucho mejor, pero se encontrará con que su fuerza ha disminuido.

Una manera de solucionar este problema es usando períodos más cortos en el ciclo—2 semanas, por ejemplo; o utilizar una periodización de tipo no lineal como las que veremos a continuación.

Periodización ondulante diaria (POD)

La periodización ondulante diaria se basa en el concepto de variar la intensidad cada sesión de entrenamiento para un grupo muscular específico—de allí el nombre. Esto puede ser aplicado de varias maneras dependiendo de la frecuencia de entrenamiento por grupo muscular, volumen total, enfoque del programa de entrenamiento—fuerza pura, hipertrofia, o resistencia.

Un ejemplo de este tipo de periodización para una frecuencia de entrenamiento de 2 veces por semana es el siguiente:

Lunes

Fuerza cuerpo superior (3-5 repeticiones)

Martes

Fuerza cuerpo inferior (3-5 repeticiones)

Jueves

Hipertrofia Empujar (6-12 repeticiones)

Viernes

Hipertrofia halar (6-12 repeticiones)

Sábado

Hipertrofia Piernas (6-12 repeticiones)

Cabe destacar que no es necesario que el tiempo del ciclo de periodización sea estrictamente de una semana. La frecuencia de entrenamiento no es relevante en la programación de un plan que incorpore una POD, el concepto clave aquí es que se realice una variación en la intensidad cada vez que se entrene el mismo grupo muscular, sin importar si cada sesión está separada por 3 o 7 días.

Un ejemplo de incorporación de la POD en un plan de entrenamiento con una frecuencia de entrenamiento de 1 vez por semana:

Semana #1 (Fuerza)

Lunes

Pecho (3-5 repeticiones)

Martes

Espalda (3-5 repeticiones)

Jueves

Hombros y brazos (3-5 repeticiones)

Viernes

Piernas (3-5 repeticiones)

Semana #2 (Hipertrofia)

Lunes

Pecho (6-10 repeticiones)

Martes

Espalda (6-10 repeticiones)

Jueves

Hombros y brazos (6-10 repeticiones)

Viernes

Piernas (6-10 repeticiones)

Y el ciclo se repite en la semana #3 al ser esta de Fuerza (3-5 repeticiones), luego en semana #4 Hipertrofia (6-10 repeticiones) y así sucesivamente.

Como verás, este tipo de periodización es bastante flexible ya que se puede adaptar a cualquier frecuencia e intensidad. No obstante, recuerda manejar el volumen total semanal adecuadamente (dependiendo de tus capacidades de recuperación) para evitar un sobre entrenamiento.

Periodización concurrente

Este estilo de periodización está basado en la variación de intensidad en la misma sesión de entrenamiento. Por ejemplo:

- Series 1 a 3: Rango de 3-5 repeticiones.
- Series 4 a 6: Rango de 5-8 repeticiones.
- Series 7 a 10: Rango de 8-12 repeticiones.

Generalmente los ejercicios compuestos principales se trabajan en el rango de 3-5 repeticiones, los ejercicios compuestos auxiliares con 5-8 repeticiones y los ejercicios de aislamiento de 8-12 repeticiones.

Este esquema de entrenamiento es comúnmente empleado por levantadores de potencia ("powerlifters"), los cuales se enfocan en los 3 grandes levantamientos—press de banca, peso muerto, y sentadilla, entrenándolos en un rango de fuerza pura (1-3 repeticiones), y complementan su entrenamiento con ejercicios compuestos auxiliares y de aislamiento en rangos de hipertrofia (6-12 repeticiones).

Por ejemplo, una sesión de entrenamiento que tenga como núcleo el press de banca plano:

- Series 1-3: Press de banca plano x 1-3 repeticiones
- Series 4-6: Press de banca inclinado x 5-8 repeticiones
- Series 7-10: Press militar x 6-10 repeticiones
- Series 10-12: Extensiones de tríceps x 8-12 repeticiones

La base de una efectiva periodización concurrente es la de entrenar primeramente los ejercicios compuestos "núcleo"—ej. peso muerto, seguido de los ejercicios auxiliares y de aislamiento.

Semanas de Descarga

Una semana de descarga, es la reducción de la intensidad y/o volumen en tu entrenamiento durante un periodo de 5-7 días—ej. 1 semana).

Se pueden realizar semanas de descarga ya sea usando el 50-70% del peso generalmente utilizado, disminuyendo la cantidad de series por ejercicio, o simplemente reduciendo la cantidad de ejercicios trabajados por sesión.

Una manera fácil de realizar una semana de descarga, y la opción que yo recomiendo, es la de cortar todas tus series a la mitad. Es decir, utilizas el mismo nivel de resistencia de usualmente empleas, pero realizas la mitad de las repeticiones que efectuaste en la sesión anterior. Por ejemplo, si en el press de banca, la sesión anterior hiciste 3 series de 8 repeticiones con 225 lb, en tu semana de descarga harías 3 series de 4 repeticiones con 225 lb.

Ultimadamente, prueba con diferentes métodos de descarga y utiliza el que más te convenga.

Semanas de descanso

Una opción alterna a las semanas de descarga, es la de abstenerse totalmente del entrenamiento durante un periodo de tiempo, esto puede ser no entrenar 2 días seguidos o hasta una semana completa.

En cuanto a la programación, existen varios entrenadores que optan por programar una semana de descarga cada cierto periodo de tiempo, ya sea como parte de un ciclo de periodización o como una simple prevención de sobre entrenamiento—fase de recuperación. No obstante, yo no recomiendo realizar una pre-programación de semanas de descarga en tu plan de entrenamiento, ya que prefiero utilizarlas para situaciones inesperadas en las que sea *realmente* necesario implementarlas como: enfermedades, periodos de exámenes, proyectos laborales importantes, periodos de alto estrés, lesiones, vacaciones, o simplemente cuando comiences a sentir síntomas de sobre entrenamiento—cansancio, dificultad para dormir, falta de ganas de entrenar, etc.

Es importante señalar que al tomar la semana de descarga (o semana completa de descanso si así lo necesitas) no tienes que preocuparte por la posibilidad de perder fuerza o masa muscular, ya que eso no va a suceder, y, es más, en ocasiones puede que hasta regreses más fuerte debido al descanso que le darás a tus articulaciones, ligamentos, y sistema nervioso central.

Ultimadamente depende de ti si quieres tener tus semanas de descarga periodizadas como parte de tu ciclo de entrenamiento o no; pero créeme, planeadas o no, las vas a necesitar, así que es importante tenerlas en cuenta.

Progresión

La carga progresiva debe ser el objetivo primario que tienes que tener en mente cada vez que vayas a realizar una sesión de entrenamiento. Si no existe algún tipo de progresión en tus entrenamientos es probable que el volumen de tu plan o tu nutrición deban ser evaluados.

Es muy fácil llevar un registro de tu progreso para poder evaluar tu plan de entrenamiento. Lo único que tienes que hacer es anotar el peso utilizado, el número de repeticiones completadas, y la cantidad de series realizadas para cada ejercicio efectuado.

Por ejemplo, si completas 5 series de 5 repeticiones en el press de banca con 215 lb de peso:

Press de banca: 215 lb x 5, 5, 5.

La progresión se podría realizar en cualquiera de estas formas:

- Incrementar la cantidad de peso y realizar la misma cantidad de repeticiones:
  Press de banca: 220 lb x 5, 5, 5.
- Incrementar la cantidad de repeticiones en una o más series con el mismo peso:
  Press de banca: 215 lb x 6, 5, 5.
- Incrementar la cantidad de series con el mismo peso y misma cantidad de repeticiones: Press de banca: 215 lb x 5, 5, 5, 5.

Cualquiera de este tipo de progresiones es igualmente buena. Sin embargo, para mantener el tiempo empleado en cada sesión constante, es aconsejable incrementar el peso utilizado en el ejercicio en lugar del número de series o repeticiones por lo menos en los primeros años de entrenamiento (1-3 años), en el que ganar fuerza en los rangos de repeticiones medios (4-8 RM) en ejercicios compuestos debe ser tu prioridad.

Para cada grupo muscular selecciona un ejercicio principal o "núcleo". Los ejercicios compuestos núcleo serán los indicadores de tu progreso, y, por lo tanto, de la efectividad de tu plan de entrenamiento. Este ejercicio núcleo debe ser siempre entrenado en primera instancia—cuando estás más "fresco".

Es recomendable que los incrementos de peso sean de entre 2 lb y 5 lb, no obstante, para ejercicios compuestos es probable que puedas realizar incrementos hasta de 10 lb por sesión.

Es de esperarse que entre más vayas progresando tu cuerpo se adaptara más lentamente, por lo que necesitarás disminuir la frecuencia o cantidad de los incrementos.

Siempre y cuando te mantengas progresando en tu ejercicio núcleo para un grupo muscular en específico estarás en buen camino, sin importar si los ejercicios auxiliares y/o de aislamiento se estancan momentáneamente.

Calentamiento

El calentamiento previo a la realización de tus series de trabajo NO es opcional. No puedes llegar al gimnasio y comenzar, así como así, primeramente, tienes que preparar tus tendones, articulaciones, y músculos al nivel de resistencia que les será impuesto. Para ello, simplemente realiza 3 series del ejercicio en cuestión incrementando la carga progresivamente hasta alcanzar el nivel de resistencia que utilizaras en tus series de trabajo.

El calentamiento lo realizaras en incrementos de aproximadamente 25%, es decir, empezarás con una carga del 25%, seguido del 50% y después 75% del nivel de resistencia que utilizaras en el entrenamiento del ejercicio.

Un ejemplo de rutina de calentamiento, si se entrenase con un peso de 220 lb con series de 5 repeticiones:

- Serie #1: 55 lb x 5
- Serie #2: 110 lb x 5
- Serie #3: 165 lb x 5

Y a continuación, pasarás a tu primera serie de trabajo (220 lb x 5) tras un periodo de descanso.

No es necesario que los incrementos sean exactos, el calentamiento es únicamente para darle a tu cuerpo la oportunidad de irse aclimatando al estrés al que será sometido.

Es importante aclarar, que no es necesario calentar para todos y cada uno de los ejercicios que se realicen en una sesión de entrenamiento. Si los grupos musculares involucrados entre 2 ejercicios están relacionados—ej. Pecho y tríceps—solamente se tendrá que calentar al inicio de la sesión, en cambio, si no tienen relación alguna—ej. Piernas y hombros, lo más indicado será calentar antes de trabajar cada grupo muscular, y, por lo tanto, para cada ejercicio.

Selección de ejercicios

Como ya hemos visto previamente, para maximizar el desarrollo de masa y fuerza muscular al seleccionar los ejercicios de tu plan de entrenamiento, *tienes* que enfocarte en progresar primariamente en ejercicios *compuestos*.

Primeramente, veamos un listado general de ejercicios compuestos y de aislamiento para cada grupo muscular para, inmediatamente después, conocer los 6 mejores ejercicios que deberías de en tu plan de entrenamiento implementar.

Si deseas alguno de los siguientes ejercicios incluir en tu rutina regular de ejercicio, puedes encontrar un tutorial detallado de cada uno de los ejercicios mencionados en YouTube, Google, o cualquier otro buscador de internet.

Ejercicios compuestos

Ejercicios para pectorales

- Press de banca inclinado con barra
- Press de banca inclinado con mancuernas.
- Press de banca plano con barra.
- Press de banca plano con mancuernas.
- Fondos en paralelas.

Ejercicios para espalda

- Peso muerto con barra.
- Remo con barra.
- Remo a una mano con mancuerna.
- Dominadas (agarre supino o prono).
- Jalón con polea.
- Remo de barra T.
- Remo con cable sentado.

Ejercicios para hombros

- Press militar (sentado o parado).
- Press de hombros sentado con mancuernas.
- Press Arnold.
- Jalón hacia la cara.

- Remo para deltoides posteriores con barra.

Ejercicios para piernas
- Sentadilla trasera.
- Sentadilla frontal.
- Sentadilla en trineo ("Hack-squat").
- Press de piernas.
- Desplantes con barra.
- Desplantes con mancuernas.
- Peso muerto rumano.

Ejercicios para bíceps
- Dominadas supinas con agarre cercano.

Ejercicios para tríceps
- Press de banca con agarre cercano.

Ejercicios de aislamiento

Ejercicios para pectorales
- Aperturas con mancuernas (banco inclinado, declinado, o plano).
- Aperturas con poleas/máquina.

Ejercicios para espalda
- Encogimiento de hombros con mancuernas o barra ("Shrugs").

Ejercicios para hombros
- Elevaciones laterales con mancuernas.
- Aperturas inversas con mancuernas (Sentado o encorvado).
- Elevaciones frontales con mancuernas.

Ejercicios para piernas

- Curl de pierna (acostado o parado).
- Extensiones de pierna.

Ejercicios para bíceps

- Curl de bíceps con barra recta.
- Curl de bíceps con barra E-Z.
- Curl de bíceps con mancuerna.
- Curl de martillo.

Ejercicios para tríceps

- Extensiones de tríceps recostado ("Rompe cráneos")
- Empujones de tríceps con polea.
- Extensiones de tríceps con mancuerna (sentado o parado).

Ejercicios para abdomen

- Elevaciones de piernas colgado.
- Elevaciones de piernas en "silla del capitán" ("Captain-chair").
- Abdominales con polea.

Ejercicios para pantorrillas

- Levantamiento de pantorrillas parado.
- Levantamiento de pantorrillas sentado.

Habiendo visto la gran variedad de ejercicios que se pueden realizar, veamos a continuación los *mejores*, y en los que te recomiendo tu plan de entrenamiento basar.

Los 6 mejores ejercicios para ganar músculo y quemar grasa

Aunque es cierto que no existen ejercicios "quema-grasa", existen algunos que se destacan por su capacidad para estimular el desarrollo/preservación de fuerza y masa muscular, lo cual, es algo de vital importancia sin importar la fase de recomposición corporal en la que te encuentres en esta instancia.

Yo soy de los que creen que existe una dosis mínima efectiva casi para todo. Una vez se sobrepasa esta dosis mínima efectiva, entramos a un área en el que el retorno de inversión es tan minimizado, que el esfuerzo extra no vale la pena.

Así es, no siempre más es mejor, a veces, dependiendo del contexto, menos es mejor, especialmente en cuanto a ejercicio se refiere. Correr 5 horas diarias, a menos que pienses correr en un maratón—cosa que no recomiendo, no es mejor que correr 45 min y, de hecho, puede ser *peor*. Tus niveles de cortisol se elevarían hasta el cielo, y tus andrógenos se irían hasta el suelo después de una semana de seguir un régimen tan demandante (Hill EE, 2008) (Skoluda N, 2012) (Kuoppasalmi, 1979). Lo mismo sucede con el entrenamiento de resistencia; emplear un volumen mayor al que tu cuerpo es capaz de recuperarse—realizar más repeticiones, series, o ejercicios de los necesarios, es una fórmula perfecta para el fracaso, la frustración, y la desmotivación.

Aunado al constante agotamiento, estrés, y falta de deseo sexual—el sobre-entrenamiento disminuye la testosterona (Urhausen A, 2002), hormona necesaria para despertar la libido en *cualquier* persona, no progresaras en el gimnasio, e inclusive, *perderás* fuerza progresivamente. Mientras sigas entrenando de *más* no perderás músculo—el simple hecho de entrenar preserva la masa muscular, pero sí fuerza y estamina, y con ellas, las ganas de seguir entrenando.

Por otro lado, el ejercicio es solo un medio para optimizar nuestra apariencia física, salud, y bienestar. De qué sirve ir al gimnasio 2 horas diarias, 6 días a la semana, si puedes obtener resultados similares (o hasta mejores) con solo 3 horas a la semana.

La única excepción a esta regla aplica si te inyectas testosterona exógena—i.e. esteroides, en cuyo caso, puedes vivírtela en el gimnasio y entrenar por horas y horas cual Arnold Schwarzenegger ya que la testosterona acelera la recuperación del entrenamiento (Kadi, 2009), lo cual, permite entrenar con mayor volumen, intensidad, y frecuencia y obtener ganancias proporcionales a esta estrategia.

Volviendo al tema de los ejercicios, *todos* ellos, siempre y cuando sean entrenados cerca del fallo muscular, son productivos en cuanto se refiere a estimulación de desarrollo muscular., la diferencia entre estos recae en la cantidad de masa muscular trabajada y el grado de activación de esta que cada ejercicio puede brindar.

Por ejemplo, un ejercicio de aislamiento como el "Curl de bíceps" puede estimular eficientemente tus bíceps sin ningún problema, siempre y cuando claro, por lo menos una de las series trabajadas sea llevada 1-2 repeticiones del fallo concéntrico muscular (para más información al respecto visita el capítulo "Volumen, intensidad, y frecuencia"). Sin embargo, este tipo de ejercicios de "aislamiento" tienen una gran desventaja en cuanto a costo-beneficio se refiere. Si te pusieras a entrenar cada uno de tus grupos musculares de esta manera—i.e. exclusivamente mediante ejercicios de aislamiento, estarías utilizando una de las estrategias de entrenamiento más *ineficientes* posibles y, como aprenderás en el Apéndice 4, soy un fuerte predicador del entrenamiento eficiente.

Tomando todos estos factores en consideración, he seleccionado los ejercicios que poseen el *mayor* potencial de estimulación neuromuscular por repetición, esto es, los ejercicios con *mejor* retorno de inversión en cuanto a costo-beneficio—tiempo invertido vs estimulación—por cada grupo muscular se refiere.

Practicando estos 6 ejercicios regularmente, no necesitarás perder tu tiempo con otro tipo de rutinas que, dependiendo del contexto—asistencia hormonal, dieta, genética, etc.; pueden ser solo eso, una pérdida de tiempo.

Idealmente, estos ejercicios te acompañarán toda tu vida, por lo que te recomiendo estudiar bien este capítulo y marcarlo de alguna manera para futuras referencias. Solamente mantente progresando en estos 6 ejercicios, y verás cómo *todo* tu cuerpo comenzara a transformarse al unísono en su versión más poderosa, atractiva, y saludable. Además, no te preocupes, no te aburrirás, ya que, adicionalmente, te voy a dar 2 alternativas por cada ejercicio presentado para que escojas la que más te guste o, simplemente, para añadir un poco de variación a tus rutinas de vez en cuando si es que lo necesitas.

Esta selección de ejercicios está basada en la premisa de que, para trabajar todos los músculos de tu cuerpo de una manera efectiva, solamente necesitas realizar 6 patrones de movimiento:

1. Extensión de cadera.
2. Flexión de cadera.
3. Empujón vertical.
4. Empujón horizontal.
5. Jalón vertical.
6. Jalón horizontal.

Cada uno 6 de los ejercicios presentados a continuación, maximiza el trabajo de uno de estos patrones de movimiento, por lo que haciendo los 6 ejercicios estarás estimulando el crecimiento o preservación de toda tu masa muscular dependiendo de la fase de recomposición corporal en la que te encuentres—volumen, definición, o mantenimiento.

Similar a los ejercicios vistos hace solo unos momentos, para conocer cómo realizar estos superiores ejercicios de la mejor manera, solo dirígete a cualquier tutorial en la web que sea de buena reputación.

Sin más que añadir, comencemos con el rey de todos los ejercicios: el peso muerto tradicional.

Peso muerto tradicional

Patrón de movimiento

Extensión de cadera

¿Porqué?

De entrada, no hay otro ejercicio que trabaje más músculos, sea más divertido, o que te haga sentir más poderoso que el peso muerto tradicional— esto sin considerar que también es el más simple de realizar. Fácilmente este puede ser denominado el *mejor* ejercicio de todos debido a su simpleza y superior capacidad para estimular una tremenda cantidad de masa muscular—su único posible rival siendo la sentadilla tradicional.

Esta versión de peso muerto es el mejor ejercicio para activar la cadena posterior del cuerpo—glúteos, espalda baja, bíceps femorales, etc.; y, al mismo tiempo, trabajar los músculos trapezoidales, los antebrazos, y a un menor grado, los bíceps. Además, a quien no le gusta ser capaz de levantar objetos pesados que doblen o tripliquen su peso corporal. Personalmente, lo considero mi ejercicio favorito a realizar.

Ejercicios alternativos

- Peso muerto con barra hexagonal
- Peso muerto con piernas rígidas

Sentadilla tradicional

Patrón de movimiento

Flexión de cadera

¿Porqué?

La sentadilla tradicional es el ejercicio estándar para las piernas, y esto es por una buena razón. Este ejercicio activa todos los músculos de las piernas, el abdomen, y la espalda baja.

Debido a su enfoque en las piernas y núcleo—abdomen, lumbares, y oblicuos; se le puede considerar como uno de los ejercicios más demandantes, siendo su único contrincante el único previamente visto—el peso muerto tradicional.

Ejercicios alternativos

- Sentadilla frontal
- Sentadilla búlgara

Press militar

Patrón de movimiento

Empujón vertical.

¿Porqué?

¿Te gustaría poder levantar a tu mujer por encima de tu cabeza cual Ryan Gosling en "Crazy, stupid, love"? Entonces, este ejercicio te ayudará a hacerlo.

El press militar es denominado así, debido a su constante práctica en campamentos militares—solamente que la milicia levanta mochilas pesadas en lugar de una barra con discos de hierro.

Gracias a que este ejercicio se realiza parado en lugar de sentado, no se limita en trabajar únicamente los músculos de la espalda alta, hombros, y tríceps, sino que también activa el núcleo, las piernas, y los glúteos secundariamente para estabilizar el cuerpo.

Ejercicios alternativos

- Press de hombros con mancuernas.
- Press militar sentado.

Press de banca plano

Patrón de movimiento

Empujón horizontal.

¿Porqué?

Existen 3 ejercicios básicos conocidos como "los 3 grandes" dentro de una rutina de un levantador de potencia ("Powerlifting"). En este deporte la meta es levantar tanto peso como sea posible y, para ello, se seleccionaron estos 3 ejercicios debido a su potencial para generar fuerza. Los 3 ejercicios conocidos como los 3 grandes son el peso muerto, la sentadilla, y el press de banca. Habiendo visto ya los 2 primeros ahora nos enfocaremos en el tercero.

El press de banca es el mejor ejercicio para estimular los pectorales, los tríceps, y los hombros delanteros (también conocidos como deltoides frontales). ¿Quién no quiere tener unos pectorales de gorila, unos tríceps con forma de herradura, y unos hombros tridimensionales?

Ejercicios alternativos

- Fondos en paralelas
- Press de banca inclinado

Dominada supina

Patrón de movimiento

Jalón vertical.

¿Porqué?

La dominada supina es el mejor ejercicio para trabajar tus músculos dorsales, los antebrazos, y los bíceps al mismo tiempo. Así de simple. Al realizar este patrón de movimiento en una barra en lugar de en una máquina—i.e. jalón con polea, los músculos del núcleo se ven involucrados como estabilizadores, lo cual incrementa su efectividad total.

Existen 3 ventajas del agarre supino en comparación con el prono por las que considero a este ejercicio como una versión superior:

1. Puedes levantar más peso—lo que significa una mayor cantidad de músculos trabajados.
2. Instantáneamente limita la apertura del agarre—lo cual, previene lesiones, mantiene una apertura de agarre "constante" entre sesiones—facilitando la progresión, y permite un rango de movimiento más amplio—incrementando la intensidad de la estimulación.
3. Trabaja los bíceps en mayor medida.

Ejercicios alternativos

- Dominada prona
- Polea al pecho (agarre supino/prono)

Remo con barra

Patrón de movimiento

Jalón horizontal.

¿Porqué?

El remo con barra es el ejercicio estándar para trabajar toda la espalda, pero, a diferencia de cualquier ejercicio con patrón de movimiento de jalón vertical como el previamente visto, provee de un estímulo con enfoque especial en la espalda alta—trapecio, deltoides posteriores, y redondo mayor, etc.; y, en el caso de su versión prona, también el braquial—músculo que acompaña a los bíceps en la parte externa de los brazos que, al desarrollarse, hace que estos se vean más "anchos".

Ejercicios alternativos

- Remo con mancuernas.
- Remo con polea.

Descanso entre series

Como regla general, entre mayor sea el nivel de resistencia (RM) utilizado en un ejercicio dado, mayor debe ser el periodo de descanso entre series empleado.

Ciertamente, no todas las personas responden de igual manera—algunas necesitan menor o mayor descanso que otras empleando el mismo nivel de resistencia, y tendrás que hacer ajustes dependiendo de las necesidades de tu cuerpo. No obstante, puedes utilizar los periodos de descanso sugeridos a continuación como punto de partida, para de allí, ir evaluando y modificando de acuerdo con tus necesidades individuales y preferencia.

Nivel de resistencia (RM)	Descanso entre series
1-3 RM	3-5 min
4-6 RM	2-3 min
6-12 RM	60-90 seg
12-20 RM	30-60 seg

Generalmente los niveles de resistencia altos (1-6 RM) se emplean en ejercicios compuestos y los bajos (6-20 RM) en ejercicios de aislamiento. Sin embargo, si utilizas un nivel de resistencia bajo en un ejercicio compuesto—ej. 12 RM, es probable que necesites mayor tiempo de descanso entre series para recuperarte—ej. 3 min, esto debido a la cantidad de masa muscular involucrada en el movimiento.

Plan de entrenamiento

Esta es la sección en donde todos los componentes de la jerarquía de entrenamiento se unen para formar tu plan de entrenamiento.

Para diseñar tu plan, recuerda tomar prioridad de cada concepto siguiendo la jerarquía de entrenamiento.

A manera de recopilación, aquí están los pasos para diseñar tu plan de entrenamiento:
1. Determina el volumen, frecuencia e intensidad de tu entrenamiento tomando en cuenta que sería más sustentable para tu estilo de vida actual. Básate en el capítulo de adherencia y en el capítulo de volumen, intensidad y frecuencia.
2. Determina los ejercicios a utilizar para cada grupo muscular, selecciona tu ejercicio compuesto núcleo, luego los auxiliares y opcionalmente los de aislamiento. Sigue las recomendaciones dadas en el capítulo de selección de ejercicios.
3. Asigna alguno de los tipos de periodización presentados a tu plan de entrenamiento.
4. Trata de ir incrementando el volumen con el tiempo mediante cualquiera de los esquemas vistos en el capítulo de progresión.
5. Evalúa constantemente el progreso en tus entrenamientos y modifica tu plan de entrenamiento de ser necesario.

Ejemplo de plan de entrenamiento

Para que tengas una idea más clara de cómo diseñar tu plan, te presento un ejemplo de un plan de entrenamiento con las siguientes características:
- La frecuencia es de una vez a la semana por cada grupo muscular.
- Semanalmente serán 4 sesiones de entrenamiento con un día de descanso entre semana y dos consecutivos los fines de semana.
- Se incluyen los *6 mejores ejercicio*s vistos previamente o una de sus variaciones.
- Se utiliza una periodización concurrente, variando la intensidad dependiendo del tipo de ejercicio. Los ejercicios núcleo se entrenarán siempre primero y en el rango de 4-6 repeticiones, posteriormente, los ejercicios compuestos auxiliares en el rango de 6-8 repeticiones y finalmente los de aislamiento en el rango de 8-10 repeticiones.
- El esquema de progresión para este plan de entrenamiento se realizará incrementando el nivel de resistencia progresivamente. Cada vez que se pueda completar el número de repeticiones más alta del rango en todas las series de un ejercicio dado, se incrementa el peso utilizado. Por ejemplo, si se realizan 3 series en el rango de 4-6 repeticiones, para poder incrementar el peso en la

siguiente sesión se tendrían que poder realizar 6 repeticiones en la totalidad de las series (3 series X 6 repeticiones).

Día 1 - Lunes

Pecho y abdomen

Calentamiento progresivo de ejercicio núcleo – 3 series progresivas

Núcleo: Press de banca inclinado con barra – 3 series X 4-6 repeticiones

Auxiliar #1: Press de banca inclinado con mancuernas – 3 series X 6-8 repeticiones

Auxiliar#2: Fondos en paralelas – 3 series X 6-8 repeticiones (con peso si es posible)

Aislamiento: Elevaciones de piernas colgado – 3 series X 8-10 repeticiones

Día 2 - Martes

Espalda y trapecios

Calentamiento progresivo de ejercicio núcleo – 3 series progresivas

Núcleo: Peso muerto con barra – 3 series X 4-6 repeticiones

Auxiliar#2: Dominadas agarre supino – 3 series X 6-8 repeticiones (con peso si es posible)

Auxiliar#1: Remo con barra – 3 series X 6-8 repeticiones

Aislamiento: Encogimiento de hombros – 3 series X 8-10 repeticiones

Día 3 - Jueves

Hombros y brazos

Calentamiento progresivo de ejercicio núcleo – 3 series progresivas

Núcleo: Press militar parado – 3 series X 4-6 repeticiones

Aislamiento #1: Elevaciones laterales con mancuernas – 3 series X 8-10 repeticiones.

Aislamiento #2: Aperturas inversas con mancuernas – 3 series X 8-10 repeticiones

Aislamiento #3: Curl de biceps con mancuernas – 3 series X 8-10 repeticiones

Aislamiento #4: Extensiones de tríceps acostado – 3 series X 8-10 repeticiones

Día 4 - Viernes

Piernas

Calentamiento progresivo de ejercicio núcleo – 3 series.

Núcleo: Sentadilla Frontal – 3 series X 4-6 repeticiones.

Auxiliar #1: Peso muerto rumano – 3 series X 6-8 repeticiones.

Auxiliar #1: Desplantes con mancuernas – 3 series X 6-8 repeticiones.

Aislamiento: Levantamiento de pantorrillas parado – 3 series X 8-10 repeticiones

Cabe destacar que, el ejemplo que acabamos de ver, aunque siendo un plan de entrenamiento muy común, efectivo, y funcional y por ende, una opción totalmente viable, ciertamente no es la más eficiente y, por lo tanto, insostenible para muchas personas.

No me malentiendas, si disfrutas de entrenar cada grupo muscular hasta el agotamiento al "destruirlo" una vez por semana y/o tienes tiempo de sobra para entrenar múltiples veces por semana, puedes emplear una estrategia similar. No obstante, si lo que quieres o necesitas es recabar los beneficios de este tipo de entrenamiento con la menor dosis posible y esfuerzo, puede no ser esta la mejor opción, y te recomiendo revisar el Apéndice 4 de este libro en donde se presenta un aproximamiento más eficiente que puede ser para ti una mejor elección.

CONCLUSIÓN

Conclusión

Como hemos visto durante la totalidad de este libro, existen múltiples mitos que, ya sea por ignorancia, rentabilidad, y/o intereses políticos rodean la industria de salud y fitness.

¿Cómo podría la industria de suplementos vender sus productos si estos no fueran necesarios? ¿Cómo podría la industria alimenticia ser tan amplia si múltiples de sus productos fueran prohibidos o, simplemente, categorizados como innecesarios? ¿Cómo podría la industria de la salud y fitness ser tan grande y rentable si sus consejos se redujeran a sólo unos cuantos conceptos—de que más hablarían?

Como en la mayoría de las corporaciones, la rentabilidad va primero, y si una promulgación ayuda a producir dinero desgraciadamente, aún y ante un posible daño a la salud y/o economía de los que la siguen—debido a que los resultados prometidos simplemente, no están allí; esta será o se mantendrá esparcida.

En mi camino de ya más de 10 años involucrado en este medio, me he encontrado con muchos mitos que han retrasado el progreso, dañado la salud a cierto grado, o simplemente desperdiciado el tiempo y/o dinero de muchas personas. Estos mitos que, desafortunadamente, aún se siguen divulgando en esta comunidad, y que al reconocerlos te ayudarán a llegar más rápido y de manera más saludable a tu meta de recomposición corporal, son los que a continuación veremos para cerrar con broche de oro esta publicación.

Ultimadamente, independientemente del origen de estos mitos, lo importante es que, a partir del día de hoy, ya sabrás la verdad. Ahora sí te podrás enfocar en lo que más importa en cuanto a la maximización de tu salud y composición corporal.

Los 15 mayores mitos de salud y fitness que se siguen creyendo—y que deberíamos comenzar a ignorar

Finalmente, como conclusión, tumbemos uno a uno los 15 mayores mitos de salud y fitness que se siguen creyendo—y que deberíamos comenzar a ignorar—que vimos en la introducción de cada sección—entrenamiento y nutrición.

Los alimentos de origen animal son potencialmente malos para la salud—particularmente las carnes rojas

Comencemos con el más importante, radical, y que más efecto ha tenido en mi vida y la de muchas otras personas. Contrario a la creencia popular, los alimentos de origen animal no son lo peor, sino lo *mejor* que cualquier individuo puede consumir para su vitalidad, desempeño, y salud general optimizar. Especialmente las carnes rojas.

¿De dónde salió este mito tan comúnmente creído? Todo comenzó cuando, en un día, un "muy inteligente" sujeto, llamado Ancel Keys, decidió culpar a las grasas saturadas, contenidas en su mayoría en alimentos de origen animal, por la mayoría de las enfermedades de la sociedad contemporánea—especialmente aquellas de naturaleza cardiovascular. ¿De dónde obtuvo esta conclusión? Simplemente mediante un análisis de una gráfica que contenía la relación de ingesta de grasa saturada en comparación con la incidencia de enfermedades cardiovasculares de *algunos* países, los cuales, convenientemente, fueron *especialmente* seleccionados para que se alinearan con su teoría.

En otras palabras, no se tomaron en cuanta los países en los que la ingesta de grasa saturada estaba *inversamente* relacionada o era neutral en cuanto al potencial de padecer algún tipo de enfermedad cardiovascular, ni se tomaron en cuenta otros aspectos de estilo de vida que pudiesen afectar estos valores estadísticos—total de calorías ingeridas, frecuencia de ejercicio, calidad de sueño, frecuencia de alimentación, alcoholismo/tabaquismo, etc.

En resumen, su conclusión fue derivada de un análisis totalmente defectuoso y lleno de preconcepciones irracionales. Afortunadamente, su "hallazgo" ya ha sido desmentido masivamente por científicos más conscientes e inteligentes, que han demostrado que una alta ingesta de *carbohidratos*, y no de grasas saturadas, es lo que incrementa el riesgo de mortalidad total con especial énfasis en los padecimientos de origen cardiovascular (Dr Mahshid Dehghan, 2017). No obstante, desafortunadamente lo que a este sujeto le faltaba de inteligencia y conciencia social le sobraba de poder de influencia, por lo que sus recomendaciones se comenzaron a implementar en todo el mundo comenzando con los Estados Unidos de América. De hecho, las "raciones K[43]" utilizadas por el ejército de los estados unidos en la segunda guerra mundial para alimentar a su milicia, tienen este nombre debido a que los alimentos contenidos en estas estaban basados en sus recomendaciones. A partir de ese momento, la sociedad, pero particularmente la comunidad científica y nutricional, comenzó a esparcir la creencia de que los alimentos de origen animal y sus elementos más distintivos como la proteína, las grasas saturadas, y el colesterol eran dañinos para la salud; algo que, afortunadamente ya sabemos, es todo lo contrario a la verdad—no solo no son perjudiciales, sino que son *esenciales* para una óptima salud y vitalidad.

Así es, uno no sabe cómo tanta gente "inteligente" llegó a esparcir un nivel de ignorancia tan grande, perjudicial, y de manera tan profusa, que sus efectos y creencias se siguen divulgando hoy en día.

Simplemente, dejando de lado la lógica evolutiva respaldada por un vasto periodo en el que los seres humanos vivieron, y muy probablemente *evolucionaron* gracias a una dieta primordialmente carnívora (Ireland, 2008) (de Heinzelin J, 1999), podemos observar como nuestra fisionomía está adecuada a este tipo de pirámide nutritiva: sistema

---

[43] La **Ración K** fue una ración diaria de comida de combate individual que fue introducida por el Ejército de los Estados Unidos durante la Segunda Guerra Mundial. Fue pensada originalmente como una ración diaria empaquetada individualmente para ser distribuida a tropas aerotransportadas, tripulaciones de tanques, mensajeros de motocicletas y otras fuerzas móviles de corta duración. La ración K proporcionaba tres unidades de comida en caja: desayuno, almuerzo, y cena.

digestivo similar al de otros carnívoros, *requerimiento* de ingesta de elementos presentes solo en alimentos de origen animal—ej. vitaminas B12, K2, y A; capacidad para sudar desarrollada primordialmente para poder por largos periodos cazar, entre otras.

Asimismo, como hemos en este libro determinado, la inclusión de alimentos de origen vegetal en una dieta saludable puede ser algo *argumentablemente* benéfico o no, sin embargo, si algo está claro es que la ingesta de alimentos del reino animal, para el ser humano, es una *necesidad*. En otras palabras, *no* somos herbívoros, *puede* que seamos omnívoros, pero *definitivamente* somos carnívoros (L Cordain, 2002).

Conclusivamente, si tu dieta no está basada en alimentos de origen animal, en particular carnes rojas de calidad, realmente estás dejando mucho al azar y puede llegar a ser algo perjudicial. La base de tu dieta *debe* estar conformada por el consumo de alimentos de origen animal. La adición de alimentos de origen vegetal *que no te caigan mal* o que te proporcionen un beneficio extra *adicional*—ej. carbohidratos de la familia de los tubérculos si eres un atleta, es algo totalmente *opcional*. Siguiendo en el mismo tema, veamos a continuación por separado, los 2 mayores mitos relacionados con este fundamental dilema.

La grasa saturada y el colesterol son perjudiciales para la salud

De entrada, las grasas saturadas se encuentran mayormente en aquellos alimentos de origen animal, los cuales, son los *únicos* que contienen de manera natural las cruciales vitaminas liposolubles A, D3, y K2 en conjunción con el ácido graso Omega 3 "DHA"—todos estos nutrientes esenciales para una óptima salud, apariencia, y desempeño. Similarmente, se ha demostrado que la ingestión ni de grasas saturadas ni de colesterol afectan negativamente nuestro perfil lipídico.

Efectivamente, un reciente estudio que involucró 18 países de 5 diferentes continentes, encontró una asociación *inversa* entre la ingesta de grasa saturada y la tasa de incidencias de enfermedades cardiovasculares, infartos al miocardio, y mortalidad en general, mientras que una alta ingesta *de* carbohidratos se asoció con un *incremento* en la tasa total de mortalidad y demás factores de riesgo previamente mencionados (Dr Mahshid Dehghan, 2017).

En otras palabras, *no* es una alta ingesta de grasa saturada y colesterol la responsable del reciente incremento en la tasa de mortalidad entre la población general, sino una alta ingesta de *carbohidratos*—particularmente de aquellos altamente procesados.

Las dietas altas en proteína son peligrosas para la salud

Las dietas altas en proteína, en personas sanas, *no* son para nada peligrosas para la salud en ninguna manera, sino todo lo contrario (Kerstetter JE, 2011) (Bonjour JP, 2005) (Bonjour, 2009). Una dieta alta en proteínas es altamente benéfica en personas sanas, particularmente en cuanto a la preservación/desarrollo de masa musculoesquelética, el mantenimiento/reducción de grasa corporal, y el potenciamiento del sistema antioxidante e inmune.

Aunado a esto, siendo la proteína el *único* macronutriente esencial corporal, el cuerpo tiene mecanismos bien controlados que evitan que la consumas en "exceso", y que te inducen a comer más si de este macronutriente te encuentras deficiente. Por lo que en cuanto siempre y cuando provenga de alimentos naturales—no polvos/suplementos, puedes consumir tanta proteína tu apetito te dicte sin riesgo alguno de "sobre-consumirla".

Una dieta alta en carbohidratos y baja en grasas es una dieta ideal para todos

No. Una dieta alta carbohidratos y baja en grasas, *no* es una dieta óptima para toda la población. Y mucho menos para la población altamente sedentaria—la mayoría.

Una dieta alta en carbohidratos y baja en grasas es *anti-nutricional*, ya que carece de todas las vitaminas liposolubles esenciales para una buena salud—la vitamina E y su argumentable esencialidad siendo la única excepción, es promotora del envejecimiento prematuro y, como vimos previamente, puede incrementar la mortalidad individual particularmente relacionada a enfermedades cardiovasculares, carcinogénicas, metabólicas, hormonales, y neuronales.

La única excepción en la que una dieta con una *mediana* cantidad de carbohidratos puede ser benéfica, es en el caso del atleta de alto rendimiento que trata de desempeñarse al *máximo* de su capacidad al ser la glucosa—obtenida de los carbohidratos—ergogénica[44].

No obstante, aun y siendo un atleta de deporte de *alta* intensidad no hay *necesidad* de sustituir tu ingesta grasa por aquella de carbohidratos. Simplemente añade carbohidratos *encima* de tu ingesta de grasas mínima—siendo esta preferentemente de origen animal—alrededor de tu tiempo de entrenamiento—antes, durante, y/o inmediatamente después de entrenar. Esto asegurará que utilices la mayor parte de tu ingesta de carbohidratos para propulsar el rendimiento en tu entrenamiento y correr en grasas el resto del tiempo—lo que es ideal si quiere optimizar tu salud, longevidad, bienestar.

Ciertamente, ni siquiera la "fibra"—el cual es un carbohidrato no digerible—es requerida para mantener una buena salud—especialmente en cuanto a salud digestiva. Lo que me lleva el siguiente punto.

Una dieta basada en plantas es siempre benéfica

Ciertas plantas *pueden* tener un impacto positivo en la salud, pero, en su mayoría, es por su efecto hormético, no porque sean "superalimentos." Verdaderamente, en cuanto al contenido proporcional de alimentos de origen vegetal en comparación con aquellos de origen animal, piénsalo así: *"Los animales son comida. Las plantas son medicina."*

---

[44] Se denomina sustancia **ergogénica**, natural o sintética, a aquella que potencia el desempeño muscular.

Efectivamente, si existe algún superalimento, debido a su alto contenido nutricional y carencia de cualquier elemento anti-nutricional, ese deber ser, necesariamente, de origen animal—notoriamente el hígado de res, la hueva de salmón, la médula ósea de res, y en general, la mayoría de los órganos y huevos de cualquier animal.

No me lo tomes a mal. No es que *todas* las plantas sean dañinas para *todas* las personas, que los carbohidratos por sí mismos engorden/enfermen, o que la distribución de dietas basadas en plantas sean parte de una conspiración. Simplemente *ciertas* plantas afectan de manera negativa a *ciertas* personas. Contrario a los alimentos de origen animal, aquellos de origen vegetal, son altamente contexto-dependientes y, por ende, su ingesta no puede recomendarse ciegamente para toda la gente. Y aunque es cierto que la propagación de la "dieta basada en plantas" en algunos casos está basada en interés monetarios, en su mayoría es distribuida por ignorancia y nada más—muchos promulgadores de este tipo de dieta, aunque no sepan que su consejo puede estar equivocado, *realmente* lo comunican con el fin de a sus clientes ayudar.

Cabe aclarar que, no es una dieta baja en grasas y alta en carbohidratos la culpable de la epidemia obesogénica—al menos yo no lo creo así, sino que, más bien, el consumo de una dieta baja en proteína y alta en grasas (especialmente aquellas insaturada) *y* carbohidratos (especialmente aquellos altamente procesados) es a la que podemos culpar de esto, ya que activa receptores en nuestro organismo que nos inducen a almacenar energía en forma de grasa para prepararnos para el invierno al mismo tiempo que señaliza una carencia nutricional debido a su bajo contenido de proteína en el cuerpo.

No obstante, dejando de lado la influencia de las plantas en la composición corporal, en su gran mayoría, los alimentos de origen animal son nutricionalmente más densos, menos problemáticos, y contienen ciertos nutrientes que no pueden ser encontrados en ningún alimento de origen vegetal—vitaminas liposolubles, DHA, vitamina B12, etc.; lo cual, de manera inversa, no sucede—no existe micronutriente alguno encontrado en plantas que no pueda obtenerse de algún producto animal. Además, existe otro aspecto muy importante a considerar por el que los alimentos de origen animal pueden considerarse superiores a los de origen vegetal: en su conjunto, comparados con las plantas, los animales poseen una composición grasa mucho más beneficiosa para nuestra salud general—alta en grasas saturadas y monoinsaturadas y baja en poliinsaturadas. Así es, contrario a la recomendación popular, un consumo alto de grasas vegetales poliinsaturadas *no* es algo bueno para la salud general.

Las grasas poliinsaturadas son buenas para la salud

Si crees que las grasas poliinsaturadas de origen vegetal son "buenas para el corazón" te tengo una mala noticia...te mintieron.

Las grasas poliinsaturadas de origen vegetal, en su mayoría, *no* son buenas para la salud, sino todo lo contrario. Este tipo de grasas son lo *peor* que un ser humano pudiera dejar en su cuerpo ingresar y, por lo tanto, lo único que recomiendo a *todo* tipo de persona completamente evitar. De hecho, lo peor que puedes consumir, dentro del gran rango considerado actualmente de "alimentos," como ya vimos al definir la dieta más saludable, son los aceites vegetales industriales.

En primer lugar, este tipo de grasas son mucho más propensas a la oxidación que sus contrapartes más saturadas, no obstante, sin importar si están oxidadas o no, este tipo de grasas promueven el incremento en riesgo de padecer enfermedades cardiovasculares, diabetes, y cáncer.

De este tipo de grasas solo una recomendación te puedo dar: *evítalas lo más que puedas*.

El "cardio" es *necesario* para quemar grasa corporal

Un déficit calórico, sin importar cómo se llegue a este—con o sin la implementación de "cardio", es el *único* requisito para perder grasa corporal. Sea este déficit alcanzado mediante un decremento en ingesta calórica o incremento en movimiento, es completamente irrelevante. La única diferencia es que, esta última opción—mediante ejercicio, contraria a la primera, te roba energía y tiempo.

El gasto calórico de una sesión de cardio de entre 30-60 min, dependiendo de la intensidad, ronda las 200-400 kcal, lo cual, equivale a alrededor de 1 taza de avena, 3-4 huevos, o 1 aguacate. He aquí el cuestionamiento: ¿prefieres correr 1 hora todos los días, o simplemente reducir un poco tu ingesta de comida? Personalmente, prefiero la segunda opción al haber probado está ser más efectiva y productiva para mi y mucha más gente.

Aunado a esto, el cardio tradicional—en el que corres consistentemente al 50-70% de tu ritmo cardíaco máximo, por ejemplo, en la mayoría de la gente, causa un *incremento* en el apetito, algo que, si lo que buscas es perder grasa actualmente, a largo plazo puede resultar contraproducente.

No obstante, ciertamente, el implementar ambas estrategias—cardio y reducción de ingesta calórica—sería lo ideal si se quiere acelerar la pérdida de grasa exponencialmente. La clave es seleccionar un tipo de cardio eficiente que te dé el máximo gasto calórico por unidad de tiempo y/o que no fomente un incremento espontáneo en ingesta calórica. ¿Los mejores ejemplos de estos tipos de cardio? Los arrancones/esprints (HIIT) y largas caminatas (LISS) respectivamente.

Conclusivamente, aquí la clave es saber que el "cardio" no es algo *necesario* para optimizar tu salud y/o composición corporal, sino algo totalmente *opcional*.

El levantamiento de pesas a altas repeticiones puede ayudar a "marcarte"

La función principal del levantamiento de pesas en *cualquier* rutina de entrenamiento es la de mantener o ganar masa muscular. La definición proviene del balance calórico periódico total—la dieta, no de una rutina de entrenamiento "especial."

"Los abdominales se hacen en la cocina" es una buena heurística que te puede ayudar a recordar este mito en particular. Entre menos grasa corporal cargues en comparación con tu masa muscular, más definidos tus músculos se verán independientemente de tu rutina de entrenamiento.

Una dieta alta en sodio es mala para la salud

Preferible ingerir un *exceso* de sodio—algo muy difícil de hacer debido nuestros extremadamente sofisticados controles corporales, que tener una deficiencia.

El sodio es uno de los electrolitos más críticos para el buen funcionamiento del cuerpo humano—si no es que el *más* crítico, y, como tal, es el mayormente presente en nuestro torrente sanguíneo de manera habitual.

Centralmente, no tienes que consumir sal de mar "extra" ni tratar de reducir su ingesta. Simplemente añádela a tus comidas tanto como bien te parezca.

Para ganar masa muscular, necesitas tomar ciertos suplementos de manera regular

Ningún suplemento es requerido para ganar masa muscular—especialmente considerando que los batidos proteicos son más alimentos que suplementos. Como vimos a lo largo de este libro, solo 3 elementos pueden considerarse en el cumplimiento de esta meta *esenciales*: 1) el entrenamiento de resistencia, 2) un consumo de proteína suficiente, y 3) una ingesta calórica óptima. Todo lo demás es algo *adicional*.

¿La raíz principal de este mito? La convenientemente distribuida desinformación. Si se supiera que la mayoría de los suplementos no sirven de nada o tienen un efecto casi nulo comparado con el buen dormir, el ejercicio, y la dieta casi nadie los compraría. La realidad, los suplementos son algo totalmente *opcional* y varios de estos *pueden* llegar a tener un efecto perjudicial—empezando con tu cartera.

No te dejes engañar y enfócate en lo que más importa en cuanto a la optimización de tu salud, bienestar, y ganancia muscular: el dormir bien, comer lo suficiente, y entrenar correctamente.

El volumen, no la intensidad, es el aspecto crucial en cuanto al progreso en el entrenamiento de fuerza

Aunque el volumen total de entrenamiento de fuerza, por supuesto tiene un efecto en el mantenimiento o incremento de fuerza y masa muscular, *no* es el aspecto fundamental en el que uno se debe enfocar, sino, más bien, en el progreso en cuanto a intensidad—cuánto peso puedes levantar en un rango de repeticiones en particular por ejercicio dado.

Ciertamente, el volumen es afectado por la intensidad—siendo el volumen la suma total de repeticiones multiplicado por el peso empleado por cada ejercicio, no obstante, no toda repetición tiene igual capacidad para estimular el desarrollo muscular. Son las repeticiones previas al fallo muscular que tienen el mayor efecto sobre la estimulación de crecimiento muscular—sin importar el rango de entre 4-12 repeticiones que se quiera implementar.

El llegar al fallo concéntrico muscular en cada una de las series realizadas no es algo necesario—y hasta puede resultar contraproducente, pero el realizar tantas repeticiones sea posible—sin llegar al fallo muscular, es sin duda alguna la manera más eficiente de entrenar—*"haz cada una de tus series contar"*.

Ultimadamente, entrenar intensamente, y no prolongadamente, es en lo que te tienes que enfocar si quieres preservar—durante una fase definición/mantenimiento—o ganar—durante una fase de volumen—fuerza y masa muscular.

Se gana masa muscular al entrenar, no al descansar

Hormesis[45] es la principal causante del crecimiento o mantenimiento del tamaño y fuerza de los músculos (Mark P. Mattson, 2007). El dicho: "si no lo usas lo pierdes", aplica extraordinariamente en cuanto a la masa muscular.

El entrenamiento de pesas estimula la hipertrofia al *descomponer* el músculo, mediante lo denominado como "catabolismo" muscular. La ganancia se adquiere al momento en el que el músculo dañado es alimentado y descansado para que este se pueda recuperar al activarse el estado metabólico contrario conocido como "anabolismo". En otras palabras, si entrenas el mismo grupo muscular constantemente y sin dejarlo recuperarse, solamente lo estarás catabolizando—desglose muscular, por lo que nunca podrá activarse el tan ansiado periodo de anabolismo—crecimiento muscular.

Esto no significa que tengas que mover tu frecuencia de entrenamiento a una vez por mes, pero sí significa que el entrenar el mismo grupo muscular *intensamente* 1-3 veces por semana es más que suficiente y, derivadamente, una frecuencia mayor a está, está por demás o hasta puede resultar a largo plazo contraproducente.

Por lo tanto, a menos de que tu meta actual sea la de perder grasa corporal, ajusta tu dieta a tu volumen semanal de entrenamiento total—si entrenas más, come más; especialmente si tu meta presente es la ganancia muscular. Conjuntamente, evalúa constantemente tu capacidad de recuperación en comparación con tu volumen actual de entrenamiento—¿en cuanto a fuerza, estás estancado, estás progresando, o te estás regresando?; y ajusta acordemente.

Necesitas comer frecuentemente para "acelerar tu metabolismo" y prevenir el catabolismo

La frecuencia alimenticia es mayormente irrelevante—siendo el ritmo circadiano el único aspecto respecto a esto importante.

---

[45]La **Hormesis** es un término usado por los toxicólogos para referirse a una respuesta de dosis bifásica a un agente ambiental caracterizado por una estimulación de dosis baja o un efecto beneficioso y un efecto tóxico o inhibitorio de dosis altas. En los campos de biología y medicina, la hormesis se define como una respuesta adaptativa de las células y los organismos a un estrés moderado (generalmente intermitente).

Primeramente, aunque ciertamente el comer acelera el metabolismo—por así decirlo, se ha encontrado que no es la frecuencia alimenticia la que acelera el metabolismo por sí misma, sino la *cantidad* calórica diaria ingerida y el *tipo* de alimentos consumidos, siendo la proteína el macronutriente más termogénico y, por ende, el que más acelera la quema de calorías. En otras palabras, no es que tu cuerpo acelere su metabolismo por arte de magia al consumir alimentos, sino que aumenta su gasto energético para poder digerirlos y asimilar sus elementos. Lo único que se ha comprobado hasta al momento que *realmente* acelera el metabolismo—tasa a la que tu cuerpo quema calorías para utilizarlas como energía al estar en un estado de reposo (TMB), es el incremento en peso corporal, más específicamente, de masa muscular.

Por otro lado, en cuanto a longevidad se refiere, un metabolismo extremadamente rápido, *no* es lo ideal y, de hecho, es la razón principal por la que individuos con gran BMI, altura, y/o alto consumo de carbohidratos no viven tanto (Thomas T Samaras, 2002) (Speakman JR, 2005). En otras palabras, el ayuno, la restricción calórica, y las dietas bajas en carbohidratos aumentan la longevidad en gran parte mediante la *reducción* del ritmo metabólico del cuerpo al inducir la cetosis (Megan N. Roberts, 2017). Centralmente, entre menos calorías consumas en tu día a día, más larga será tu vida—particularmente en cuanto a las provenientes de carbohidratos y proteínas al estos macronutrientes incrementar la velocidad del metabolismo en mayor medida, por lo que si la longevidad, juventud, y salud en general son temas importantes para ti, no tienes por qué preocuparte de comer cada 3 horas—no al comer más sino *menos* frecuentemente es a lo que deberías aspirar a (i.e. ayunar intermitentemente).

Asimismo, respecto al posible catabolismo muscular al ayunar no te tienes que preocupar. Al ayunar, nuestra producción de hormona del crecimiento se eleva drásticamente con la principal función de preservación muscular, por lo que, el catabolismo mayormente experimentado, no será sobre tus músculos, sino sobre tu grasa corporal y proteínas ya inservibles *si* levantas pesas de manera regular—al ser este el mayor protector de masa muscular (recuerda: *"si no lo usas lo pierdes"*). Al fin y al cabo, la finalidad principal de la grasa corporal es la de servirte de alimento en periodos de escasez nutricional—puede no verse tan bien, pero puede bien salvarte la vida cuando no hay comida.

Aunado a esto, si lo que quieres es bajar de peso, se ha comprobado que el reducir la frecuencia de ingestión alimenticia—ej. de 4 a 2 comidas al día, promueve un espontáneo *decremento* de ingesta calórica, lo cual, en su defecto, deriva en una reducción de grasa corporal. Contrariamente, se ha encontrado que el incrementar la frecuencia alimenticia *aumenta* la percepción de hambre durante el día (Solomon TP, 2008), lo cual, puede derivar en un incremento en la ingesta calórica periódica total.

Así que ya lo sabes, si lo que quieres es reducir tu ingesta calórica con motivos de pérdida de grasa, el reducir tu frecuencia de alimentación en lugar de la cantidad de alimento por porción—i.e. ayunar intermitentemente, es una de las mejores estrategias que puedes tomar. Esto te permitirá consumir menos frecuentes, pero más grandes comidas—en lugar de múltiples pero diminutas, manteniendo tu masa muscular y, al mismo tiempo, eliminando el exceso de grasa corporal.

Necesitas comer algo previo al entrenamiento

Dependiendo de cuando consumiste tu última comida, es que la necesidad de ingestión alimenticia toma prioridad. Generalmente, solo en el caso de que hayas ayunado por más de 24 hrs y/o entrenado intensamente en las 24 horas previas a la sesión de entrenamiento en puerta, es que el consumo de algún alimento previo al entrenamiento puede considerarse como algo potencialmente benéfico—especialmente en cuanto a proteínas y/o carbohidratos se refiere. Fuera de estas circunstancias, debido a que el cuerpo es capaz de restaurar las reservas de glucógeno muscular independientemente de la macro-composición de la dieta—incluso al ayunar (Fournier PA, 2004), podemos considerar el consumo alimenticio previo al entrenamiento como algo mayormente *opcional*.

Interesantemente, es una observación frecuente, que la gente logre sus mejores sesiones de entrenamiento en un estado de ayuno/semiayuno—me incluyo, y esto es por una buena razón. Centralmente, existen 2 estados diametralmente opuestos en nuestro sistema autonómico central: el simpático y el parasimpático. El primero es la respuesta "pelear o volar" del cuerpo que es activada en periodos de emergencia/estrés mientras que, por otro lado, el segundo está asociado con la respuesta "digerir y descansar" vinculada con periodos de tranquilidad. El sistema simpático involucra catabolismo, excitabilidad, y creatividad. El sistema parasimpático es sinónimo de anabolismo, relajación, y sociabilidad. Al entrenar, *no* queremos sentirnos relajados, sino que enfocados y energizados; no queremos estar en un estado anabólico, sino catabólico. Es por esto que el ayunar se *alinea* con el entrenamiento intenso de manera particular.

Habiendo dicho esto, si mediante experimentación personal observas que te desempeñas mejor consumiendo algo antes de entrenar, entonces hazlo, pero es importante que sepas que es *no* es una *necesidad*, sino algo completamente *opcional*.

Necesitas comer algo *inmediatamente* después de entrenar

El muy promulgado mito de la "ventana anabólica" post-entrenamiento. Si no lo haz aun escuchado—algo que sería muy raro, la teoría de la "ventana anabólica" dice que se *debe* consumir por lo menos de 20-40gr de proteína dentro de la hora inmediatamente consecuente al entrenamiento, y si esta proteína es de rápido asimilamiento, mucho mejor.

Es gracias a este mito que mucha gente en el gimnasio corre a consumir su batido de proteína de suero al finalizar su entrenamiento. Desafortunadamente para las personas que creen o han difundido este aseveramiento, esto *no* es necesario, y hasta puede resultar *ligeramente* perjudicial.

Así es, todo ese dinero invertido en caras proteínas de suero altamente procesadas—i.e. "aisladas hidrolizadas", toda esa urgencia por consumir su batido tan rápido como sea posible post-entrenamiento, toda esa falta de libertad y flexibilidad derivada del tener que cargar con su batido al gimnasio y/o correr a comer algo. Todo esto, para nada. Una total pérdida de tiempo.

Aunque ciertamente, el consumir algo después de entrenar es algo beneficial para la construcción/mantenimiento muscular, esta "ventana anabólica" es mucha más grande de lo que se había anteriormente promulgado.

Si, esta ventana de "oportunidad" existe, pero su duración no es de una hora, sino de 3-4 horas y, aún está, no es tan relevante como la ingesta proteica total durante las 24-48 horas posteriores al entrenamiento de resistencia. Aunado a esto, el consumir algo después de entrenar es ciertamente únicamente relevante si no se ha consumido nada en un periodo previo mayor a 3-6 horas antes del entrenamiento—ej. al entrenar en ayunas.

A decir verdad, independientemente de si comiste algo antes de entrenar o no—ej. entrenaste en ayunas, lo *ideal* sería esperarse de 30-90 min post-entrenamiento antes de consumir alimento alguno debido a que, al estar tu cuerpo en un estado de estrés—estado simpático, el cortisol y demás hormonas catecolaminas, además de inhibir el apetito, fomentan un momentáneo ambiente fisiológico de alta inflamación y resistencia insulínica, por lo que el comer inmediatamente posterior al entrenamiento, aunado a no ser disfrutable, puede resultar *posiblemente* perjudicial. Además, si lo que quieres es quemar grasa corporal, en este periodo post entrenamiento es que este proceso se eleva sustancialmente, y el consumo de alimento alguno en este momento cortaría momentáneamente la suscitación de este proceso.

Centralmente, si tienes hambre después de entrenar, come—particularmente proteína. De no ser así, date cuenta de que no es *necesario* que comas inmediatamente y que, probablemente, lo ideal sea que te esperes unos 30-90 minutos antes de consumir algo—o hasta que te de hambre. Y por "consumir algo" me refiero a ingerir comida de verdad—huevos, carne, pescado, etc., no suplementos de proteína—los cuales, como ya aclaramos, no son "malos", pero sí algo totalmente opcional.

El comienzo de tu camino

Allí lo tienes. Todo lo que necesitas saber para transformar tu cuerpo en su mejor versión. Más información que la aquí presentada será solamente a la base que este libro te ofrece, una *adición*. Lo único que queda es que comiences tu camino.

Una vez has encontrado tu meta de ingesta proteica ideal, tu objetivo calórico individual acorde a tu meta actual, y diseñado tu plan de entrenamiento personal lo único que necesitas es seguir lo planeado tal y como fue delineado de manera consistente, por un considerable periodo de tiempo, para comenzar a notar cambios positivos en tu cuerpo.

Ciertamente muchas más otras cosas puede o no se involucren en una buena salud, bienestar general, y longevidad, no obstante, en cuanto a cambios en composición corporal—que tanta grasa corporal tenemos en relación con nuestro tejido muscular, podemos determinar que lo que *mayormente* define cambios en composición corporal es la ingesta periódica calórica, el tipo de alimentos, y el entrenamiento de resistencia.

Deja de ponerte excusas, deja de aplazar tu suscripción al gimnasio, deja de decir: "la siguiente semana comienzo con mi dieta". El tiempo no se detiene, y es muy probable que el momento perfecto, jamás llegue. El momento para cambiar es ahora, no mañana, no la siguiente semana, sino hoy.

Espero fervientemente que tomes los conocimientos en este libro y de verdad los pongas en práctica, y aún mejor, que compartas esta información con más personas para que también transformen su vida. Este libro lo escribí con la intención de impactar a miles de personas, de mejorar sus vidas, de aportarles algo valioso con lo que puedan ser más sanos y felices, de darles la capacidad de alcanzar esa vitalidad y cuerpo que tanto desean. Espero tú seas una de esas personas—ya tienes toda la información que realmente necesitas.

Si este libro te resultó útil, te pido de favor apoyarme escribiendo una reseña en Amazon y/o en el blog "ElhombreExcelente.com" para que esta información ayude a otras personas.

De todo corazón, te deseo la mejor de las suertes y te espero en mi blog, en donde podrás encontrar más información sobre este y otros temas interesantes que te ayudarán a convertirte en un mejor hombre, en tu mejor versión, en un *Hombre Excelente.*

Acerca del autor

Alejandro Astorga es un entusiasta del fitness y la salud en general. Se ha dedicado a investigar todo lo relacionado con la salud y el estado físico por más de 10 años. Libros, estudios, entrenadores, y la experiencia de varias personas han constatado la veracidad y efectividad de la información que aquí se te presenta.

Su enfoque hacia el fitness y el cuidado de la salud es que este no debe tomar el control de la vida de las personas, sino más bien enriquecerla, y, por lo tanto, cree que las dietas y programas de entrenamiento deben adaptarse a las necesidades, preferencias, y posibilidades de cada individuo y no al contrario, como muchos entrenadores y nutricionistas predican.

Su más grande deseo es que esta información te sea tan útil como lo fue para él y para muchas otras personas que la han aplicado y obtenido de ella excelentes resultados.

Apéndice 1: Todo lo que necesitas saber sobre las dietas bajas en carbohidratos—literalmente

Existen múltiples enfoques en cuanto a tipos de dietas y rutinas de entrenamiento se refiere.

Algunos de estos, están basados en suposiciones erróneas/desinformadas, por lo que no conducen eficazmente hacia las metas de salud y fitness de quienes los siguen.

No obstante, la gran mayoría de estos diferentes puntos de vista—predicados por gente inteligente/educada—no son "buenos" ni "malos" por así decirlo, sino que dependen *ampliamente* del contexto del que se trate.

En otras palabras, una dieta/rutina de entrenamiento que para alguien puede funcionar maravillosamente, puede no funcionar óptimamente para otra persona que se encuentre en diferentes condiciones—i.e. diferente genética, composición corporal, salud, etc. Tal es el caso de las dietas bajas en carbohidratos.

Pero, primero que nada. ¿Qué es una dieta baja en carbohidratos?

Una dieta baja en carbohidratos, siendo una dieta baja en carbohidratos a aquella que posee una ración de estos particularmente pequeña en comparación con los otros 2 macronutrientes de los que se compone la dieta—i.e. proteínas y grasas. Existen varios grados en los que se puede encasillar una dieta baja en carbohidratos—i.e. baja en carbohidratos o *muy* baja en carbohidratos—pero, por lo general, una dieta que contiene 150 gr o menos de este macronutriente ya es considerada como baja en carbohidratos.

Existen 2 estados metabólicos en los que el cuerpo puede trabajar: mediante la quema de glucosa o mediante la quema de ácidos grasos.

El estado de quema de glucosa es alcanzado después de consumir alimentos altos en carbohidratos—y hasta proteínas, dependiendo de la situación y cantidad ingerida—y/o cuando tenemos glucógeno almacenado disponible en el hígado—el glucógeno es la forma en que nuestro organismo almacena glucosa para utilizarla posteriormente, ya sea en el hígado o masa muscular. Por otro lado, el estado de quema de grasas es mayormente *potenciado*—siempre estamos quemando ácidos grasos en cierto grado—cuando dejamos de consumir alimentos y nuestros almacenes de glucógeno hepático han sido vaciados como, por ejemplo, durante periodos de ayuno.

No obstante, ciertas estrategias alimenticias pueden emplearse para fomentar este estado metabólico sin tener que ayunar. La más conocida—y efectiva—estrategia nutricional que produce estos efectos, es la de seguir una cetogénica.

Si estás interesado en descubrir:
- ¿Qué es la cetosis?

- ¿Cuál es la diferencia entre una dieta baja en carbohidratos y una dieta cetogénica?
- ¿Existe algún beneficio de mantener el estado cetogénico—o es siquiera necesario?
- ¿Cuáles son las principales ventajas de la dieta cetogénica y, correspondientemente, quienes podrían beneficiarse de este tipo de dieta y quienes probablemente no?
- ¿Será la dieta cetogénica la manera más sencilla de adelgazar?
- ¿Cómo puedes mejor implementar una dieta cetogénica?
- ¿Cuáles son los posibles efectos secundarios de embarcarte en una dieta de este tipo y cómo disminuirlos?

Entonces mantente leyendo, que todo esto y más es lo que veremos a continuación.

¿Qué es la cetosis?

La cetosis (no confundir con la cetoacidosis que *solo* puede presentarse en diabéticos) es un estado metabólico alcanzado cuando el cuerpo se encuentra en un estado profundo de quema de grasas, en el que las reservas hepáticas de glucógeno se han agotado.

A este estado se le conoce como "cetosis", debido a que el hígado, al haber terminado sus reservas de glucógeno, comienza a sintetizar cuerpos cetogénicos (cetonas) a partir de ácidos grasos, los cuales, son la principal fuente de energía del cerebro cuando suficiente glucosa no está presente al ser este único órgano de nuestro cuerpo que no puede utilizar directamente ácidos grasos como energía.

En otras palabras, las cetonas son producidas por el hígado a partir de ácidos grasos *principalmente* para alimentar a nuestro cerebro en periodos de hambruna—i.e. cuando la ingestión de glucosa y/o proteínas no es suficiente para compensar la demanda metabólica del organismo. Es por esto que la manera más rápida y efectiva para entrar en estado de cetosis es el ayuno.

Cuando la ingestión de alimentos es nula—i.e. durante el ayuno—y las reservas de glucosa se han agotado, el cuerpo automáticamente comienza a tomar energía de su reserva más grande—i.e. grasa corporal—y a producir cetonas—mediante el hígado—para nutrir al cerebro.

No obstante, este estado metabólico puede ser mantenido aún y cuando se esté consumiendo alimentos dependiendo del tipo y proporción de macronutrientes consumidos. A este tipo de estrategia nutricional se le conoce como "dieta cetogénica."

La dieta cetogénica

La dieta cetogénica, es una dieta con un contenido muy bajo de carbohidratos, mediano de proteínas, y alta en grasa—provenientes del tejido adiposo o del plato. Este tipo de dieta es muy parecida a la consumida por nuestros ancestros de la época paleolítica en tiempos invernales.

La principal diferencia entre una dieta baja en carbohidratos y una cetogénica recae en la cantidad de carbohidratos ingerida, siendo en la dieta cetogénica está casi, pero no necesariamente, nula para la mayoría de la gente. Una dieta cetogénica busca simular metabólicamente el estado de ayuno—y los beneficios derivados de este, mientras que una dieta baja en carbohidratos tradicional únicamente pretende minimizar la ingesta total de carbohidratos—sin importar si esto induce un estado de cetosis o no.

Ciertamente, ambas dietas son bajas en carbohidratos, no obstante, la dieta cetogénica contrario a cualquier otra dieta baja en carbohidratos, está basada en la preservación del estado cetogénico, no en la cantidad de carbohidratos ingerida. Si un atleta de alto rendimiento puede ingerir 150 gr de carbohidratos al día y mantenerse en cetosis la mayor parte de este, puede considerarse que este individuo se encuentra en una "dieta cetogénica", no obstante, estos casos son contados y, para la mayoría de la gente, restringir su ingesta de este macronutriente a 50-100 gr o menos, dependiendo de su rutina de entrenamiento, es lo más conveniente para mantenerse en este estado metabólico eficiente.

Más específicamente, en términos de configuración, la dieta cetogénica consiste en consumir menos de 50 gr de carbohidratos netos—sin contar la fibra, 0.8-1 gr/lb de proteínas, y el resto de tu cuota calórica mediante grasas de calidad—i.e. de origen animal. Este desglose de macronutrientes cetogénico está basado en múltiples estudios que han demostrado que el cuerpo entra y se mantiene efectivamente en este estado aún y ante la ingestión regular de alimentos si este arreglo de consumo de macronutrientes es preservado.

Cabe destacar que, aunque es cierto que las proteínas son altamente insulinogénicas y, en grandes cantidades, promueven la síntesis de glucosa mediante la gluconeogénesis— creación de glucosa a partir de ciertos aminoácidos y glicerol, estos procesos son cuidadosamente regulados por el cuerpo y mayormente impulsados por la demanda, no el suministro, por lo que los niveles de azúcar en sangre que promueven *jamás* se aproximaran a aquellos generados por el consumo de carbohidratos, por lo que, contrario a lo que la mayoría de los "ceto-gurús" te pudiesen comentar, te recomiendo *no* preocuparte por consumir "demasiada proteína" e ingerirla en tantas cantidades tu cuerpo te pida—guíate por tu hambre, esto claro si tu meta no es mantener una cetosis estricta debido a ser esta tu estrategia para lidiar con algún tipo de enfermedad de las que veremos en unos instantes.

Centralmente, existen múltiples estrategias nutricionales y tipos de dietas que pueden generar una pérdida de grasa corporal a largo plazo, sin embargo, desgraciada o afortunadamente—dependiendo del punto de vista con el que se le vea, en cuanto a nutrición, no se puede categorizar una estrategia o dieta como buena o mala. En otras palabras, no existe una respuesta definitiva para todas las personas. Todo depende del contexto.

La dieta que puede ser excelente para una persona puede ser terrible para otra—o por lo menos no óptima, o el efecto benéfico de una dieta para la *misma* persona en diferentes fases temporales puede incrementarse o disminuirse dependiendo de múltiples factores—etapa de recomposición corporal, rutina de entrenamiento, sensibilidad a la insulina, carga total de estrés, etc. Este es el caso de la dieta cetogénica.

En cuanto a cambios en composición corporal—perder grasa corporal y/o ganar masa muscular, lo más importante en *cualquier* tipo de dieta, independientemente de su composición de macronutrientes, es el balance calórico obtenido de ella. Si el total de energía obtenido mediante la ingestión de alimentos es menor al quemado por el cuerpo, perderás peso sí o sí. Sin embargo, la diferencia entre distintos tipos de estrategias recae en el tipo de tejido del que la pérdida de peso es derivada—grasa o músculo—y la facilidad con la que esto fue alcanzado—la sustentabilidad y disfrute de la dieta, por lo que, aunque teóricamente cualquier dieta que genere un déficit calórico—balance calórico negativo—puede ayudarnos a perder peso, el balance entre la pérdida de grasa en comparación con masa muscular, y la dificultad/facilidad para seguir la dieta son factores muy importantes a tomar en cuenta.

Si pierdes masa muscular en lugar de grasa, acabarás viéndote peor que al comenzar con la dieta y serás alguien menos saludable. Si la dieta es difícil de seguir y/o mantener, no te mantendrás en ella a menos de que poseas una insuperable fuerza de voluntad.

Tras más de 3 años de haber investigado, estudiado, y experimentado con ella, he aquí el cuestionamiento: ¿Será la dieta cetogénica la manera más sencilla de adelgazar? Antes de ver si la dieta cetogénica es la manera más sencilla de perder grasa—la razón principal por la que esta dieta a la mayoría de la gente le interesa, y los porqués de esta respuesta—positiva o negativa, veamos por qué este tipo de dieta pudiese ser superiormente efectivo para alcanzar esta meta.

"Ceto-adaptación" es la clave

Se le denomina "ceto-adaptación", al cambio metabólico en el cuerpo en el que el sustrato energético preferencial utilizado es cambiado de la glucosa hacia ácidos grasos y cetonas.

La cualidad principal de la "ceto-adaptación"—la cual requiere semanas y hasta *meses* para tomar lugar, y a diferencia del estado cetogénico—el cual puede ser alcanzado con solo 16-24 horas de ayuno, es que, una vez culminado este proceso, la masa muscular tanto en descanso como durante el ejercicio comienza a depender mayormente de la quema de ácidos grasos en lugar de cetonas—cosa contraria de lo que sucede al comenzarla, lo cual, libera una mayor cantidad de cetonas para ser utilizadas por el sistema nervioso central—especialmente el cerebro.

Este aspecto de la ceto-adaptación es clave, ya que el cerebro solo puede quemar glucosa y cetonas como energía y, en una dieta muy baja en carbohidratos—como la cetogénica, el cerebro depende casi en su totalidad de cetonas para poder nutrirse, por lo que entre más cetonas corran por la sangre, mayor será la oxigenación y nutrición que el cerebro podrá recibir para energizarse. Aunado a una excreción exagerada inicial de electrolitos y agua mediante la orina inducidos por este tipo de dieta, la carencia de este tipo de adaptación es lo que hace que la gente se sienta "cansada" en las primeras semanas de su iniciación.

Además, debido a que ciertas partes del cuerpo *necesitan* glucosa para trabajar—i.e. células rojas y ciertas partes del cerebro y sistema nervioso; la ceto-adaptación inherentemente conlleva una relativamente alta *resistencia* a la insulina en los tejidos para preservar la glucosa generada mediante la gluconeogénesis—proceso en que el hígado transforma aminoácidos (de proteínas) y glicerol (de grasas) en glucosa, y poder mantener niveles ideales de glucosa e insulina en sangre continuamente.

Es por esto que en estudios de dietas cetogénicas en los que se involucra a personas diabéticas y/o con sobrepeso, el resultado observado generalmente es un *incremento* en la sensibilidad a la insulina y un decremento en los niveles de glucosa en sangre en ayunas, mientras que, cuando la dieta es seguida por individuos relativamente más sanos, en ciertos casos se observa una *decremento* en la sensibilidad a la insulina y/o un aumento en los niveles de glucosa en sangre en ayunas—el efecto contrario al observado en personas obesas/diabéticas. En ambos casos, mediante la dieta cetogénica y la posterior ceto-adaptación, el organismo estabiliza la glucosa e insulina a niveles ideales para su funcionamiento. La diferencia en las observaciones entre una persona obesa y una sana, recae en el punto inicial.

En las personas obesas/diabéticas los niveles de glucosa y/o insulina en sangre estaban en un nivel *más alto del ideal,* por lo que el resultado de la implementación de esta dieta produjo un decremento en ambas métricas—insulina y glucosa, mientras que en el caso de los individuos más sanos, los niveles de glucosa e insulina en sangre al ayunar se encontraban en un nivel *más bajo del ideal,* por lo que la ceto-adaptación ocasionó una elevación en el nivel de estos 2 parámetros. A fin de cuentas, en ambos casos, el resultado es positivo, y es el mismo. A través de la ceto-adaptación, el organismo posiciona y mantiene los niveles de glucosa e insulina en sangre en niveles óptimos para su funcionamiento. En otras palabras, la ceto-adaptación promueve la estabilidad glucémica e insulínica en el cuerp*o*.

¿Cuál es el mecanismo fisiológico mediante el que la "ceto-adaptación" promueve el mantenimiento continuo de la homeostasis glucémica? Cuando una substancial cantidad de glucosa es ingerida—mediante la ingestión de carbohidratos, se produce un incremento y, consecuentemente, una disminución de glucosa e insulina en sangre. Entre mayor sea la carga glucémica de una comida específica—y su correspondiente respuesta insulínica, mayor será la posterior baja de glucosa e insulina en sangre. A este fenómeno se le conoce comúnmente como "hipoglucemia de rebote".

Cuando estos ciclos son repetidos crónicamente—una subida, seguida de una bajada de glucosa en sangre e insulina; el cuerpo responde adaptándose de una manera totalmente inversa a la "ceto-adaptación", lo que hace que los niveles de glucosa e insulina en sangre sean más bajos en un estado de ayuno.

Aunque esto pudiese verse a primera vista como una adaptación que se debiese buscar— ¿entre más sensibilidad a la insulina mejor, cierto?; es importante tomar en cuenta que ambos extremos—altos y bajos niveles de glucosa y/o insulina—no son buenos.

Las personas con constantemente altos niveles de glucosa en sangre provocados por una substancial resistencia a la insulina—ej. prediabéticas, dañan los tejidos del cuerpo en el corto y largo plazo—la glucosa es literalmente tóxica en grandes cantidades (George Fantus, 2009) (R. Paul Robertson, 2003) (Shinji Kawahito, 2009). Por otro lado, las personas con una *sensibilidad* a la insulina extremadamente alta son sometidas a constantes episodios de hipoglucemia ocasionados por esta aparentemente buena métrica, lo que ocasiona una dependencia total en el consumo consistente de carbohidratos.

Está dependencia, además de disminuir drásticamente el desempeño físico y mental de este tipo de individuos cuando una ingestión constante de carbohidratos no es suministrada—las reservas hepáticas de glucógeno tienen en promedio una capacidad máxima de almacenamiento de ~100 gr—el equivalente a 400 Kcal, previene la utilización de ácidos grasos como energía—especialmente los almacenados en el cuerpo como grasa corporal, promoviendo así el consumo de energía adicional en forma de carbohidratos en el mejor de los casos, y, en el peor, de no consumirse la energía glucogénica requerida, la pérdida de masa muscular al ser esta metabolizada para ser utilizada como energía; ambas cosas, mediadoras de una potencial ganancia de grasa corporal a corto y/o largo plazo.

Consecuentemente, sabiendo que lo que se debe tratar de alcanzar es el mantenimiento de niveles *óptimos* de glucosa en sangre continuamente—especialmente en una fase de pérdida de peso, y que la manera más eficiente, segura, y práctica de lograrlo es mediante la "ceto-adaptación", la respuesta más lógica al problema de obesidad presente en la mayoría de la población es la restricción parcial o total de carbohidratos. En el caso de no aplicarse una restricción drástica de carbohidratos—como en el caso de la dieta cetogénica, el consumo de estos debe suministrarse principalmente mediante alimentos que tengan un bajo índice glucémico—frutas, bayas, y verduras; para mantener los niveles de glucosa tan estables como sea posible, evitando así, violentas altas y posteriores bajas de glucosa en sangre.

Por otro lado, en cuanto a desempeño, el mayor beneficio de la ceto-adaptación, es el "desbloqueo" de acceso a nuestra mayor reserva de combustible: la grasa corporal, ya que está, comparado con aquella de glucosa, es *enorme*—las reservas de grasa de un hombre promedio con un 12% de grasa corporal es el equivalente ~90,000 kcal comparado con tan solo ~2,000 kcal de glucosa.

Conclusivamente, la "ceto-adaptación" es el estado natural el cuerpo en periodos de inanición—y posiblemente debería serlo en todo momento, por lo que el implementar una dieta que simula este estado—la dieta cetogénica, es la manera más práctica, eficiente, y sostenible de mantener un déficit calórico a largo plazo, lo cual, es un requisito fundamental de la pérdida de peso. El incrementar la eficiencia en la utilización y aprovechamiento de ácidos grasos y cetonas en los tejidos—especialmente el cerebro y la masa muscular, en conjunción con la estabilidad glucémica mencionada anteriormente, nos permitirá mantener nuestro desempeño regular independientemente de la cantidad de calorías energéticas ingeridas—i.e. carbohidratos o grasas, por lo que no experimentaremos declive alguno—o éste será mínimo—en nuestro desempeño sin importar cuándo o cuánto nos alimentemos.

Posibles beneficios de la dieta cetogénica

Habiendo definido los conceptos clave de las dietas bajas en carbohidratos y la cetogénica, veamos pues los principales beneficios de esta última, siendo lo más destacados, te adelanto, aquellos asociado con la pérdida de grasa corporal, el balance hormonal, y la optimización de la función neuronal.

Supresión del apetito

Las dieta cetogénica, debido a su relativamente alto contenido de grasa, fibra, y proteína promueve saciedad entre las personas que la siguen, y reduce los "antojos" asociados con bajas drásticas en azúcar en sangre—los picos de glucosa e insulina generados por el consumo de grandes cantidades de carbohidratos tienden a generar una respuesta hipoglucémica posterior a este pico, lo que nos incita a consumir más carbohidratos para compensar dicha baja en glucosa en sangre aún y cuando "realmente" no tengamos una hambre fisiológica. Esta propiedad supresora del apetito de las dietas bajas en carbohidratos, además de anecdótica, se ha observado en distintos estudios (C. K. Martin, 2011)(Gibson AA, 2014)(Sumithran P, 2013)(Alexandra M Johnstone, 2008).

Gracias a este efecto, las dietas cetogénicas inducen una espontánea reducción en la ingestión calórica, lo que consecuentemente causa pérdida de peso sin necesidad de llevar un control calórico. Por lo que, en estudios en los que no se restringen las calorías ingeridas de manera consciente, las dietas bajas en carbohidratos han sido consideradas más efectivas para perder peso a largo plazo que su contraparte—i.e. dietas bajas en grasa—aun y cuando la ingestión de proteína en ambas ha sido la misma (Johnstone AM H. G., 2008).

Debido a que los carbohidratos—especialmente los almidones, producen ciclos de altas y bajas drásticas de glucosa en la sangre y promueven una baja flexibilidad metabólica en la mayoría de los tejidos del cuerpo—carencia en adaptaciones que faciliten la transición entre quema de grasa y glucosa creada por un alto consumo crónico de carbohidratos; la dieta cetogénica, al mantener los niveles de glucosa en sangre estables y facilitar la quema de grasas de una manera constante, disminuye el apetito y los antojos—especialmente por carbohidratos.

Adicionalmente, gracias a estas mismas propiedades, al seguir una dieta cetogénica notarás que los eventos hipoglucémicos y sus síntomas asociados—temblores, cansancio excesivo, hambre insoportable, etc.; serán casi nulos.

Ciertamente, sentirás hambre de vez en cuando—esto es algo inevitable en una dieta hipocalórica, pero esta hambre será más leve, natural, y soportable; y no voraz como aquella producida por una deficiencia de glucosa en la sangre.

Facilita la transición entre el estado alimentado y el de ayuno

Debido a que esta dieta te mantiene quemando grasas y cetonas la mayor parte del tiempo, no existen cambios drásticos entre fuentes de energía—glucosa a grasas, lo que facilita la transición entre el estado alimentado y el de ayuno.

Ambas estrategias alimenticias—dieta cetogénica y ayuno intermitente, ponen al cuerpo en un estado metabólico "quema-grasa", en el que ácidos grasos y cetonas son utilizados como energía en lugar de glucosa, por lo que la transición del estado de ayuno al alimentado y viceversa, es menos disruptivo en el cuerpo—el cambio entre estados metabólicos (i.e. de quemar glucosa a quemar ácidos grasos) es estresante para el cuerpo cuando este aún no se ha ceto-adaptado. De hecho, la manera más rápida y efectiva de entrar en cetosis, es mediante el ayuno prolongado—i.e. mayor a 16 horas si usualmente se corre en glucosa.

Esto, aunado a su propiedad supresora del apetito, la convierten en la dieta ideal para perder grasa corporal para la población general—ej. no atletas de alta intensidad.

Mayor pérdida de peso y definición muscular

Especialmente durante las primeras semanas, notarás una drástica pérdida de peso y mayor definición muscular esto en mayor parte, debido a sus propiedades diuréticas.

Los carbohidratos necesitan agua "extra" para ser asimilados y almacenados—cada gramo de carbohidratos necesita ~4 gr de agua para ser almacenado como glucógeno, al disminuir la ingesta de estos, se promueve la pérdida de agua "extra" en el cuerpo, lo cual, no es algo "bueno" ni "malo", sino simplemente significa que pesaremos menos.

Similarmente, la disminución en la producción de insulina provoca que el cuerpo pierda aún más agua y sodio, lo que reduce la cantidad de agua almacenada debajo de la piel.

Estos 2 factores hacen que, durante una dieta muy baja en carbohidratos—como la cetogénica, los músculos se vean más definidos, el peso corporal total baje drásticamente, y la "hinchazón" en regiones no tan musculares—como la cara—disminuya sustancialmente. Por lo que te verás más definido, ligero, y atractivo a solo unas semanas de haber comenzado esta dieta.

Reducción de niveles de azúcar en sangre y mejoría en diabetes tipo 2

Al no tener una ingesta amplia de carbohidratos, los niveles de azúcar elevados comenzaran a regularse a niveles normales en personas que posean algún nivel alto de resistencia a las acciones de esta hormona, como es el caso de los diabéticos tipo 2. Si combinamos una dieta baja en carbohidratos con frecuentes periodos de ayuno—i.e. ayuno intermitente—los efectos son potenciados.

Al ser la insulina la hormona responsable de introducir la glucosa—y otros nutrientes—en las células, la constante estabilidad de glucosa provista por esta dieta, promueve también la regularización y control en los niveles de insulina, por lo que malestares asociados con el exceso o carencia de secreción de esta hormona—diabetes, síndrome metabólico, Alzheimer, etc.; pueden ser atenuados como en varios estudios se ha demostrado (William S Yancy Jr, 2005) (Talib A.HussainM.B., 2012) (Klaus W.Lange, 2017). De hecho, la dieta cetogénica, ha sugerido ser la ideal para controlar y, en ciertas personas, curar la diabetes tipo 2 (William S Yancy Jr, 2005).

Si padeces diabetes tipo 2 o prediabetes—i.e. alta resistencia a la insulina, yo no lo pensaría 2 veces para comenzar a implementar una dieta baja en carbohidratos combinada con un esquema de ayuno intermitente. Este tipo de terapias ya se han utilizado exitosamente para tratar individuos que padecen este tipo de enfermedades (Richard D.Feinman, 2015). Obviamente, antes de cambiar tu dieta drásticamente con este tipo de estrategia o cualquier otra, primero consúltalo con tu doctor de cabecera, especialmente si estás tomando medicamentos para controlar tus niveles de azúcar—yo no soy ningún doctor ni juego a serlo.

Por otro lado, se ha comprobado que altos niveles de azúcar en sangre por periodos prolongados—como ocurre en diabéticos, daña nuestras células e incrementa el riesgo de padecer cáncer (Giovannucci E, 2010), por lo que checar nuestros niveles de glucosa en sangre regularmente—ej. cada 3 meses—e implementar estrategias para bajarlos de ser necesario—i.e. ayuno intermitente y/o dieta baja en carbohidratos—es recomendable, seas actualmente diabético o no. Lo que me lleva al siguiente beneficio.

Prevención del cáncer

Recientemente se ha hipotetizado que el cáncer, una enfermedad que afecta, ha afectado, y afectará a millones de personas, pudiese no ser una enfermedad genética y obligatoria—como se ha predicado hasta el momento, sino *condicional* y metabólica (Coller, 2014)—y por ende prevenible.

La mayoría de las células cancerígenas prefieren alimentarse de glucosa—mediante la fermentación—y se les dificulta utilizar ácidos grasos para subsistir—mediante la respiración, por lo que dietas bajas en carbohidratos y/o ayuno intermitente pueden prevenir el cáncer al matar estas células antes de que logren reproducirse sustancialmente (Otto Warburg, 1926).

De hecho, varios estudios han demostrado que las dietas bajas en carbohidratos— especialmente las cetogénicas—pueden *combatir* el cáncer al *adicionarse* a ciertos tratamientos de la medicina tradicional como la quimioterapia (Branco AF, 2016) (Bryan G. Allen, 2014) (Melanie Schmidt, 2011) (A Paoli, 2013) (Rainer J Klement, 2011).

El mecanismo detrás de la efectividad de la cetosis en cuanto a la prevención y tratamiento del cáncer es relativamente fácil de explicar. Además de privar a las células cancerígenas de glutamina y glucosa—ambos substratos necesarios para la supervivencia de estas células enfermas (Thomas N. Seyfried e. a., 2014), las cetonas producidas durante este estado, inhiben su proliferación, viabilidad y, por ende, su distribución (AM Poff, 2014).

Conclusivamente, si quieres prevenir la aparición y reproducción de células cancerígenas, no existe estrategia alimenticia mejor y más respaldada que la dieta cetogénica estricta.

Protección contra desórdenes neuronales

Es frecuentemente mencionado dentro de la comunidad de nutrición y fitness, que la glucosa es necesaria para el óptimo funcionamiento del cerebro, y aunque esto es verdad—una *parte* del cerebro solamente puede utilizar glucosa como fuente energética—nuestro hígado tiene la capacidad de sintetizar la glucosa necesaria para este fin a partir de aminoácidos y glicerol—mediante la gluconeogénesis, por lo que, aunque necesitamos de ciertas cantidades de glucosa para funcionar óptimamente, no necesitamos ingerirla—mediante carbohidratos, al nuestro organismo poder sintetizar la suficiente por sí mismo.

Algo que no es generalmente mencionado en cuanto a la función cerebral, sin embargo, es que la parte restante—la *mayor* parte, *también* puede utilizar cetonas para alimentarse, las cuales, como ya vimos, son sintetizadas en el hígado cuando la ingesta de carbohidratos es lo suficientemente baja; por lo que el cerebro puede funcionar óptimamente en el estado cetogénica y, en la mayoría de los casos, hasta *mejor*.

Por ejemplo, la dieta cetogénica ha demostrado ser un tratamiento efectivo para tratar la epilepsia en individuos resistentes a los medicamentos anticonvulsivos (RD & Emily Spellman MS, 2008) (Elizabeth G Neal, 2008). Asimismo, debido a sus propiedades neuro-protectoras, las dietas cetogénicas están siendo estudiadas para prevenir y tratar otros desórdenes neuronales como la enfermedad de Parkinson, el desorden bipolar, y el Alzheimer (Maciej Gasior, 2006) (Elizabeth G. Neal, 2008) (C. Di Lorenzo, 2014) (Phelps JR, 2012).

Mejora en calidad de sueño y estabilidad cognitiva

La estabilidad energética, emocional, y cognitiva provista por esta dieta, es en su mayoría provocada por el control de los niveles de azúcar/glucosa en sangre, y el cambio metabólico en el cerebro de glucosa hacia cetonas como fuente principal de energía.

Las altas y bajas de glucosa son estresantes para el cuerpo y, en un individuo que no está "ceto-adaptado", producen una carencia sistémica de energía—cansancio, inhabilidad para pensar claramente, irritabilidad, etc.; por lo que la dieta cetogénica, al prevenir fluctuaciones drásticas de glucosa y energía, proporciona una constante estabilidad energética, emocional, y cognitiva.

Similarmente la cetosis, al incrementar la actividad del neurotransmisor inhibidor GABA y, al mismo tiempo, disminuir la producción y utilización del neurotransmisor excitador Glutamato (Marc Yudkoff, 2008), promueve el buen sueño y provee de protección contra la excitotoxicidad—exceso de glutamato—tan común en individuos con frecuentes episodios hipoglucémicos derivados de picos de glucosa (Howard Prentice, 2015).

Debido a esto, la dieta cetogénica se ha estudiado, con prometedores resultados, como mecanismo de prevención de daño neuronal en situaciones en que las que el funcionamiento y/o oxigenación del cerebro se ve comprometida —ej., golpes en la cabeza, estancia en altas alturas o bajas profundidades marítimas, y ataques cardíacos (Mayumi Prins, 2008) (Institute of Medicine (US) Committee on Nutrition, 2011) (Claire L. Gibson, 2014) (Sheyda Shaafi, 2014).

Puede ayudar a combatir el acné

Altos niveles de insulina y azúcar en sangre promueven la inflamación asociada con el acné. Es por esto que las dietas bajas en carbohidratos pueden servir como parte de un tratamiento para combatir este malestar (Paoli A, 2012).

Centralmente, si padeces de una condición severa de este padecimiento, el involucrarse en una dieta de esta naturaleza en conjunción con tu medicación puede ayudarte a minimizar los síntomas.

Preservación de juventud e incremento en longevidad

Una dieta baja en carbohidratos, como la cetogénica, tiene el potencial para disminuir la velocidad del envejecimiento y promover la esperanza de vida. Esto, primariamente debido a que la quema de carbohidratos, al acelerar el metabolismo y promover una mayor producción de radicales libres en comparación con la quema de grasas y cetonas, inician una cascada de mecanismos fisiológicos que facilitan el envejecimiento (Seung-Jae Lee, 2010) (Tim J.Schulz, 2007) (Suji G, 2004) (Dongyeop Lee e. a., 2017) (R Singh, 2001).

Es por esto que, en cuanto a preservación de juventud y longevidad se refiere, entre más grasa quemes durante tu vida en lugar de glucosa —proveniente de carbohidratos, más vivirás y joven te verás. O como encontró un estudio en el que se analizaron los beneficios en cuanto a longevidad de la restricción calórica: "*un cambio metabólico clave durante la restricción calórica es el cambio del metabolismo de carbohidratos al metabolismo de grasas*" (John Speakman, 2011).

Reducción en inflamación

Las cetonas, por su propia naturaleza, son antiinflamatorias (Yun-Hee Youm, 2015) (Susan A. Masino & David N. Ruskin, 2014) (Youm YH, 2015), mientras que, contrastantemente, el *exceso* de glucosa es tóxico e inflamatorio (Qiang Sun, 2014) (Collier B, 2008) (Dandona P, 2006).

Siendo la dieta cetogénica inducidora de producción de cetonas y carente en cuanto a *ingestión* de glucosa—i.e., carbohidratos; es la combinación perfecta para combatir la inflamación en todo el cuerpo.

El efecto antiinflamatorio de la dieta cetogénica es tan efectivo, que su capacidad para controlar—y hasta revertir—ciertas enfermedades asociadas con el dolor y/o inflamación crónica—artritis, epilepsia, alzhéimer, etc.; ya ha sido demostrada en múltiples publicaciones (Xinxin Yang, 2010) (Maciej Gasior e. a., 2008) (Marwan Maalouf, 2009) (Nina Dupuis, 2015) (Carl E. Stafstrom, 2012).

Aumento en desempeño de ejercicio de baja-mediana intensidad

Gracias a que las reservas de grasa del cuerpo son casi ilimitadas (>40,000Kcal) en comparación con las de glucosa (~2,000kcal), es lógico sugerir que el quemar grasas preferencialmente—mediante la "ceto-adaptación" preservada por la dieta cetogénica—nos permitirá acceder a la mayor reserva de energía del cuerpo—la grasa corporal.

Por lo tanto, una vez "ceto-adaptados" mediante la implementación de la dieta cetogénica por más de 1-3 meses, podremos ejercitarnos por largos periodos de tiempo sin experimentar un cansancio sustancial derivado de la falta de energía, cosa que no sería posible en un metabolismo basado en la quema de glucosa como nuestra principal fuente de energía.

Cabe destacar que este beneficio solo aplica en ejercicio/deportes en que la intensidad es baja-media, esto debido a que, como veremos más adelante (en las desventajas), la quema de grasas y cetonas, aunque más "limpia" y eficiente, también es más "lenta" en comparación con la de la glucosa.

Mantenimiento de calor corporal

La cetosis incrementa la activación de la "grasa parda" (Veech, 2013) (Shireesh Srivastava, 2013), la cual, a diferencia de la grasa blanca de la que se compone la mayor parte de nuestro tejido adiposo, tiene como función principal el producir calor corporal en respuesta a temperaturas frías, o lo que es lo mismo, incrementa la capacidad de la termogénesis natural del cuerpo

Este beneficio es especialmente ventajoso si te encuentras en una fase de definición durante épocas invernales, ya que te permite mantenerte en un déficit calórico sin estar temblando de frío ante un ambiente helado. Cosa que en una dieta con un contenido medio-alto de carbohidratos no es posible—mucha gente se queja de estar frío y temblando todo el tiempo en dietas hipocalóricas con un contenido medio/alto de carbohidratos (150+ gr/día) hasta ambientes de clima templado (algo que pude experimentar yo mismo al seguir una dieta hipocalórica regular y que, al cambiarme a una cetogénica, ha sido raro tener que soportar).

Posibles efectos secundarios y cómo minimizarlos

Antes que nada, es importante destacar que la mayoría de los efectos secundarios mencionados a continuación, se presentan únicamente mientras el cuerpo se adapta a quemar grasa y cetonas como energía en lugar de glucosa.

A este fenómeno se le denomina "ceto-gripe", debido a que los síntomas se asemejan a los presentados en alguien que está enfermo de gripe.

Si sueles comer como la mayoría de la gente—i.e. abundantes carbohidratos constantemente, tu cuerpo ha estado utilizando glucosa como energía la mayor parte del tiempo, por lo que necesitará adaptarse a este nuevo camino metabólico. Dicho periodo de adaptación suele durar de 2-4 semanas.

Habiendo aclarado este punto, he aquí los posibles efectos secundarios que se pueden presentar al *iniciar* una dieta cetogénica:

- **Incremento en cortisol.** En cualquier tipo de dieta de restricción calórica, el cortisol, al ser esta una hormona liberada en respuesta al estrés—la falta de suficiente ingestión calórica es un estrés para el cuerpo, es incrementado, y esto es aún más marcado durante la adaptación metabólica que ocurre al cambiarse a una dieta baja en carbohidratos—como vimos, esta adaptación también es estresante para el cuerpo. Por lo que, inicialmente, el cortisol se elevara (Lane AR, 2010).
- **Supresión sistema inmune.** El estrés y, consecuentemente, el cortisol asociado con él, son potentes supresores del sistema inmune (Miller, 2006) (David N. Khansari, 1990).
- **Problemas para dormir o mantenerse dormido**. En el periodo de transición, es probable—pero no seguro—que tengas algunos problemas para dormir y/o mantenerte dormido, esto en gran parte debido, al incremento en cortisol provocado por la adaptación. No te preocupes, una vez tu cuerpo cambie a la quema constante de grasas y cetonas volverás a dormir bien—o hasta mejor como en los beneficios de esta dieta ya vimos.
- **Calambres musculares.** La insulina ayuda a retener líquidos y electrolitos, por lo que una deficiencia en magnesio, sodio, y/o potasio—la cuales son más probables en una dieta de este tipo—puede provocar calambres musculares.
- **Estreñimiento**. El estrés crónico—físico o mental—activa la respuesta "pelear o volar", la cual, disminuye la eficiencia y velocidad del proceso digestivo. Por lo tanto, aunado a la deficiencia electrolítica—si estos no son inmediatamente repuestos, es probable que experimentes irregularidades intestinales durante las primeras semanas en esta dieta.
- **Disminución de desempeño físico y/o mental.** Es posible que durante el periodo de adaptación—i.e. primeras 2-4 semanas—experimentes un declive en tu desempeño físico y/o mental debido al cambio drástico de sustrato energético primario y déficit electrolítico (Helge JW, 2000). No obstante, este declive en desempeño se regularizará una vez la adaptación se haya completado, y, similar al estreñimiento y calambres musculares, puede ser

minimizado durante el periodo que toma estar adaptado al seguirse el consejo en unos momentos mostrado.

Te reitero que este periodo de adaptación suele durar de 2-4 semanas, por lo que, si presentas alguno o varios de estos síntomas, no desesperes, aguanta un poco y verás que el esfuerzo habrá valido la pena.

Además, debido a que varios de estos síntomas son provocados por desbalances en electrolitos—la baja de insulina debido a la ausencia de carbohidratos, libera sodio, potasio, y magnesio a través de la orina, el suplementarse con ellos es aconsejable por lo menos durante el periodo de transición, esto para minimizar la mayoría de los síntomas descritos—particularmente estreñimiento, calambres musculares, y disminución de desempeño.

En adición a agregar tanta sal de mar como gustes a tus alimentos—recuerda que es muy probable que estés deficiente de sodio durante este periodo, por lo que tienes mi permiso de agregar tanta sal de mar gustes en tus platillos; consumir una cantidad suficiente de alimentos altos de sodio, potasio, y magnesio es recomendado—carnes y pescados, vegetales de hoja verde, algas marinas, etc.

Posibles desventajas de la dieta cetogénica

Como en muchas cosas en la vida, "no todo es miel sobre hojuelas" y este es el caso de la dieta cetogénica.

Contrario a los efectos secundarios prevenibles/minimizables del periodo de iniciación en este tipo de dieta, existen ciertas desventajas que, de no seguirse la recomendación que te daré a continuación, se seguirán presentando aún y tras haber pasado el periodo de adaptación.

No me malentiendas, ciertamente la dieta cetogénica tal cual es descrita por sus mayores representantes es una excelente opción para perder grasa si solamente nos enfocamos en su capacidad para reducir grasa corporal de la manera más rápida y fácil posible—probablemente la mejor para personas sedentarias y/o que necesitan perder grasa a como dé lugar por cuestiones de salud. Esto, gracias a los beneficios descritos previamente.

No obstante, si levantas pesas regularmente—como deberías, practicas deportes de alta intensidad—boxeo, MMA, crossfit, etc.; y/o eres un atleta profesional de alta intensidad, mi opinión es que *no* deberías aspirar a comer la mínima cantidad de carbohidratos posible, sino comer la *máxima* cantidad de este macronutriente que te permita permanecer en cetosis.

Habiendo dicho esto, veamos a continuación las posibles desventajas de seguir la dieta cetogénica "al pie de letra"—sin tomar en consideración mi recomendación.

Baja en testosterona y libido

La glucosa en sangre es la señal más potente de disponibilidad energética. La disponibilidad energética es uno de los mayores factores en la producción de testosterona y derivado incremento en fertilidad y libido (Lane AR D. J., 2009) (Volek JS, 1997) (Anderson KE, 1987).

Cuando las reservas de glucógeno muscular se ven reducidas, el cuerpo emplea la glucosa disponible en plasma para recargarlas, por lo que esta se verá disminuida de manera sistemática en el organismo, y como tal, así será percibida. Por lo que, aunque tus reservas de glucógeno muscular se verán totalmente abastecidas independientemente de lo que comas en las 24-48 horas posteriores al entrenamiento—y hasta si no comes nada (Fournier PA, 2004), y este estado "vaciado" no afecte de manera negativa la posterior respuesta anabólica al entrenamiento (Camera DM, 2012), tu energía, bienestar, y perfil hormonal se verán muy probablemente afectados durante este proceso.

Ciertamente, en una dieta cetogénica *tradicional*, tus niveles de testosterona *no* decaerán a "niveles de castración" si mantienes tus reservas de glucógeno musculares "semivacías", pero sí estarán un poco por debajo de los niveles que pudiesen ser si tu ingesta calórica proveniente de grasas se desplazara en cierta medida por carbohidratos—solo la cantidad necesaria para mantener a tope la glucosa contenida en tu masa muscular.

Una opción adicional respecto a esto que te puedo recomendar, si quieres evitar los carbohidratos a como dé lugar—cualquiera sea tu razón, es consumir amplias cantidades de aminoácidos glucolíticos contenidos mayormente en tejidos conectivos—i.e., cortezas de cerdo ("chicharrones"), queso de puerco, colágeno, gelatina, caldos de huesos, etc. Estos suplirán en cierto grado la ingesta de glucosa *extra* faltante, ya que son los aminoácidos más fáciles de convertir en este sustrato energético mediante la gluconeogénesis.

Adicionalmente, si enfocas tu ingesta de grasas en las de tipo saturadas y monoinsaturadas—como deberías, es probable que minimices (o hasta evites) esta situación, gracias a que este tipo de grasas son excelentes para potenciar la producción de esta hormona, esto, especialmente si tu ingesta calórica no es excesivamente baja. La mejor fuente de este tipo de grasas en conjunción con el altamente benéfico colesterol, son aquellas de origen animal—sebo de vaca, huevos, mantequilla, etc.

Baja de desempeño en ejercicio de alta intensidad *y* duración

Las grasas y cetonas son una excelente fuente de energía quemada *lentamente,* sin embargo, en deportes que requieren un despliegue de velocidad—actividad altamente glucolítica, la glucosa es preferencialmente utiliza por el cuerpo, por lo que en casos en que el ejercicio en cuestión es altamente intenso *y* prolongado—nota el énfasis en la "y", si la meta es optimizar el desempeño, una ingestión más substancial de carbohidratos—idealmente alrededor del entrenamiento—sería lo más recomendable.

Estreñimiento

Quejas sobre estreñimiento son comunes en personas que siguen este tipo de dieta debido a que ya no pueden consumir la fibra "suficiente" que en su alta ingesta de carbohidratos anterior se encontraba presente. No obstante, al ser en general el estreñimiento realmente causado por algo que *estás* comiendo—comúnmente caseína, gluten, y vegetales crucíferos; no por algo que *no* estás comiendo—i.e. carbohidratos altos en fibra, es que este detrimento puede ser mayormente prevenido.

La falta de consumo de fibra *no* causa estreñimiento, y de hecho ciertos tipos de fibra pueden *provocar* estreñimiento (Kok-Sun Ho, 2012). Idealmente, la digestión de proteínas y grasas *no producen* desperdicio alguno, sino que son absorbidas en su totalidad. Por lo que lo que ves en el retrete al visitar el baño, en su mayoría, no es más que la famosa "fibra" y ciertas bacterias que se suelen alimentarse de ella.

Centralmente, la reducción en la regularidad intestinal en esta dieta es provocada por la falta de materia fecal para eliminar—debido a que no hay mucho que desechar. No obstante, si sigues experimentando este malestar, o te preocupa él no sentarte en el retrete con regularidad—cosa que sinceramente no entendería ya que es tiempo extra que puede ser mejor empleado, incrementa tu consumo de frutas y vegetales bajos en carbohidratos y altos en fibra *insoluble*—calabacita, pepino, vegetales de hoja verde, etc., ya que la soluble y fermentable ha demostrado no ser efectiva para mejorar la regularidad intestinal (Johnson W.McRorieJr.PhD, 2017).

Centralmente, si padeces de estreñimiento *constante* en esta dieta, y ya te has asegurado de todas tus posibles deficiencias electrolíticas haber subsanado, no incrementar, sino *disminuir* tu consumo de fibra—especialmente aquella soluble—es lo que deberías hacer para ver este problema desaparecer.

Deshidratación constante

La dieta cetogénica, debido a que reduce los niveles de insulina en sangre—hormona que promueve la retención de sodio y agua, incrementa la velocidad y volumen de eliminación de agua y electrolitos—especialmente sodio. Es por este efecto diurético de la cetosis—el cual es el mismo que te provee con una mayor definición muscular—que tendrás que consumir agua y electrolitos regularmente para mantenerte hidratado—especialmente, como ya vimos, inicialmente.

Para evitar esta desventaja, solamente agrega tanta sal a tus alimentos como gustes—el limitar tu consumo de sal para mantenerte saludable es un mito, supleméntate con magnesio de ser necesario—glicinato, citrato, o cloruro; y toma tanta agua como tu sed te indique, no hay necesidad de tomar "de más"—puede resultar perjudicial.

Insostenibilidad

Finalmente, nos encontramos con la que es, probablemente, la desventaja más grande de la dieta cetogénica: la dificultad para ser sostenidas por largos periodos de tiempo a través de múltiples eventos sociales.

Ciertamente, si no eres alguien socialmente activo, este no será un problema para ti. En cambio, si disfrutas constantemente de comer en la calle y asistir a fiestas y demás eventos sociales, definitivamente te encontrarás con problemas al seguir esta dieta.

Debido a que, como ya vimos, la mayor ventaja de esta dieta sobre las demás recae en la "ceto-adaptación", para poder mantener esta dieta trabajando a nuestro favor, deberemos evitar el consumir carbohidratos de manera estricta inicialmente; ya que, de no hacerlo así, la adaptación obtenida se verá perdida—al menos parcialmente, y tendremos que volver a "ceto-adaptarnos" nuevamente—pasando por los síntomas de este periodo recurrentemente.

Dicho esto, el no querer salirte de tu dieta puede provocar algo de estrés durante este tipo de eventos, y/o haciéndote quedar como "el que está haciendo dieta" debido a que no puedes comer ciertos alimentos, por lo que, una vez pasados los 1-3 meses en los que toma lugar la tan deseado ceto-adaptación, te recomiendo no estresarte demasiado en ocasiones en las que opciones cetogénicas de alimentos no estén presentes—ej. el pastel de cumpleaños de un compañero de oficina; cómelos sin culpa y disfruta del momento, ya podrás volver a tu dieta después.

Cómo diseñar y seguir una dieta cetogénica

Primeramente, me gustaría aclarar que no soy un doctor ni juego a serlo en esta publicación. Aún y cuando se ha demostrado que la dieta cetogénica pueden utilizarse como un tratamiento efectivo y no invasivo para distintos padecimientos como el cáncer, la epilepsia, desorden bipolar, Alzheimer, Parkinson, diabetes/prediabetes, y ciertas enfermedades cardiovasculares, mi recomendación de esta dieta recae mayormente en su benéficos para bajar/mantener peso, prevenir el catabolismo excesivo muscular, mejorar el control glucémico e insulinogénico en sangre y, en general, optimizar la salud, bienestar y longevidad. Si piensas implementarla para tratar algún tipo de padecimiento *siempre* consulta con tu médico primero.

Dicho esto, recuerda que el entrenamiento de resistencia es una *necesidad*—i.e. no es opcional—al adoptar cualquier tipo de dieta hipocalórica, principalmente, para minimizar la pérdida de masa muscular y facilitar la movilización y quema de grasa corporal.

Si aún no te has convencido entrenar intensamente regularmente, te comparto que, un estudio reciente (Abdul G. Dulloo, 2017), descubrió que la razón principal por la que mucha gente que baja de peso drásticamente *regana* la grasa perdida o hasta gana *más* que la que tenía previamente, es debido a la excesiva pérdida de masa muscular durante este proceso provocada por la ausencia de una rutina adecuada entrenamiento al ser esta la mejor manera de prevenir este suceso (Randy W. Bryner, 1998). Así que sigas la dieta que sigas, ponte a entrenar a partir de *ya* si aún no lo haces. Habiendo aclarado esto, ahora sí, vayamos a diseñar tu dieta cetogénica.

¿Qué puedes comer?

Para poder diseñar tu dieta cetogénica, a continuación, te muestro todos los alimentos, divididos en categorías, que *puedes* comer sin salirte de esta dieta. No obstante, que puedas comerlos en este tipo de estrategia no significa que *debas*, por lo que te recomiendo te abstengas de aquellos de los que no disfrutas o simplemente te caen mal—la mayoría de las personas funciona mejor en esta dieta al enfocarse en consumir animales, frutas, y verduras y evitar nueces, semillas, y caseína.

Proteínas

- Carne de cualquier tipo: res, puerco, cordero, bisonte, pollo etc.
- Pescados y mariscos de todo tipo: salmón, sardinas, camarones, atún, ostiones, etc.
- Huevos *enteros* de todo tipo: huevos de ave de corral, hueva de pescado, caviar, etc.
- Lácteos *crudos/fermentados* bajos en carbohidratos: quesos, yogur griego, crema, etc.

Vegetales

Cualquier vegetal que crece por encima de la tierra:

- Vegetales crucíferos—coliflor, brócoli, col/repollo, col de Bruselas, etc.
- Vegetales de hoja verde—col rizada, lechuga, espinaca, etc.
- Champiñones
- Espárragos
- Cebolla
- Ejotes

Frutas

Cualquier fruta baja en carbohidratos—nota como muchos alimentos conocidos como "vegetales" son realmente frutas:

- Chiles/Pimientos
- Olivas/aceitunas
- Berenjena
- Calabacín
- Aguacate
- Tomates

- Limón
- Coco

Bebidas

- Agua natural
- Agua mineral
- Refresco de dieta
- Café negro—sin miel/azúcar
- Cualquier tipo de té sin miel/azúcar

Nueces, semillas y aceites

En cuanto a nueces, semillas, y aceites, te recomiendo evitar todos aquellos altos en omega 6—no contenidos en esta lista—tanto como puedas.

- Sebo de res—o de cualquier otro rumiante realmente
- Nuez de macadamia (fruto y aceite)
- Cacao—sin endulzar
- Manteca de cerdo
- Nuez de Brasil
- Aceite de oliva
- Aceite de coco
- Mantequilla

Alcohol

Puedes disfrutar del alcohol moderadamente en una dieta cetogénica. Sin embargo, verás que tu tolerancia por esta sustancia se verá disminuida al seguir esta dieta, por lo que no tendrás que tomar tanto para sentir sus efectos relajantes.

En cuanto a tus opciones, tendrás que evitar la cerveza, los vinos dulces, y los preparados/cócteles debido a su alto contenido de carbohidratos, por lo que, al querer de esta sustancia disfrutar, tendrás que apegarte a uno o varios de los siguientes licores:

- Vino seco—no dulce
- Champaña
- Whiskey
- Tequila
- Brandy
- Vodka
- Coñac

¿Cuándo comer?

Decidas contar calorías o no al seguir esta dieta—algo que recomiendo enfáticamente hacer por lo menos inicialmente, te recomiendo apegarte a *no* comer más de 3 comidas al día y evitar todo tipo de snacks, tentempiés, y "entretiempos". Esta es la única regla respecto al "cuando": sólo 3 comidas al día—desayuno, comida, y cena.

Aunque dudo puedas hacerlo gracias a su efecto supresor del apetito, más vale tomar precauciones, por lo que podrás comer las cantidades que *quieras* en tus comidas—si no quieres contar calorías o, en las cantidades que tu cuota calórica diaria te permita—si decides contarlas, pero *solo* 3 veces por día. Esto, para que vayas acostumbrar a tu cuerpo a no tener que estar comiendo todo el tiempo.

En caso de que no cuentes, o decidas dejar de contar calorías, una vez dejes de perder peso por más de 2 semanas consecutivas al comer 3 veces al día, te sugiero a cambiarte a comer solo 2 veces al día—saltándote el desayuno o la cena para continuar con este proceso. Repito, únicamente si *dejas* de perder de peso por más de 2 semanas consecutivas comiendo 3 veces al día. No hay necesidad de cortar tu ingesta calórica drásticamente desde un inicio, y hacerlo así puede llegar a ser contraproducente.

Por suerte, muy probablemente este cambio de frecuencia alimenticia no te parecerá tan drástico, ya que, idealmente, al llegar este punto ya estarás lo suficiente "ceto-adaptado" para poder quemar tu grasa corporal de manera eficiente y, por ende, te parecerá fácil y natural el ayunar de manera intermitente.

Suplementos recomendados al seguir esta dieta

Sodio

Si aún después de agregar sal extra a tus comidas, sigues presentando cansancio, estreñimiento, y/o bajo desempeño en tus entrenamientos, añade media cucharadita de sal de mar en un vaso de agua, y tómatelo a primera hora de la mañana y/o antes de entrenar. Verás que te sentirá energizado instantáneamente.

Contrario a la creencia común, no tienes que preocuparte por que la sal—i.e. sodio—eleve tu presión arterial ya que, se ha comprobado que no existe ninguna relación entre la presión sanguínea y la ingesta dietética de sodio (Helene Lelong, 2015).

Dosis: Lo que tu apetito por esta te indique.

Magnesio

Independientemente del tipo de dieta que sigas—i.e. alta o baja en carbohidratos, es aconsejable que te suplementes con este mineral. No obstante, debido a que el estrés y el ejercicio reducen los niveles de magnesio, este suplemento es *indispensable* en una dieta baja en carbohidratos, esto gracias a que en este tipo de dieta el magnesio se pierde más rápidamente inicialmente.

Dosis: 200-400 mg diariamente en cualquiera de sus formas a excepción del óxido y, preferentemente, antes de dormir.

Zinc

El zinc es uno de los más importantes minerales del cuerpo humano.

Entre sus varias funciones, el zinc: fortalece el sistema inmune, mantiene niveles saludables de testosterona y libido, es responsable del sentido del olfato y gusto, preserva la visión nocturna, soporta la sensibilidad a la insulina—i.e. previene diabetes tipo 2, promueve el buen sueño (Rondanelli M, 2011), previene la neurodegeneración—ej. Alzheimer, y es un antidepresivo y antioxidante natural.

El estrés—i.e. ejercicio intenso, dietas hipocalóricas, infección, etc.—reduce los niveles de zinc en el cuerpo mediante su utilización o la orina y la sudoración (O. I. Aruoma, 1988), por lo que, si te ejercitas intensamente regularmente y/o te encuentras en una dieta hipocalórica, es muy probable que te encuentres deficiente de este mineral.

Dosis: 15 mg diariamente o 50 mg 1-2 veces por semana en forma de gluconato, o, como segunda opción, picolinato.

Creatina

La maravillosa y famosa creatina.

Este suplemento que mejora el desempeño físico y mental será un requerimiento durante una dieta baja en carbohidratos—especialmente durante los primeros meses. Esto debido a que el principal mecanismo por el que la creatina ejerce sus beneficios es mediante la hidratación celular (Kutz MR, 2003) (Mendes RR, 2004) (Easton C, 2007) e incremento en disponibilidad de energía ATP—componente fundamental de la obtención de energía en las células. Por lo que su ingesta te ayudará a minimizar la posible disminución de desempeño en tus entrenamientos con pesas durante este tipo de dieta.

Dosis: 3-5 mg diariamente preferentemente como monohidrato. La hora del día en que te la tomes y la "semana de carga" son mayormente irrelevantes.

Cafeína

Además de los efectos potenciadores en fuerza y resistencia muscular, incremento en testosterona post-entrenamiento—efecto más marcado en un estado de privación del sueño (Ciaran K. Mc Donald, 2017), y función mental de la cafeína, este compuesto *también* acelera la quema de grasa y promueve la producción de cetonas (Camille Vandenberghe, 2016).

Por supuesto el incluir esta sustancia en tu dieta es algo totalmente adicional, no obstante, si decides hacerlo así, te recomiendo obtenerla mediante café negro debido a sus otros múltiples beneficios independientes de su contenido de cafeína, pero en caso de que por cualquier motivo no te guste el café, no veo razón por la que no puedas beneficiarte de este compuesto mediante el uso de algún suplemento.

Dosis: 200-500 mg, o su equivalente de 2-4 tazas de café, diariamente antes de entrenar preferentemente.

Aceite de Coco y Aceite TCM

El aceite de coco contiene triglicéridos de cadena media (TCMs), los cuales son ácidos grasos que, a diferencia de otro tipo de grasas, son procesadas directamente en el hígado para proveer de energía al cuerpo—minimizando así su probabilidad de almacenamiento como grasa corporal—y producen un incremento espontáneo en la producción de cetonas.

De hecho, se ha comprobado que este tipo de grasas saturadas, debido a la manera en que son procesadas, aceleran el metabolismo (Tsuji H, 2001) (St-Onge MP, 2003) (St-Onge MP J. P., 2003), incrementan la saciedad después de ser consumidas (Marie-Pierre St-Onge, 2002) y, al estimular la producción de cetonas en el cuerpo, mejoran la función cognitiva (Kathleen A. Page, 2009) (Liu YM, 2008) (Cunnane SC, 2016).

La fuente más rica de este tipo de triglicéridos es el aceite de coco (+60%), pero también puede encontrarse en modestas cantidades en el aceite de palma (+50%) y grasa la láctea/butírica (10-12%).

Finalmente, existen suplementos de TCMs llamados "Aceite TCM" (o Aceite "MCT" por sus siglas en inglés: medium chain triglycerides), los cuales son TCMs aislados de fuentes ricas en este tipo de ácidos grasos, por lo que son puramente TCMs y no contienen otro tipo de grasas como los alimentos de los que fueron extraídos—i.e. aceite de coco y/o palma. Sinceramente, no he probado este tipo de suplemento, por lo que no puede opinar de él, pero la evidencia anecdótica y de distintas investigaciones indican que es completamente seguro y funcional—i.e. provee efectivamente los beneficios descritos previamente sin efectos secundarios (Page KA, 2009).

Dosis: Añádelo al gusto a tus alimentos, es un excelente aceite para cocinar.

Conclusión

- Los carbohidratos no son "malos", pero como todo, el balance y contexto son clave.
- Una dieta baja en carbohidratos puede ser de gran utilidad durante etapas de definición debido a su propiedad supresora del apetito y alto contenido de proteínas—especialmente si el contar calorías y llevar un registro de ingesta de macronutrientes no es lo tuyo.

- Independientemente del tipo de dieta que elijas (baja en carbohidratos o baja en grasas), recuerda que *debes* estar en un déficit calórico—ingerir menos calorías que las que gastas—si o si para poder perder peso.
- En cuanto a recomendaciones de dieta y ejercicio no existen absolutos. Lo que más importa es el *contexto*—i.e. condición física actual, estilo de vida, tipo y frecuencia de entrenamiento, preferencias de alimentación, sensibilidad a la insulina, etc. Lo que para uno puede venirle "como anillo al dedo", a otro puede caerle fatal. Evalúa opciones y selecciona la que más te convenga.
- Recuerda que las dietas bajas en carbohidratos son ideales para bajar de peso o mantenerlo—dependiendo de tu respuesta a esta, salud metabólica, y edad actual, etc.; sin embargo, para ganar masa muscular, lo más recomendable es agregar un poco de carbohidratos adicionales (50-150 gr) si se quiere *maximizar* este proceso—o hasta un poco más dependiendo de tu situación particular actual (ej. ser un atleta profesional de alta intensidad *y* larga duración).

Conclusivamente, la dieta cetogénica, al igual que cualquier otra dieta, no es para todos. El contexto es lo más importante; no obstante, es una herramienta más que puedes emplear para bajar esos kilos de más que no te quieren dejar o si quieres tu salud, bienestar, y longevidad optimizar—i.e., si presentas alguna enfermedad que con esta dieta se pudiese beneficiar y/o quieres obtener sus propiedades pro-longevidad.

Adicionalmente, debido a que en esta dieta necesitarás consumir una cantidad substancial de grasas, me gustaría aclarar que no todas las grasas fueron creadas iguales. Existen varios tipos de grasas: grasas saturadas, monoinsaturadas, y poliinsaturadas. Estos tipos de grasas se procesan de manera diferente en el cuerpo y sirven propósitos distintos.

Como regla general, las grasas saturadas y monoinsaturadas se utilizan en el organismo primordialmente como fuente de energía, en cambio, las grasas poliinsaturadas—omega 3, 6, y 9—*no* se utilizan eficientemente como energía y son empleadas principalmente para propósitos estructurales, enzimáticos, e inmunológicos en las células. Debido a esto, la proporción del contenido graso de un ser humano promedio de grasas saturadas y monoinsaturadas es de ~90%, mientras que el contenido de grasas poliinsaturadas es mínimo y principalmente concentrado en el cerebro, sistema nervioso, y articulaciones (Garaulet M1, 2011).

Tomando en cuenta estas proporciones ideales en tipos de ácidos grasos almacenados en el cuerpo, es fácil inferir que, en cualquier tipo de dieta—pero especialmente en una cetogénica en el que el consumo de grasas total es mayor, el consumo de grasas mediante la alimentación debe reflejar esta misma proporción—esto sin contar que esta proporción de ingestión de grasas (mayormente saturadas y monoinsaturadas) *también* es la ideal en cuanto a optimización de perfil hormonal.

En otras palabras, al seguir una dieta cetogénica, trata de ingerir mayormente grasas saturadas y monoinsaturadas—alimentos de origen animal, aceite de coco, aguacate, etc.; minimiza los alimentos altos en omega 6—aceites vegetales industriales, frutos secos, aderezos/mayonesa comercial, etc.; y consume alimentos marítimos altos en omega 3 de 1-2 veces por semana—salmón, sardinas, anchoas, etc.

Eso sí, recuerda agregar tanta sal a tus alimentos como tu sentido del gusto te indique para evitar la deshidratación, lo cual, es algo muy comúnmente observado en este tipo de dieta.

Finalmente, sin importar el tipo de dieta que sigas, recuerda que, en un periodo de definición—reducción de peso, el practicar algún tipo de entrenamiento de resistencia de manera regular es una *necesidad* si quieres tu masa muscular preservar durante este proceso.

Para quemar grasa corporal de manera óptima, lo principal es consumir menos calorías de las que gastas y levantar pesas con regularidad. Qué tipo de dieta y plan de entrenamiento seguir para alcanzar esta meta, depende totalmente de ti.

Apéndice 2: ¿Será la dieta carnívora la dieta natural de la humanidad?

Lo sé, lo sé. Desde el título de este artículo, es probable que esta afirmación te parezca extrema, y tu respuesta instantánea será: "por supuesto que no". Pero quédate conmigo un momento y verás que, de hecho, esta reacción pre-condicionada es el problema.

Te aseguro que, tras la lectura de este artículo, si no quedas totalmente convencido, por lo menos te parecerá una idea más razonable, que es probable, que la dieta carnívora, compuesta de alimentos de origen animal solamente y carente de aquellos de origen vegetal, *pueda* ser la mejor dieta para el ser humano desde múltiples puntos de vista.

Probablemente, este será uno de mis artículos más controversiales a la actualidad—al menos en materias de salud, dieta, y optimización corporal; especialmente para aquellas personas que creen que las dietas más saludables y nutricionales deben estar basadas en alimentos de origen vegetal—i.e. vegetarianos/veganos, y proponentes de las dietas "balanceadas" en general.

No solo te explicaré por qué esta dieta es algo que deberías probar por lo menos una vez en tu vida por un mínimo de 30 días, sino que te contaré mi experiencia y los beneficios y desventajas que encontré al incluirla en mi estilo de vida. ¿Estás listo para revirar tu paradigma nutricional?

Qué es la dieta carnívora

Primeramente, a que me refiero con una dieta carnívora. Bueno, pues es exactamente a lo que aparenta ser. La dieta carnívora consiste en *puramente* alimentos de origen animal y la eliminación total de alimentos de origen vegetal—i.e. no frutas, no verduras y, desde luego, no granos, nueces ni semillas.

Debido a la total ausencia de materia vegetal y, por ende, de carbohidratos, también se le ha denominado como la "dieta de cero carbohidratos".

Un nombre aparentemente más llamativo y menos agresivo con el que a esta dieta se le ha reconocido, es el impuesto por un par de científicos húngaros que han trabajado con ella para solventar múltiples enfermedades—cáncer, síndrome de colon irritable, diabetes, etc. A esta dieta ellos la denominan "Dieta Cetogénica Paleolítica" (PKD).

Porque seguir la dieta carnívora

Podrá sonar algo "anecdótico" y carente de aspecto científico, pero la mayoría de las culturas primariamente carnívoras, especialmente aquellas descendientes directamente del periodo paleolítico, son caracterizadas por su superior altura, musculatura, y volumen cerebral (Pavel Grasgruber, 2017), esto, en contraste con culturas que han basado su alimentación predominantemente mediante alimentos proporcionados por la agricultura—ej. la maya (Krawitz, 2005). ¿A qué se debe esto? Muy posiblemente, a la superioridad nutricional de la dieta en general—alta en proteínas completas, grasas de calidad de origen animal, y micronutrientes con total biodisponibilidad; mejor digestibilidad—baja en "fibra" y antinutrientes, y menor ingestión de toxinas—fitoquímicos y pesticidas.

Por ejemplo, la cultura mongola liderada por Gengis Khan, arrasó las culturas asiáticas, las cuales superaban a los mongoles en una proporción de por lo menos 2 a 1, muy probablemente debido a su superioridad física adquirida mediante su alimentación, la cual se basaba mayormente productos cárnicos y lácteos. Los mongoles de aquella época eran mucho más musculosos, altos, y fuertes que sus contrincantes asiáticos desnutridos, bajos en estatura, y de dentadura desfigurada atribuida a una dieta alta en carbohidratos—especialmente granos—y baja en alimentos de origen animal—proteínas de alta calidad, grasas basadas en colesterol, y vitaminas B12, K2, D3, y A.

Ciertamente el mérito de Gengis Khan como líder y estratega militar no puede ignorarse en su habilidad de conquista, pero sería un error el no considerar el elemento de supremacía corporal de los integrantes de su armada como una altamente ventajosa característica.

Similarmente, culturas como la Masai, la Inuit, y la Chukotka son reconocidas por su envidiable fortaleza física, formidable musculatura y altura, y su atractiva simetría corporal y dental. Al igual que los mongoles de la antigüedad, estas sociedades mantienen una dieta basada fundamentalmente en productos de origen animal—carnes, pescados, lácteos, huevos, sangre, etc. Contrariamente, hasta el momento, no se conoce de una sociedad *saludable* que sea o haya sido *totalmente* vegana.

Individuos reconocidos por su aportación en el campo del estudio demográfico nutricional y su relación con el bienestar corporal integral como Catherine Shanahan, Loren Cordain, y Weston Price han notado similares resultados: entre mayor es el consumo de alimentos de origen animal de calidad en una cultura, especialmente de aquellos derivados de rumiantes y pescados, mejor es el desarrollo de los infantes y la salud general de la sociedad en particular. ¿Estamos evolutivamente diseñados para consumir mayormente animales y sus derivados?

Lógica evolutiva

El Período Paleolítico es el período más antiguo en el que el hombre, como se le conoce hoy en día—"Homo Sapiens", ha existido, durante este de 2,000,000 aC a 10,000 aC.

La gente del período paleolítico vivió vidas simples, que consistieron principalmente en la supervivencia y reproducción. La vida del hombre paleolítico consistía en cazar, comer, y descansar; mientras que el trabajo de la mujer era la recolección de alimentos y cuidado de los niños.

Las fuentes alimenticias de los humanos cazadores-recolectores de este periodo incluían animales y plantas que formaban parte del entorno natural en el que vivían estos humanos, a menudo, carnes de órganos de animales, como el hígado, los riñones, y el cerebro eran consumidos. Estos humanos consumieron pocos alimentos lácteos o alimentos vegetales ricos en carbohidratos como las legumbres, los tubérculos, o los cereales, especialmente durante la larga era de hielo, en la que alimentos de origen vegetal eran escasos—sino es que inexistentes, y el consumo de productos animales tuvo que ser enfatizado.

La investigación actual indica que, durante el paleolítico, 2/3 de la energía total ingerida se derivaba de alimentos de origen animal. El contenido graso de la dieta era similar al de la actualidad, pero la proporción de los tipos de grasas consumidas era diferente: la proporción de Omega-6 a Omega-3 era de aproximadamente 3:1 en drástica comparación con la proporción promedio de 12:1 de la dieta de hoy en día. Los pocos carbohidratos que se consumían provenían puramente de frutas—especialmente bayas (fresas, mora azul, frambuesas, etc.), leche, y contados vegetales. Tras el nacimiento de la agricultura es que el periodo paleolítico finalizó, dando entrada al neolítico.

Adicionalmente, existe la teoría de que los humanos, somos los únicos mamíferos que nos enfriamos primariamente mediante nuestra capacidad para sudar (Dr. Yana Kamberov, 2017), mecanismo desarrollado primariamente para poder correr por largas distancias y cazar—el sudor, al enfriar el cuerpo, nos permite correr largas distancias, para así, poder perseguir a nuestra presa de caza (Powell, 2007).

Por otro lado, ¿porque será el mejor amigo del hombre el perro—un animal plenamente carnívoro? Si tienes uno de estos fantásticos animales como compañero, te habrás fijado que por más que trates de educarlo de manera diferente, siempre que te sientas a comer él se acerca para que le compartes de tu alimento—particularmente si lo que comerás es de procedencia animal.

De hecho, es debido a esta paridad evolutiva, que la mayoría de los perros, independientemente de su raza o procedencia, intuitivamente—no necesitas enseñarle, te dan la patita o colocan su cara en tu rodilla para pedirte un poco de comida.

Los perros son la versión domesticada de los lobos. Mediante su evolución, se han graduado de cazadores activos a cazadores mayormente pasivos. Debido a la reducción en su apariencia feroz en comparación con la del lobo común, le ha sido más fácil al ser humano el adoptarles como parte de la familia. Gracias a esto, los perros ya no tienen que preocuparse por adquirir su comida mediante la caza activa, sino que *ayudan* al humano en esta ardua tarea o, como es el caso más actual, ni siquiera le ayudan a conseguirla, solo la reciben.

Una mascota carnívora para un animal carnívoro. ¿Será por eso que nos llevamos tan bien?

Densidad y calidad nutritiva

Las plantas son una mala fuente de nutrientes

La realidad es que, contrario a la creencia popular, las plantas, pero especialmente los vegetales, son una *mala* fuente de nutrientes, esto al menos en su forma natural—crudos.

Aunque nadie niega que *teóricamente* existen vegetales que poseen un sobresaliente contenido micronutricional—espinaca, broccoli, kale, etc.; la realidad es que estos, además de venir acompañados de otros compuestos dañinos para su consumidor (cosa que veremos a detalle en la siguiente sección), poseen elementos que inhiben su absorción, por lo que, por más vitaminas y minerales que contengan, si estos no son totalmente absorbidos no se pueden considerar como relevantes. En nutrición, no lo que comes, sino lo que *absorbes* es lo que cuenta.

Además, *todas* las plantas, sin excepción, carecen de nutrientes para el humano *esenciales* que solo pueden ser adquiridos mediante productos animales, como la Vitamina D3, Vitamina K2, Vitamina A, el Colesterol, el DHA, la vitamina B12, y un perfil de proteína *completo*—con *todos* los aminoácidos esenciales. Es gracias a esto que seguidores de dietas vegetarianas suelen presentar marcadas deficiencias de estos componentes clave (Winston J Craig, 2009).

Anti nutrientes y pesticidas

Los antinutrientes y pesticidas naturales propios de las plantas, bloquean la absorción de los nutrientes contenidos en la planta y pueden provocarnos otros problemas.

Muchos de los famosos "Fitonutrientes"—que en realidad solían ser categorizados como *fitoquímicos* originalmente, son realmente pesticidas diseñados para *dañar* a los insectos que traten de consumir la planta en cuestión. No son nutrición, son *protección*.

Que un fitoquímico demuestre matar células cancerígenas "In Vitro"—i.e. de manera aislada—no demuestra nada respecto a su potencialidad para empoderar nuestra salud. Solo demuestra que puede matar *todo* tipo de células—sanas o mutadas.

Composición de ácidos grasos

La mayoría de los alimentos de origen vegetal son *muy* altos en grasas poliinsaturadas omega 6, y los que contienen una mayor proporción de omega 3, lo contienen en una forma no fácilmente asimilable por el organismo y, generalmente, en compañía de otros compuestos hormonalmente perjudiciales.

Considerando que un consumo alto de omega 6, en especial de aquel de origen vegetal, es algo altamente perjudicial para tu bienestar, podemos darnos cuenta de que el consumir *primariamente* alimentos provenientes del reino vegetal no es lo ideal.

Asimismo, *ningún* alimento de origen vegetal, aún esos que contienen una mayor proporción de grasas protectoras—saturadas y monoinsaturadas, como el coco, el cacao, y el aceite de oliva; contiene colesterol, siendo este un elemento *clave* para la vida contrario a lo que dicta la popular narrativa—el tener bajos niveles de colesterol total *no* es algo "ideal", sino perjudicial (Jong-Myon Bae e. a., 2010) (Schatz IJ, 2001) (Päivi Tuikkala, 2010).

El colesterol es *esencial* para el correcto funcionamiento del cuerpo—particularmente el sistema nervioso, inmune, y hormonal (JONATHAN ISAACSOHN, 1992), al punto tal que, si no se le consume, el organismo busca maneras de producirlo por sí mismo—así es, independientemente de cuánto de este elemento consumas, tu cuerpo mantendrá en sangre un volumen similar (Flynn MA, 1979).

La ingestión de colesterol *no* es algo que se debería evitar, sino todo lo contrario, su consumo en una persona que puede procesarle de manera saludable es algo que me siento seguro en alentar para su perfil hormonal, sistema inmune, y salud en general optimizar.

Centralmente, la dieta carnívora en una dieta cetogénica mejorada: sin antinutrientes—fibra, pesticidas, inhibidores de función digestiva; con mayor contenido de nutrientes liposolubles *esenciales* —Colesterol, Vitamina D3, Vitamina A, Vitamina K2, y DHA; y con un óptimo balance proporcional de grasas—desglose compuesto mayormente por grasas saturadas y monoinsaturadas (grasas pro-vitalidad, pro-hormonas, y pro-longevidad).

Función digestiva

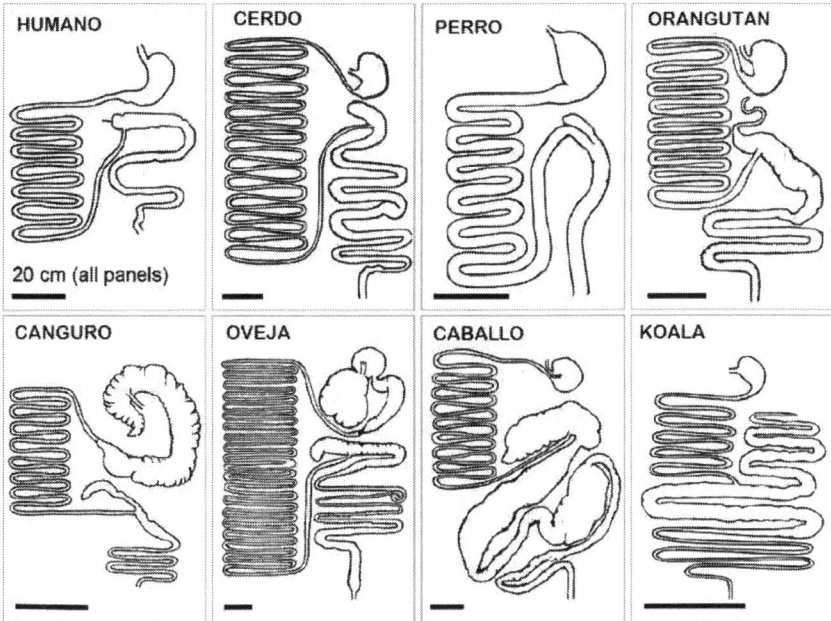

Los seres humanos, desde hace muchos años, somos primordialmente carnívoros, a punto tal que muchos investigadores han propuesto que, debido a la cacería cooperativa, es que nuestro cerebro se desarrolló tanto en comparación con el de otros primates (McKie, 2012).

Biológicamente, nuestra dentadura evolutivamente diseñada para rasgar carne, nuestro tracto digestivo altamente ácido *no* fermentable, y nuestra vesícula biliar para disolver una alta cantidad de grasa dietética lo comprueban (Furness, 2015).

¿Es normal que un animal padezca de cavidades dentales, indigestión estomacal, fétidas flatulencias, dolor abdominal, y movimientos intestinales irregulares—estreñimiento y/o diarrea—con frecuencia? Por supuesto que no. Estos problemas son derivados de una *mala* digestión, ocasionada ciertamente, por la ingestión de alimentos que no permiten que el sistema digestivo del animal en cuestión realice su correcta función.

Sistema digestivo del ser humano

Al no ser obligados herbívoros, no *necesitamos* ingerir alimentos de origen vegetal y, probablemente, funcionemos mejor *sin* ellos. Nuestro sistema digestivo está diseñado *primariamente* para procesar materia animal.

En primer lugar, nuestra dentadura, debido a su estructura para rasgar carne y su movimiento totalmente vertical—no circular como el de un herbívoro natural, es ideal para el consumo de alimentos de origen animal (Lieberman, 2016). Solo compara tus dientes con los de tu perro y luego con los de una vaca, caballo, o borrego. ¿A cuáles se parecen más?

Secundariamente, nuestro estómago, similar al de otros carnívoros como los caninos, es altamente ácido, lo cual lo hace ideal para la digestión de alimentos altos en proteínas—no carbohidratos o "fibra". De hecho, esta alta acidez, la cual es crucial en la digestión de proteínas de origen animal y la eliminación de bacterias posiblemente adheridas a ella, puede ser neutralizada por ciertos componentes contenidos en aquellos de origen vegetal—particularmente la "fibra", lo que interfiere con una correcta digestión y ocasiona problemas gastrointestinales tan comunes en la sociedad contemporánea como la acidez y reflujo estomacal, excesivas y fétidas flatulencias, e inflamación intestinal.

Finalmente, nuestro intestino delgado, contrario a los herbívoros que fermentan las plantas en una segunda etapa—los rumiantes fermentan la celulosa ingerida primeramente en su rumen, es mucho más largo que el grueso. De hecho, al no sernos ya tanto de utilidad para nuestros alimentos en el poder procesar como en el caso de otros primates, de ser necesario, podemos vivir *sin* el intestino grueso sin problema alguno ya que, en cuanto absorción de nutrientes, no nos provee de una ventaja adicional—otros primates obtienen la mayoría de su ingesta calórica mediante la fermentación de materia vegetal en el intestino grueso y colon.

Alineadamente, la bacteria encontrada en nuestro intestino grueso al ser primariamente putrefactiva y no fermentativa suele balancearse y trabajar de mejor manera al ser alimentada de remanentes de grasas y proteínas, no por carbohidratos no asimilables—i.e. "fibra".

Qué mejor manera de comprobar esto que personalmente haciendo la prueba. ¿Aún y siguiendo una dieta carnívora por al menos una semana persisten tus problemas digestivos?

Ultimadamente, en temas digestivos, *no* somos herbívoros, *probablemente* seamos omnívoros, pero *definitivamente* somos carnívoros.

El dilema de la Vitamina C y los antioxidantes

La única vitamina de la que los productos animales no son una buena fuente es la famosa vitamina C, cuya deficiencia, es la causa directa del padecimiento denominado como escorbuto. ¿Y qué hay de los antioxidantes?

Que las plantas sean la mejor fuente de vitamina C y la única fuente alimenticia de antioxidantes, y aun así existan miles de personas como Shawn Baker, Dany Vega, y Amber O'Hearn que llevan años, no solo sobreviviendo, sino prosperando sin consumir alimento vegetal alguno, y esto sin contar las culturas actuales que siguen una dieta similar—Masai, Inuit, Chukotka, etc.; y el largo periodo glacial en el que los humanos tuvimos que alimentarnos puramente de la cacería—los alimentos vegetales, debido al congelamiento, casi no existían; da de qué pensar.

- ¿Es realmente el ácido ascórbico—nombre científico de la "Vitamina C"—un nutriente esencial para todo animal?
- ¿Existen condiciones especiales que afectan el requerimiento de ingestión de Vitamina C y por ende su esencialidad?
- ¿Podemos mantener una buena salud—libre se escorbuto—si evitamos ciertos compuestos que aumentan el requerimiento de ingestión de este elemento y consumimos alimentos que la contienen en un monto correcto?
- ¿En cuanto al tan mencionado poder antioxidante de esta famosa vitamina, necesitamos consumir antioxidantes en general, o nuestro cuerpo es capaz de producirlos endógenamente—i.e. por sí mismo? ¿Los antioxidantes exógenamente adquiridos—i.e. ingeridos—son realmente aprovechados en primer lugar?

Veamos lo que la investigación científica opina sobre estos cuestionamientos:

Evidencia #1: La vitamina C no es un nutriente esencial para todo animal, pero para el ser humano *sí,* ya que, al igual que el resto de los primates, y a diferencia de otros mamíferos, no podemos sintetizarla en el hígado (John Knight, 2016).

Evidencia #2: La *ingestión* de glucosa aumenta el requerimiento de vitamina C en el ser humano, ya que estos compuestos compiten entre ellos directamente en el cuerpo (Fred Ottoboni & Alice Ottoboni, 2005) (KC S, 2005). Entre más carbohidratos consumimos, mayor es nuestro requerimiento en el cuerpo de este compuesto (Price KD, 2001), por lo que, en una dieta de contenido casi nulo de carbohidratos utilizables—i.e. glucosa, la vitamina C necesaria para la buena salud puede ser fácilmente obtenida mediante alimentos que la contienen de manera mínima.

Evidencia #3: En una antigua expedición, en la que el escorbuto entró en acción, se encontró que el consumo de *carne* fresca, debido a su contenido de vitamina C, fue capaz de *curar* este malestar. Además, al experimentar, se ha encontrado que 10mg diarios—fácilmente obtenidos mediante carne fresca (especialmente el hígado)—son suficientes para prevenir una deficiencia, mientras que más de 70 mg no proveen un beneficio adicional (Pemberton, 2006).

Evidencia #4: El glutatión—antioxidante endógeno del cuerpo, el cual es sintetizado más activamente durante la cetosis por el ser humano (Stuart G. Jarrett, 2008), además de promover la reutilización de la vitamina C existente (Li X, 2001), promueve acciones similares—sino es que más potentes—que la vitamina C (Meister, 1994). Por otro lado, el ácido úrico, otro antioxidante innato del ser humano, posee propiedades parecidas (BRUCE N. AMES, 1981) (Glantzounis GK, 2005) (Cutler RG., 1984).

Evidencia #5: Los antioxidantes ingeridos *no nutritivos*—i.e. que no son una vitamina o mineral, no son tan bien aprovechados por nuestro cuerpo como tan comúnmente se ha divulgado. La mayoría de ellos no son absorbidos, son transformados, o simplemente son excretados (Mueller D, 2017) (Serrano J, 2009) (Kathryn M. Nelson, 2017).

Aunado a esto, un alto consumo de carbohidratos aumenta la oxidación general del cuerpo (Brownlee, 2005), por lo que la reducción en su ingesta—mediante el seguimiento de una dieta cetogénica, por ejemplo—reduce la necesidad de antioxidantes que contrarresten la oxidación excesiva, por lo que su ingesta pierde instantáneamente relevancia.

Conclusivamente, una dieta carnívora primariamente basada en carne de rumiante fresca y carente de carbohidratos—cetogénica, tiene un contenido suficiente de vitamina C y mantiene la oxidación general del cuerpo bajo control sin necesidad de adquirir antioxidantes mediante su ingestión—la labor antioxidante necesaria es ejercida por el cuerpo naturalmente endógenamente, por lo tanto, es totalmente compatible con una salud *impecable*.

Óptimo Metabolismo

Contrario a la mayoría de los carnívoros (LATHAN A. CRANDALL, 1940), aun y teniendo la capacidad para hacerlo, *no* producimos la suficiente cantidad de glucosa en el hígado—mediante gluconeogénesis, para cubrir la totalidad de nuestras necesidades energéticas—particularmente las neuronales, sino que, en la ausencia de una ingesta sustancial de carbohidratos, sintetizamos cetonas, y son estas las que utilizamos primariamente, en lugar de glucosa, para nutrir a nuestro cerebro y otros órganos (Kossoff, 2013). Los seres humanos de todas las edades obtienen fácilmente la cetosis sin privación de proteínas o calorías, siempre y cuando no estén comiendo carbohidratos.

Caso similar sucede con nuestros niños recién nacidos que, aún y ante una ingestión sustancial de carbohidratos y proteínas provenientes de la leche materna, continúan produciendo cantidades considerables de cetonas para cubrir la alta demanda energética de su relativamente gran cerebro en crecimiento (Wu PY, 1986) (P F Bougneres, 1986) (BENGT PERSSON, 1966). Inclusive, niños de hasta 12 años pueden entrar en el estado cetogénico tras solo unas cuantas horas de ayuno, lo cual es algo mucho más rápido que la mayoría de los adultos (P F Bougneres, Ketone body transport in the human neonate and infant., 1986), esto, muy probablemente debido a una *mala-adaptación* inducida por un alto consumo de carbohidratos.

Alineadamente, los seres humanos somos los primates que poseen más grasa corporal de manera natural desde el nacimiento hasta el envejecimiento, los más delgados rondando en promedio el 15-20% gc en hombres (25-30% en mujeres) en contraste con la mayoría de los animales terrestres—incluyendo los demás primates—que poseen tan solo 5% gc en general. El tener amplias reservas de grasa corporal nos permite asegurar un constante suministro de ácidos grasos y cetonas para nutrir nuestro organismo. ¿Será la cetosis el estado metabólico preferencial de la humanidad?

Desde que recuerdo, cada vez que como una substancial cantidad de carbohidratos (>50gr) suelo sufrir de síntomas relacionados con hipoglucemia—sudoración, temblores, cansancio, etc.; especialmente si estos provienen de almidones bajos en fibra—harinas, arroz blanco, tortillas, etc. De hecho, el único beneficio comprobado de la fibra es que, al consumirla en conjunción con carbohidratos—como naturalmente vienen, ayuda a reducir el índice glucémico de la comida, por lo que los carbohidratos consumidos son más lentamente absorbidos—ej. el pico glucémico e insulinogénico no será el mismo al consumir un plátano en comparación con un pedazo de pan de harina de trigo.

Con certeza, los humanos, o más bien, *todos* los mamíferos, *no* estamos diseñados para consumir grandes cantidades de glucosa—especialmente de forma aislada. Ni siquiera los herbívoros consumen una gran cantidad de carbohidratos "utilizables" de manera habitual como es equívocamente creído—en la naturaleza, el alimento primariamente consumido por otros primates *no* son las bananas o cualquier otra fruta alta en azúcar (Ben-Dor, 2012); sino que obtienen la mayoría de su ingesta calórica mediante ácidos grasos saturados de cadena corta generados al fermentar la fibra contenida en las plantas consumidas (David G. Popovich, 1997).

De hecho, gorilas en cautiverio alimentados primariamente con frutas en lugar de vegetales bajos en carbohidratos, suelen padecer frecuentemente de enfermedades asociadas con la humanidad de la actualidad—enfermedades cardiovasculares, cáncer, diabetes, etc.; cosa que no sucede y que deja de suceder cuando están libres o se les proporciona una alimentación adecuada—basada en vegetales fibrosos bajos en carbohidratos (University, 2011).

En el caso de los humanos, un cuerpo saludable suele mantener alrededor de 8 gr de glucosa en sangre—el equivalente a 2 cucharaditas de azúcar. Un nivel mayor a este es identificado como *tóxico* para el cuerpo. Imagínate lo que pasa cuando ingieres una gran cantidad de fácilmente-asimilables altamente-procesados carbohidratos—harinas, azúcar pura, arroz blanco, etc. ¿Qué crees que hace tu cuerpo?

Así es, al ser digerida esa gran cantidad de glucosa y arrojada a la sangre, el cuerpo entra en un estado de emergencia y, como contingencia, secreta una cantidad equivalente de insulina para bajar el altísimo y dañino nivel de glucosa en sangre causado por tu indulgencia, lo cual, generalmente causa una reacción desproporcionada de esta hormona que deja al cuerpo con un nivel *menor* al ideal como consecuencia, es decir, en un estado de ligera hipoglucemia—especialmente si eres alguien relativamente resistente a la acción de la insulina. A este fenómeno ocasionado tras el consumo de una gran cantidad de carbohidratos—especialmente si estos son almidonados, se le conoce comúnmente como hipoglucemia "de rebote" o "reactiva".

La hipoglucemia de rebote es la causante del cansancio excesivo, neblina cerebral, y somnolencia, o como en México se le conoce: el "mal de puerco", experimentado tras la ingestión de una gran cantidad de comida—cosa que no sucede si la comida está basada de, en lugar de carbohidratos, grasas y proteínas.

Aunado a esto, debido a que tu nivel de glucosa en sangre se vuelve demasiado bajo, tu apetito por carbohidratos se presenta inmediata y agudamente para poder regresar el nivel de azúcar en sangre a niveles estables. Es por esto que sueles padecer de hambre—a veces aún y con el estómago lleno—tras haber desayunado tu "cereal con leche desnatada" 2-3 horas antes. En cambio, si tienes un desayuno alto en grasas y bajo en carbohidratos aún y con *el mismo* contenido calórico, esto no sucede—tras un desayuno de "bistec y huevos" a las 7 am podrás abstenerte del consumo de alimento hasta las 2-3 pm sin problema alguno.

Contrario a lo que los médicos, entrenadores personales, y nutricionistas/dietistas te digan, esto *no* es normal. El cansancio *excesivo* y apetito posterior a la alimentación no debería suceder. El consejo de tener una comida cada 2-3 horas para mantener los niveles de glucosa en sangre *no* debería de existir.

Finalmente, además de que múltiples ciclos de hipoglucemia reactiva—hiperglucemia seguida por hipoglucemia—dañan a las células, el sistema nervioso, y el sistema inmune (Shinji Kawahito, 2009); es *muy* probable que estos también, si se presentan de manera crónica, ocasionen un incremento en resistencia a la insulina—prediabetes/diabetes, lo que eleva los niveles de glucosa en sangre de manera crónica. Ciertamente, la mayoría de los malestares experimentados por personas que padecen de esta condición—gangrena, glaucoma, resequedad de piel, etc.—provienen mayormente de niveles altos constantes de glucosa en sangre.

Ultimadamente, la cetosis puede ser o no el estado metabólico ideal de la humanidad. Lo que sí está totalmente claro es que siguiendo esta dieta, o cualquier otra dieta baja en carbohidratos—como la cetogénica, al evitar/reducir altas fluctuaciones de glucosa en sangre prevendrás el cansancio/pesadez posterior a la alimentación, el posible daño a tus células ocasionado por la hiperglucemia, la inflexibilidad metabólica—que tan fácilmente puedes quemar grasa, tanto la ingerida como la almacenada en tu propia fisonomía, como energía; y el envejecimiento prematuro derivado de la alta oxidación, elevada glicación—combinación de proteínas y glucosa que "endurecen" la unión entre células (Boaz Levi, 1998), e inhibición de la autofagia—mecanismo de limpieza celular empleado por el organismo que renueva todos nuestros tejidos.

Para ganar o mantener peso *puede* ser otra cosa, pero, ciertamente para perder peso, en cuanto a la mayor parte de las personas sedentarias o que se ejercitan por salud, apariencia, y/o entretenimiento—i.e. personas que no son atletas profesionales; una dieta baja en carbohidratos parece ser el mejor camino a seguir como en múltiples estudios en la materia, millones de casos de éxito alrededor del mundo, y mi propia experiencia se destaca—particularmente si posees una resistencia a la insulina, como la mayoría de las personas, relativamente alta. Hablando de mi experiencia, veamos finalmente cómo me fue con esta dieta.

Beneficios y desventajas de la dieta carnívora

En papel, es muy probable la dieta carnívora, o algo cercano a ella, sea verdaderamente la dieta natural de la humanidad; no obstante, una cosa es la teoría y otra es la práctica. ¿Habiendo ya visto el razonamiento detrás del porqué este podría ser el *mejor* tipo de alimentación, en nuestro estilo de vida actual, será este igualmente óptimo una vez llevado a la implementación?

Veamos a continuación los beneficios y desventajas que he detectado durante más de 30 días de llevar esta dieta a la experimentación.

Beneficios

Óptima digestión

Desde mi niñez, he experimentado frecuentes episodios de indigestión, inflamación intestinal, y gases; esto, aunado a una intermitencia entre estreñimiento y diarrea leve.

Afortunadamente, la mayoría de estos síntomas disminuyeron al introducir la dieta cetogénica, pero cada vez que consumía una cantidad considerable de alimentos altos en fibra *soluble*—broccoli, nopales, coliflor, etc.; estos síntomas regresaban. La razón de esto: nuestro sistema digestivo, al ser primordialmente carnívoro, *no* está diseñado para procesar grandes cantidades de fibra en general, pero particularmente de aquella fermentable.

Como ya vimos, siendo nuestra flora intestinal putrefactiva y no fermentativa de manera primordial, la asimilación de grandes cantidades de materia vegetal *no digerible*, en nuestro caso, no es algo natural. El que te duela el intestino, se te hinche la panza, y te la paces tirándote gases malolientes *no* puede ser es algo natural, y creo que en esta afirmación no hay mucho que refutar.

Aunado al hecho de que mi organismo ya no produce tantos gases intestinales en general—por lo que la inflamación y dolor ya tampoco son un problema, los pocos que son producidos no tienen olor—literalmente. Y así es como debe de ser.

En síntesis, al seguir esta dieta experimente la *mejor* función digestiva de mi vida. Tan simple como eso.

Similarmente, que tu perro se aviente flatulencias malolientes frecuentemente *tampoco* es algo que debería pasar. Si esto esta sucede, seguramente el alimento que le das contiene cantidades sustanciales de "beneficial" fibra. Recuerda que estos animales son fundamentalmente carnívoros—provienen de los lobos. Si puedes costearlo, trata de que la mayoría de su alimentación este basada en productos cárnicos. Él te lo agradecerá y tú ya no tendrás que estar conviviendo constantemente con la pestilencia.

Mejor calidad de sueño

Gracias a esta dieta, duermo más profundamente y, derivadamente, duermo menos tiempo y me levanto más fresco.

Cuando anteriormente, solía dormir de 7-9 horas y levantarme cansado, al seguir esta dieta, 5-7 horas—regularmente 6—son más que suficientes, por lo que me levanto más temprano, más descansado, y me dura más el día. En otras palabras, como Arnold Schwarzenegger sugirió alguna vez, "duermo más rápido."

Otro aspecto positivo relacionado, es que desde que sigo esta dieta no he tenido ni una pesadilla o me he levantado sudando profusamente, cosa que hasta en la dieta cetogénica sucedía. Atribuyó esta diferencia a la ausencia de carbohidratos residuales utilizables, pero en mayor medida a la ausencia total de ingestión de toxinas—provenientes de las plantas, gastro-inflamatoria "fibra", y grasas poliinsaturadas omega 6 de origen vegetal. Centralmente, cada vez que me voy a acostar con la intención de descansar, duermo como un bebé.

Estabilidad energética

Gracias a esta dieta, mis niveles de energía son mucho más estables durante el día.

Con la dieta cetogénica que antes seguía, mis niveles de energía ya se habían beneficiado ampliamente, pero al cambiarme a la dieta carnívora completamente, definitivamente, mi energía está mejor nunca—toma en cuenta que yo ya estaba hasta cierto grado, "ceto-adaptado". ¿Por qué es esto?

De entrada, debido a la carencia total de carbohidratos en esta dieta, muy probablemente por la ausencia de picos drásticos de glucosa en sangre y la derivada hipoglucemia al entrar la acción exagerada de la insulina, aunado al incremento en la hormona primaria masculina—la testosterona, es que mi energía se mantiene alta y estable todo el día.

Adicionalmente, posiblemente, gracias a que la dieta carnívora está libre de disruptivos fitoquímicos y antinutrientes, mi cuerpo ha sido capaz de absorber más nutrientes en total y evitado el tener que lidiar constantemente con sustancias nocivas lo que, en conjunción, me ha provisto de más energía.

Mejor desempeño en entrenamientos

Gracias al incremento en energía descrito en el punto anterior, mis entrenamientos, tras un cierto periodo de adaptación, se han visto si no beneficiados—aunque creo es el caso, mantenido en cuanto a mi capacidad para levantar peso.

Un beneficio adicional es que, al entrenar quemando grasas y cetonas en lugar de glucosa, el "tocar fondo" o sentirme hipoglucémico a mitad del entrenamiento, es algo que estoy comenzando a olvidar debido a que durante este tiempo no se ha vuelto a presentar. Además, si disfrutas de las largas caminatas para reflexionar, meditar, o pensar—como es mi caso; debido a las adaptaciones asociadas con esta dieta, podrás hacerlo por horas seguidas sin experimentar ningún cansancio o incomodidad—es como tener energía infinita.

Además, contrario a la dieta cetogénica regular, hipotéticamente debido a su mayor contenido de proteínas, grasas protectoras—saturadas y monoinsaturadas; y colesterol, me siento *más* fuerte al entrenar.

Mayor estabilidad anímica, cognitiva, y emocional

No más cansancio después del almuerzo—o cualquier otra comida. No más fluctuaciones drásticas de mi estado anímico o capacidad cognitiva. No más deficiencias en mi inteligencia emocional. Ahora, durante la mayor parte del día—o por lo menos la más socialmente activa, puedo mantener mi capacidad para pensar a un alto nivel y mantener mi emocionalidad controlada por mi racionalidad—un rasgo altamente masculino y ventajoso en el ambiente laboral, por lo que me es más fácil llevar una vida constantemente positiva, enfocada, y tranquila.

Ciertamente este no es un beneficio exclusivo de esta, sino de cualquier dieta cetogénica, al provenir este beneficio más del aspecto cetogénico que del carnívoro de esta.

Supresión del apetito

Me queda clarísimo que, al menos en mi experiencia, la dieta carnívora *no* es una buena dieta para ganar peso—especialmente si la ganancia de peso se te dificulta, esto debido a su marcada capacidad para disminuir el apetito.

Siguiendo esta dieta puedes comer 2 veces al día sin pasar hambre ni experimentar bajas sustanciales de energía.

Es por esto por lo que, si tu meta actual es la de perder peso, cualquier dieta cetogénica, pero especialmente la carnívora, debido a su mayor contenido de saciantes proteínas, grasas saturadas, y colesterol en comparación con la dieta cetogénica tradicional, es una opción altamente recomendada.

No más antojos

Una vez has satisfecho tu hambre mediante un buen bistec, huevos, o su combinación, el antojo por panecillos, caramelos, chocolates y, realmente, cualquier otro alimento, dejará de existir.

Debido al superior contenido y biodisponibilidad de micronutrientes de la carne aunado a su alto nivel de proteínas de alta calidad y grasas saturadas y monoinsaturadas basadas en colesterol—todos estos elementos siendo supresores naturales del apetito (Douglas Paddon-Jones, 2008) (Alexandra M Johnstone, 2008) (Amanda Missimer, 2017) tu hambre y antojos por otro tipo de comidas más "divertidas" será reducido a *cero*. Una comida basada en alimentos de origen animal—particularmente carne de res debido a su superioridad nutricional respecto a los demás, te dejará tan satisfecho que no querrás comer el postre ni ninguna otra cosa más.

No más alergias estacionales

Aunque la dieta cetogénica tradicional ya me había ayudado bastante con este problema, la dieta carnívora o de "cero carbohidratos" lo llevó un paso más allá.

Toda mi vida, antes de involucrarme con la dieta cetogénica, había sufrido de síntomas relacionados con el resfriado común por las mañanas en ciertos periodos del año—mucosidad profusa, lagrimeo, estornudos, etc.; esto, muy probablemente por una respuesta autoinmune al polen o el polvo—o quien sabe qué cosa.

Ahora *nunca*, ni un día, independientemente de la temporada—invernal/primaveral, esto me ha vuelto a pasar. Ahora, sin alergias matutinas, me siento sano *todas* las mañanas.

Mejora en sistema inmune

Aunado al beneficio anteriormente descrito, llevo *años*—aproximadamente desde que comencé a ayunar intermitentemente diariamente, lo cual induce el estado de cetosis momentáneamente—sin haber presentado síntomas de gripe/resfriado y, ahora qué hago memoria, ningún otro tipo de infección duradera.

Gracias a que mi organismo no experimenta fluctuaciones violentas de glucosa con regularidad—las cuales bajan las defensas (Albert Sanchez, 1973) (Jafar N, 2016), mi sistema inmune está más fuerte y estable que nunca.

Disminución de acné al punto de la total remisión

Siendo una dieta baja en carbohidratos un punto clave en el tratamiento del acné, el estar en una dieta con un contenido casi nulo de carbohidratos pondrá tu acné en parcial o total remisión.

De hecho, debido a las raíces de esta patología, una de las maneras más rápidas de detectar a una persona que padece un nivel alto de resistencia a la insulina, es viéndole la piel—así es, este padecimiento no debería ser algo "normal" de la pubertad, de hecho, no debería ser algo "normal" en general.

Similarmente, culturas que basan su alimentación en alimentos enteros, particularmente aquellos de origen animal, como la Inuit, Masai, y Chukotka no suelen presentar esta condición de manera normal (Cordain L, 2002); esto, debido a la carencia de una gran cantidad de carbohidratos utilizables en la dieta, pero también a la drástica mayor ingesta de nutrientes que previenen esta enfermedad y que solo pueden ser obtenidos en cantidades suficientes mediante alimentos de origen animal—notablemente Vitamina A, Vitamina D3, y DHA (Pappas, 2009) (Alicja Kucharska, 2016).

Al seguir esta dieta, si actualmente padeces de acné, veras que las lesiones relacionadas con este padecimiento serán *muy* poco frecuentes o hasta totalmente inexistentes, especialmente si también eliminas los lácteos que suelen causar problemas en *algunas* personas (M. Ulvestad, 2016) (Adebamowo CA, 2006) (Adebamowo CA S. D., 2008) (Danby, 2011) (Melnik BC, 2011) y comes hígado de res con frecuencia al contener este grandes cantidades de vitamina A—un elemento "antiacné" natural (Kligman AM, 1981) (Kotori, 2015) (A. M. Kligman, 1981).

Satisfacción plena continua con la dieta

Aunque pareciese inicialmente que esta será una dieta aburrida, insatisfactoria, y repetitiva créeme, no lo será, particularmente si carne de res es lo que te dedicas mayormente a devorar.

Siempre lo he dicho y con esta dieta lo confirmo, si existe un alimento que podría comer en todas mis comidas, todos los días, por el resto de mi vida, esa sería sin duda alguna la carne de res, particularmente si viene en forma de suculentos y altamente grasosos bistecs. Simplemente no me canso de comerla y, de acuerdo con múltiples reportes de largos seguidores de esta dieta, el mío no es un caso extraordinario sino la norma.

No cabe duda de que el cuerpo humano es un organismo altamente sofisticado, sabe lo que le conviene y, generalmente, te induce a que le des lo que más le hace bien—carne de res.

No obstante, si no llegaras a obtener plena satisfacción al comer carne de res continuamente—lo cual dudo, tienes múltiples otras opciones para brindar "variedad" a esta dieta. Empezando con la vasta diversidad de rumiantes existente—cabra, borrego, ciervo, lama, bisonte, etc.—y siguiendo con cualquier otro animal que te interese degustar—pescado, mariscos, puerco, etc. Pruébala, no te aburrirás.

Rápida recuperación del entrenamiento

Mi recuperación post-entrenamiento nunca ha estado mejor. Ya no me duelen tanto los músculos tras haberlos estimulado intensamente, ni por tanto tiempo. Inclusive, a veces ni siento haberlos entrenado "lo suficiente" ya que el dolor usual que antes experimentaba es inexistente aún y cuando continuó levantando pesado. Gracias a este beneficio puedo entrenar por más tiempo y más seguido.

Desventajas

Estreñimiento

Esta aparente desventaja *no* es realmente una desventaja ya que solo ocurre en ciertas personas al consumir demasiada caseína, una de las 2 proteínas contenidas en la leche, de la cual, a excepción de la ricota/requesón que está constituido mayormente de proteína de suero de leche, es la proteína de la que están hechos los quesos mayormente.

Personalmente, al iniciar esta dieta y seguir consumiendo alimentos lácteos altos en proteína con regularidad noté que, ciertamente, el consumir grandes cantidades de queso (caseína) me causaba estreñimiento, no al bloquear la salida como hace la fibra, sino al retardar el proceso; por lo que decidí minimizar mi consumo de este tipo de alimentos, con excelentes resultados. Por otro lado, los productos lácteos altos en suero de leche— ej. suplemento de proteína, producían grandes picos de insulina que derivaban en cansancio, brotes de acné, y un incremento en sed, por lo que decidí también minimizarlos en cierta medida.

Este experimento me deja claro algo que realmente ya había considerado: el estreñimiento, y en general, la mayoría de los problemas gastrointestinales, son provocados por cosas que *estás* comiendo, no por cosas que no estás comiendo. El trigo, la caseína, y un consumo excesivo de fibra soluble estriñe, no la ausencia de fibra insoluble o cualquier otro tipo de comida.

¿Cómo solucionar esta "desventaja"? Solo evita o reduce tu consumo de lácteos altos en proteína.

Ciertamente, la proteína de suero no estriñe, por lo que si así lo quieres puedes consumirla en cantidades moderadas—no más de 2 servicios ("Scoops") por toma, y/o dependiendo de tu meta calórica, en compañía de una fuente sustancial de grasa animal para evitar un pico de insulina potencial—ej. crema de leche de *calidad*.

Cabe aclarar que, debido a que en esta dieta no habrá casi nada que desechar—las proteínas y grasas de origen animal son totalmente absorbidas, tus movimientos intestinales se reducirán en volumen y frecuencia—no tendrás que ir al baño tan seguido ni el volumen fecal será tan grande, pero eso no significa que estés estreñido.

El estreñimiento es una condición en la que existe una *dificultad* al excretar la materia fecal, no la *carencia* de materia fecal. De hecho, se ha comprobado que el exceso de ingestión de fibra no previene/evita el estreñimiento, sino que puede *causar* este malestar (Kok-Sun Ho, 2012).

Así que no temas porque en esta dieta estarás constantemente estreñido. No te preocupes, no lo estarás.

Alienación social y alta restricción

Hay algo que no se puede ocultar, y es que la mayor desventaja de esta dieta —aún mayor a la del estreñimiento cuya ya vimos, ni es real en primer lugar: es la alineación social potencial.

Obviamente esta aparente desventaja es totalmente dependiente de tu estilo de vida, y aún más importante de tu *visión* de vida, ya que, si dentro de esta se encuentra el viajar por el mundo y probar distintas comidas, el poder comer donde sea y lo que sea, o simplemente el llevar una vida altamente socialmente activa, el incluir este tipo de dieta en ella puede no ser tu mejor alternativa—al menos no si se quiere llevar de manera ininterrumpida.

Simplemente, escenarios como el ir por una pizza con tus amigos, el cenar en un restaurante italiano con tu chica, o el comerte unos tacos con tus compañeros de trabajo a la hora de la comida, por obvias razones, no serán opciones.

Ciertamente existen maneras de trabajar alrededor de esta desventaja. Por ejemplo, puedes comer de manera exclusivamente carnívora 90% de la semana, y permitirte 1-3 comidas "libres" por semana especialmente reservadas para el tipo de eventos sociales que requieren de un poco de mayor flexibilidad alimentaria—comida de negocios, cita amorosa, salida con amigo, etc. Otra manera de trabajar alrededor de esto—y desde mi punto de vista la mejor opción para no perder la muy costosa de adquirir "ceto-adaptación", es la de preferir lugares en los que se vendan opciones alineadas con la dieta carnívora, o, por lo menos, cetogénica—cortes de carne, ensaladas, hamburguesas sin pan, etc.

Sé que si eres alguien altamente introvertido y no disfrutas de una vida social regularmente activa esta no será una desventaja para tu situación particular, por lo que te recomiendo *ampliamente* el probar esta dieta—especialmente si tu meta actual es la de perder grasa.

No obstante, si eres una persona extrovertida, que disfruta de pasársela en eventos sociales, o simplemente prefiere pasársela comiendo distintas comidas aparentemente no tan saludables, puede que la dieta carnívora no sea la mejor opción y, en este caso, optaría por una dieta cetogénica mayormente carnívora—obteniendo mayoría de grasas y proteínas de alimentos de origen animal pero incluyendo ciertos alimentos de origen vegetal bajos en carbohidratos solo para obtener una mayor variedad—o una dieta regular—con un contenido mayor de carbohidratos.

Eso sí, sin importar el tipo de dieta que elijas, te sugiero lo hagas de la manera más saludable. ¿Porque darle porquerías a tu cuerpo si puedes proporcionarle la mejor calidad de alimentos?

Disminución de desempeño intenso de larga duración

En cuanto a esta dieta y, en general, cualquier tipo de dieta cetogénica en materias de desempeño físico: ¿Entrenamiento altamente intenso de corta duración—ej. "Powerlifting"? ... Cubierto. ¿Entrenamiento de muy baja intensidad de alta duración—

ej. caminar/trotar sin parar por horas? ... Cubierto. ¿Entrenamiento *profesional* de alta intensidad *y* alta duración—crossfit, basquetbol, futbol soccer, etc.? ..... No tan cubierto.

Si levantas pesas regularmente por menos de una hora—lo cual es lo recomendable en cuanto a optimización de composición corporal y salud en general, si disfrutas de largas caminatas o eres maratonista profesional, o simplemente ni siquiera te ejercitas de manera regular, esta, o cualquier tipo de dieta cetogénica en realidad, puede ser sin problema tu dieta ideal. No obstante, si practicas ejercicio de alta intensidad *y* duración con regularidad, en especial si lo haces de manera profesional, el decirte que esta dieta te será de utilidad para poder tu desempeño individual *optimizar*, sería por mi parte una mentira, en realidad.

Es cierto que sin importar tu desglose de consumo de macronutrientes tu glucógeno muscular se restablecerá en un periodo de 24-48 horas post-ejercicio si una cantidad apropiada de proteína es ingerida (J. D. MacDougall, 1977), es cierto que al ejercitarte a una baja-mediana intensidad tu cuerpo utilizará ácidos grasos y cetonas como combustible de manera preferida si tu organismo ya está "ceto-adaptado" (Fionn T.McSwineya, 2018), sin embargo, lo que no es *ideal* es tratar de desempeñarte al máximo de tu capacidad sin reservas de glucógeno en masa muscular e hígado en actividades que requieren de una *alta* intensidad *y* tienen una relativamente *larga* duración (>1-2 horas). Solamente considerando el hecho de que la grasa es un combustible que se quema más lentamente en comparación con la glucosa, puedes irte dando una idea del porqué hago esta declaración.

Verdaderamente, el quemar una mayor proporción de grasas en lugar de glucosa a lo largo de tu vida puede ser la mejor opción en cuanto a longevidad, preservación de juventud, y salud general, pero en cuanto a desempeño atlético profesional de alta duración *e* intensidad desgraciadamente no es la mejor opción.

En cuanto a substratos de energía, los carbohidratos son el equivalente a meterle a tu carro óxido nitroso en lugar de gasolina—el equivalente a las grasas, por lo que una alta ingesta crónica de carbohidratos es, argumentablemente, una mala decisión en cuanto a la salud general y su optimización, pero, para el atleta profesional en el que su vida depende literalmente de su desempeño y competitividad, el sacrificar un poco la *potencial* longevidad por alcanzar la gloria es algo que debe tomarse con cierta objetividad.

Sinceramente, cada vez me acerco más a la conclusión de que el ser humano y, posiblemente, ningún otro animal, está diseñado para consumir una *gran* cantidad de carbohidratos de manera regular—especialmente fructosa. No obstante, también me queda claro que los carbohidratos, de manera general, son una de las mejores maneras de elevar el desempeño atlético de alta duración e intensidad de manera natural.

Conclusivamente, este es el mejor criterio a considerar para elegir tu mejor camino de acción en cuanto a nutrición en relación con el desempeño físico intenso de larga duración y su optimización: ¿Quieres o necesitas desempeñarte al *máximo* de tu capacidad corporal, especialmente en deportes de alta intensidad, por largos periodos de tiempo? Incluye una relativamente sustancial cantidad de carbohidratos en tu dieta—especialmente alrededor de tu entrenamiento. ¿Quieres maximizar tu longevidad, juventud, y bienestar general y no necesitas o te interesa potenciar ejercicio de alta intensidad y duración? Una dieta carente o baja en carbohidratos es sin duda alguna tu mejor opción.

Cómo seguir la dieta carnívora

Fácilmente. Solo, con unas pocas excepciones, te dedicas a consumir *puramente* alimentos del reino animal.

Primeramente, debido a que el principio básico y la raíz de los beneficios obtenidos de esta dieta provienen en su mayoría de su naturaleza carente de carbohidratos—cetogénica, el consumo de alimentos de origen animal con un contenido considerable de estos como la leche, el yogurt, y la miel no es recomendado al seguirla—por lo menos no regularmente, esto particularmente durante las 4-8 primeras semanas de ceto-adaptación—adaptación del cuerpo a la quema primaria de grasas y cetonas en lugar de glucosa como energía.

Cabe destacar que, aunque todo tipo de carne animal *puede* ser consumida, debido a la composición grasa de determinados tipos de animales—desglose porcentual de su contenido de tipos de grasas, lo ideal es que la mayoría de tus alimentos consistan de alimentos provenientes de rumiantes—bovinos, ovinos, caprinos, etc.—y pescados azules/grasos—sardinas, salmón, anchoas, etc.

La minimización del consumo de grasa proveniente de aves de corral—pollo, pavo, codorniz, etc.—y puerco es aconsejada debido a su alto contenido de grasas insaturadas omega 6, siendo una buena estrategia, si se opta por su consumo, el preferir cortes más magros de este tipo de animales—ej. pechuga de pollo sin piel, carne de molida de pavo baja en grasa, y chuleta de cerdo—y, al momento de su preparación, sustituir la grasa faltante con una proveniente de algún rumiante—mantequilla, sebo de vaca, sebo de cordero, etc.

No obstante, como regla general, *cualquier* tipo de grasa animal es mejor que *cualquier* tipo de grasa vegetal—siendo el aceite de coco en comparación con la manteca de cerdo una posible excepción, esto, en gran parte gracias a su superior contenido nutricional, biodisponibilidad, y composición porcentual—mayormente compuesta por grasas saturadas, monoinsaturadas, y DHA.

Así que, si| te encuentras en una disyuntiva, por ejemplo, en un evento social entre un alimento animal no óptimo—ej. alitas de pollo—y un alimento vegetal—ej. cacahuates—estarás mil veces mejor servido al optar por el alimento animal no ideal.

Por otra parte, como consecuencia de la presencia en ciertas personas de estreñimiento, alergias, y/o cansancio general derivado del consumo de productos lácteos altos en proteína, la reducción o completa eliminación de estos alimentos—primordialmente quesos y suplementos de suero de leche—es sugerida, esto, por lo menos en las etapas iniciales de introducción a este tipo de dieta.

No obstante, la inclusión de derivados lácteos con cantidades casi nulas de proteína como la mantequilla, crema, y queso crema es aconsejada si una ingesta substancial de grasas mediante la ingestión pura de productos cárnicos no puede ser alcanzada.

Posterior al periodo inicial de adaptación de 1-3 meses, el consumo de proteínas lácteas puede agregarse progresivamente, esto claro, si ninguno de los síntomas descritos previamente—estreñimiento, inflamación, cansancio, etc.—se presenta al comenzar la reintroducción.

Teniendo las consideraciones previamente descritas en consideración podemos definir que los alimentos *óptimos* a ser incluidos en esta dieta son:

1. Todo tipo de carne—especialmente de rumiantes (vaca, borrego, cabra, etc.).
2. Todo tipo de pescados y mariscos—especialmente los grasos (salmón, sardinas, anchoas, etc.).
3. Productos lácteos bajos en carbohidratos—idealmente *también* bajos en caseína (crema, queso ricota, mantequilla, etc.).

Si quieres una dieta sencilla que cumple con todas las características de una correctamente implementada dieta carnívora, la dieta de "Bistec y Huevos"—la cual veremos en breve—te servirá de maravilla ya que consiste de solo 3 alimentos de esta categoría: bistec, huevos, y mantequilla. Eso sí, tendrás que saltarte el "día de trampa" sugerido por su creador, ya que, originalmente, en este se pueden incluir alimentos de los que tú carnicero no podrá ser proveedor.

La ventaja y mayor diferencia de esta dieta cetogénica en comparación con su versión tradicional, es que en esta no tienes que preocuparte por consumir "demasiada proteína"—y mucho menos carbohidratos ya que es seguro que tu consumo será casi nulo.

Aunque, al igual que en la dieta cetogénica tradicional, en la que la ingesta de ciertas está permitida, el evitar consumir una cantidad desproporcionada de proteína para poder utilizar las grasas como tu principal fuente de energía—ingeridas o de tu tejido adiposo obtenidas, es lo recomendable, en una dieta carnívora el conteo minucioso de esta ya no es tan *necesario* al convertirse la cantidad permitida en algo casi insuperable, esto, por 2 razones:

1. Al consumir cerca de 0 carbohidratos, algo que en la dieta tradicional cetogénica simplemente no es posible—la dieta cetogénica al incluir ciertos productos vegetales permite el consumo diario de 40-70 gr de carbohidratos al día, el consumo total de proteína puede ser incrementado sin afectar el metabolismo continuo de grasas; esto, debido a que cada gramo de proteína *extra* utilizado para fabricar glucosa—mediante la gluconeogénesis, es el equivalente de aproximadamente solo medio gramo de carbohidratos, o lo que es lo mismo, tendrías que consumir *100* gr de proteína *adicionales* al consumo que tu cuerpo necesita para procesos estructurales para *posiblemente*—la gluconeogénesis es un proceso activado por demanda no por suministro—generar la glucosa equivalente a la consumida en una dieta cetogénica regular—40-60gr.

2. Aunque es cierto que la proteína promueve en cierta medida la secreción de la insulina—aproximadamente la mitad de aquella activada por la glucosa, a diferencia de los carbohidratos, *también* promueve la secreción de la hormona glucagón, la cual, es la hormona contrarreguladora de la insulina. En otras palabras, a diferencia de los carbohidratos, cuando la secreción de insulina es activada por una ingestión substancial de proteína, la hormona glucagón también entra en acción, preservando así el estado metabólico previo, en este caso, la cetogénesis—producción de cetonas en el hígado a partir de ácidos grasos. Centralmente, la insulina inhibe la cetogénesis, mientras que el glucagón la promueve (Foster DW, 1982), por lo que la proteína al ser ingerida estimula la producción simultánea de ambas hormonas, promoviendo así el mantenimiento del nivel de glucosa y cetonas en sangre previo.

La dieta de bistec y huevos: la mejor manera de iniciarse con la dieta carnívora

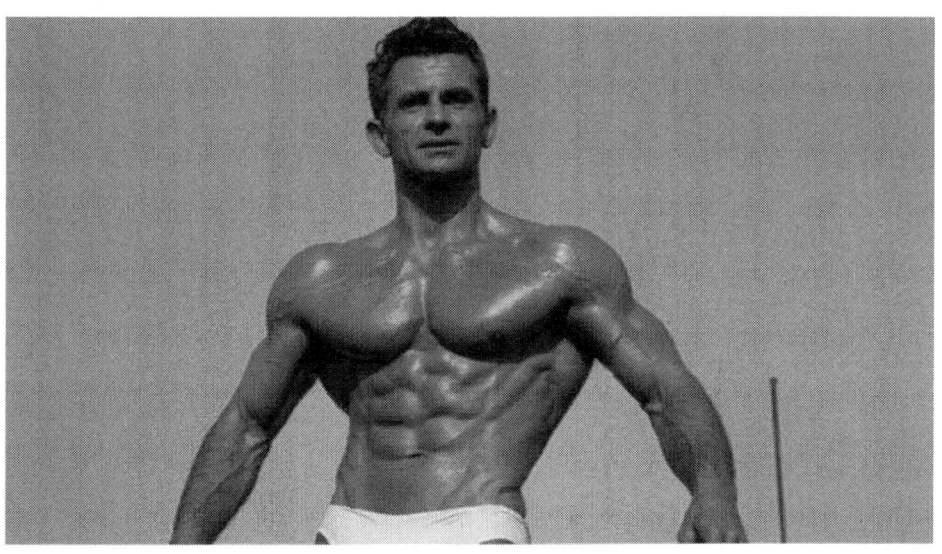

La dieta de Bistec y Huevos fue creada por un fisicoculturista *natural* (en sus tiempos los esteroides no estaban disponibles) llamado Vince Gironda por allí de los años 40.

Esta dieta fue utilizada por Vince y sus clientes para quemar el exceso de grasa rápida y eficientemente.

Como puedes ver en la imagen previa, no cabe duda de que la dieta de Vince Gironda le funciono, y le funcionó bastante bien.

¿En qué consiste la dieta de Bistec y Huevos?

Como su nombre lo dice, la dieta consiste en solamente bistec y huevos cocinados con mantequilla y sazonados con sal y pimienta.

La estructura de la dieta es la siguiente:

- Comes solamente 2 veces al día, ya sea desayuno y almuerzo, o almuerzo y cena. Es decir, ayunas intermitentemente.
- La primera comida consiste de ¾ - 1 ½ lb de bistec de carne de res, 4-6 huevos, y toda la mantequilla que sea necesaria para cocinarlos. Para sazonar, utiliza sal y pimienta al gusto.
- La segunda comida es exactamente igual a la primera.
- Cada sexto día tienes un "día de trampa" en el que puedes comer todo lo que quieras—así es, absolutamente lo que sea.

Tan simple como eso. Durante cinco días comes solo bistec y huevos, seguido por un día de comer tanto como quieras y lo que quieras, eso sí, manteniéndolo a solo 2 comidas como el resto de la semana. Repite hasta llegar a tu nivel deseado de definición.

La efectividad de esta dieta en cuanto a pérdida de peso es derivada de la fantástica combinación "quema-grasa" de la dieta cetogénica y el ayuno intermitente, ya que te tiene comiendo solo 2 veces al día, y la composición de sus comidas está basada solo en huevos, carne de res, y mantequilla.

Preguntas frecuentes

¿Es saludable comer tanta grasa saturada y colesterol?

Si, no tienes que preocuparte por la grasa saturada y el colesterol (Dr Mahshid Dehghan, 2017). Vince Gironda comió de esta manera casi toda su vida, vivió bien hasta su vejez, y no tuvo problemas cardiovasculares de ningún tipo.

Adicionalmente, las grasas saturadas y monoinsaturadas han sido relacionadas positivamente con la producción de testosterona (Alain Bélanger, 1989). Asimismo, la ingestión de colesterol es clave, ya que este es la materia prima para, entre otras cosas, la producción de múltiples hormonas—testosterona, progesterona, cortisona, etc. (Berg JM, 2002).

¿Es difícil seguir esta dieta?

Antes que nada, *ninguna* dieta que te mantenga en un déficit calórico durante largos periodos de tiempo es "fácil", no importa lo que cualquier persona te diga—¿si no todos tendrían un abdomen marcado, no crees? Necesitarás sacar el pecho y utilizar un poco de tu fuerza de voluntad por lo menos durante las primeras semanas en las que te verás a esta dieta adaptado.

La parte más desafiante será psicológica—por eso de las limitaciones en opciones, ya que físicamente te sentirás bastante bien debido a que las grasas y proteínas contenidas en este platillo te brindarán una larga y consistente fuente de energía.

Sin embargo, te tengo unos consejos que te pueden ayudar:

- Utiliza el beneficio del café como potente supresor del apetito durante la fase de ayuno si este periodo matutino—nada de café por la noche si quieres dormir bien.
- Si no te gusta el café, toma agua para mantenerte con el estómago lleno e hidratado—el agua mineral es especialmente efectiva gracias a su contenido gaseoso.
- Piensa que en el sexto día podrás comer *todo* lo que quieras.
- Mantente ocupado para dejar de pensar en comer.
- Velo como un ejercicio de disciplina

¿No me faltaran vitaminas y minerales si no como frutas y vegetales?

No. La carne de res y los huevos contienen todos los micronutrientes que necesitas.

¿Puedo comer otro tipo de carnes en lugar de bistec de res?

¿Entonces dejaría de ser la "dieta de bistec y huevos" no? Si, puedes substituir el tipo de carne de vez en cuando, pero apégate a que sea carne de res, o de cualquier otro rumiante—cabra, bisonte, borrego, etc.; la mayor parte del tiempo, esto debido a su contenido superior de micronutrientes.

¿Cuánto tiempo debo permanecer en esta dieta?

Tanto como sea necesario para obtener los resultados que deseas.

Inicialmente es muy probable disfrutes bastante de tus 2 comidas de "trampa" semanales, pero, verás que, progresivamente, las iras ansiando menos—mayormente porque te sentirás mejor sin ellas, hasta llegar al punto de que te las saltaras totalmente y comerás solo bistec, mantequilla y, huevos diariamente, es decir, seguirás una dieta *totalmente* carnívora indefinidamente—la cual es la meta verdadera de esta dieta.

Conclusión

"Absorbe lo que es útil, descarta lo que no, y añade lo que es específicamente tuyo." —Bruce Lee

La dieta carnívora, desde el punto de vista de calidad de alimentación, puede que sea, por más increíble que inicialmente parezca, y contrario a la narrativa comúnmente distribuida, una dieta *superior*. No obstante, desde una perspectiva objetiva, particularmente en cuanto a vida social y libertad opcional nutricional, puede ser bastante restrictiva, por lo que seguirla al pie de letra de por vida para la mayoría de las personas, a menos que se padezca de una condición que así lo requiera, no es algo realista.

Fundamentalmente, me gusta experimentar y compartir distintos tipos de dietas para que tengas una amplia gama de opciones de la cual elegir y selecciones la que mejor se adapta a tu persona. ¿Si trabajas bien en una dieta un poco más "balanceada", como la que es por mi primariamente recomendada, porque cambiarla?

No obstante, si has tenido problemas digestivos, metabólicos, y/o de energía al incluir grandes cantidades de alimentos de origen vegetal—especialmente aquellos con gran contenido de carbohidratos fácilmente asimilables, te recomiendo probar esta dieta por al menos 30 días y de allí, dependiendo de la retroalimentación que obtengas, ajustarla a tus necesidades, preferencias, y metas mediante la reintroducción gradual de alimentos de origen vegetal para que así, obtengas una perspectiva clara de lo que, en tu caso particular, en cuanto a estrategia nutricional, más te puede beneficiar.

Si algo te invito a tomar de este artículo, independientemente del rumbo dietético que prefieras tomar, son los siguientes puntos clave:

1. Los alimentos de origen animal y su contenido nutricional—grasas saturadas, colesterol, alto contenido de proteína, etc.—no es algo a lo que le tengas que temer y, de hecho, es algo que es *preferible* comer.
2. Los alimentos de origen vegetal en general *no* son una fuente *ideal* de nutrición, particularmente los granos, nueces/semillas, y vegetales crudos los cuales, además de contener antinutrientes que inhiben la absorción mineral, pueden causar problemas autoinmunes y de digestibilidad.
3. Lo mejor es consumir la mayoría de tus requerimientos de grasas y proteínas mediante alimentos del reino animal—particularmente proveniente de rumiantes y criaturas marinas— debido a su contenido de nutrientes liposolubles *no encontrados* en las plantas—Colesterol, Vitamina D3, Vitamina A, Vitamina K2, y DHA; su mayor biodisponibilidad, y su carencia de toxinas—fitoquímicos, antinutrientes, y demás naturales pesticidas.
4. De acuerdo con nuestra evolución, digestión, y metabolismo, como segunda opción de alimentación, si decides incluirlos, en cuanto alimentos vegetales las frutas son la mejor elección—especialmente aquellas bajas en carbohidratos

como la calabacita, las bayas, y el pepino—seguidas cercanamente por las raíces—zanahoria, betabel, cebolla, etc.—y los tubérculos *completamente* cocidos—papa, camote, cassava, etc. Todo lo demás—vegetales, granos, nueces y semillas, etc.—no es *ideal* y puede llegar a ser perjudicial. Utiliza estas fuentes de alimentación vegetal para satisfacer tu meta de carbohidratos principalmente y obtén la mayoría de tus grasas y proteínas mediante productos de origen animal.

5. Los problemas digestivos crónicos son ocasionados por cosas que *estás comiendo*, no por cosas que estás dejando de comer—i.e. "fibra". Solo necesitas ayunar por un mínimo de 24 horas para corroborar esta aseveración como una realidad. Si tienes problemas de flatulencias, inflamación intestinal, colitis, intestino irritable, o estreñimiento lo mejor es *eliminar* de tu dieta de golpe todos los alimentos que los *pudieran* estar causando para, posteriormente, reintroducirlos gradualmente—ej. uno por semana—y descubrir al/los culpables(s) de tu malestar. Debido a su mayor contenido de nutrición y carencia en cuanto a elementos que pudiesen interrumpir la buena digestión, la dieta carnívora es la mejor elección en cuanto a dietas de eliminación—especialmente si también se omiten los lácteos altos en caseína que son problemáticos para la mayoría de las personas.

¿Cuál es mi conclusiva recomendación? Independientemente de tus actuales preferencias y situación, te aconsejo pruebes esta dieta por *mínimo* 30 días y de allí tomes tu decisión. Quién sabe, puede que, aunque inicialmente no te pareciera, en tu caso sea la mejor opción.

Realmente creo que, como método de pérdida o mantenimiento de peso *puede* ser la dieta perfecta, sin embargo, para ganar peso y/o desplegar un nivel *máximo* de alto desempeño físico—ej. si eres un atleta profesional de alta intensidad—ciertamente no la considero la mejor elección.

Recuerda que *cualquier* dieta te puede ayudar a perder o ganar peso, la diferencia entre estas recae en cuanto de esta pérdida o ganancia es atribuida a músculo o grasa y qué tan sostenible es esta.

¿De qué dependerá el que esta dieta pueda ser para ti la ideal? De múltiples factores, pero principalmente de tu nivel de actividad basada en la competitividad y tus preferencias en cuanto a interacción social y estilo de vida en general.

Si solo entrenas por salud y/o estética, ¿de qué te sirve desempeñarte al %110 en el gimnasio a costa de tu salud y longevidad? En cambio, si eres un atleta profesional, al ser tu profesión tu objetivo vital primordial, tus prioridades pueden cambiar de lugar—al menos por ciertos periodos en los que tu desempeño quieras maximizar, por lo que la inclusión de carbohidratos es algo en lo que no deberías escatimar.

Por otro lado, si llevas una vida social altamente activa, una dieta que te tenga sin comer en los múltiples eventos sociales que frecuentas no creo que sea sostenible a largo plazo, por lo que el incluir una mayor variedad de alimentos—i.e. plantas—te permitirá mantener tu vida social al mismo tiempo que alcanzas tus metas de recomposición corporal.

Ultimadamente, sinceramente no creo que *tengamos* que ser completamente carnívoros, sino que, gracias al descubrimiento del fuego y otro tipo de procesamientos alimenticios, hemos evolucionado para ser *selectivos* omnívoros—nuestro organismo, particularmente nuestro sistema digestivo, trabaja mejor al consumir alimentos que pueden ser *fácilmente* digeridos.

Ciertamente, la flexibilidad alimenticia para todas las personas no es la misma, y dependerá mayormente de tu ascendencia evolutiva—tu código genético heredado (Goran MI, 2012) (Mario Falchi, 2014) (Marzuillo P, 2014) (Stephen J. D. O'Keefe, 2015) (Loren Cordain e. a., 2005). Unas personas asimilan mejor los carbohidratos y alimentos de origen vegetal en general—ej. Descendientes de chinos/japoneses—y otras casi no los pueden tolerar—ej. Descendientes de europeos del norte. No obstante, se incluyan plantas en la dieta o no, creo que *toda* persona debería basar su dieta en alimentos de origen animal, no aquellos de origen vegetal—las plantas son una *adición*. Centralmente, los animales son comida, las plantas son medicina.

Como siempre, la decisión final te la dejo a ti—yo solo te proveo con la información, ya que, en sí, la dieta puede trabajar o no dependiendo de tu particular situación. Prueba, evalúa, ajusta y ya de allí toma tu elección.

Apéndice 3: Los 9 mayores errores de la pérdida de grasa

Sinceramente, me es bastante molesto el ver como nutriólogos y entrenadores personales dan consejos que solamente dificultan las metas de sus clientes: come frecuentemente, evita el sodio, baja tus grasas—no tus carbohidratos, haz "cardio", levanta pesas *ligero* para definir, no tomes agua con tus alimentos, etc. ¿Por qué no se actualizan?

En esta época en la que la información está al alcance de todos gracias al internet, me parece increíble que este tipo de profesionales de la salud y/o estado físico no se mantengan al día con el conocimiento y descubrimientos relacionados con su profesión. Digo, estas tratando con la salud y, por lo tanto, la *vida* de tus clientes. No es algo que se puede dejar a la ligera.

Lo bueno es que, sin importar si no has logrado bajar de peso por el consejo equivocado de tu nutriólogo/entrenador, porque no habías encontrado la información adecuada, o simplemente porque no lo has siquiera intentado, no te debes preocupar, ya que en esta ocasión te mostrare los 9 mayores errores de la pérdida de peso.

Una vez conozcas estos 9 errores que pudiesen disminuir o hasta inhibir tu progreso, solamente tendrás que evitarlos para poder perder esa grasa corporal que no te ha querido dejar.

Hacer "cardio" para quemar grasa

Como dice un dicho muy cierto: *"Los abdominales se hacen en la cocina"*. Una vez conoces las leyes que rigen los cambios en composición corporal—balance calórico, ingesta proteica, entrenamiento de resistencia, etc.; sabes que no puedes compensar con ejercicio una mala dieta.

Las calorías que pudieses quemar al correr por 1 hora, por ejemplo, pueden ser fácilmente negadas por una hamburguesa, un paquete de galletas, o un sándwich de crema de almendra. Esto, sin contar que el ejercicio de mediana intensidad—"cardio" tradicional, activa mecanismos neuronales y hormonales que espontáneamente *incrementan* nuestro consumo calórico como mecanismo de compensación (Janssen GM, 1989) (Timothy S. Church, 2009) (Melanson EL, 2013), lo que te hace querer comerte todo lo que hay en tu refrigerador tan pronto ha terminado la sesión.

En general, la finalidad principal del ejercicio debiese ser el incremento o preservación de adaptaciones de fuerza, resistencia, y/o utilización de oxígeno—i.e., salud cardiovascular. Centralmente, el ejercicio *no* sirve para bajar de peso—al menos no tanto como se cree (Wing RR, 1999) (Ross R, 2001), sino para mejorar las aptitudes de nuestro estado físico—de allí la palabra "fitness".

Habiendo quedado claro que el ejercicio "cardiovascular" no es una buena herramienta para bajar de peso, y que no puedes compensar una mala dieta al realizarlo (Malhotra, 2015), veamos porque si es bueno hacer cardio, y que tipo es el mejor.

Primariamente, el ejercicio cardiovascular produce adaptaciones que mejoran la eficiencia en la utilización de oxígeno en los tejidos—especialmente músculos—y el rendimiento de bombeo de sangre del corazón. Sin embargo, cuando este tipo de ejercicio se hace a mediana intensidad, la única manera de progresar es mediante el aumento de tiempo por sesión de entrenamiento, mientras que a más altas intensidades—i.e. Intervalos/"HIIT", el progreso es realizado mediante el aumento no en el tiempo, sino en la intensidad—gastas el mismo tiempo por sesión pero la intensidad del entrenamiento se va incrementando progresivamente.

Por otro lado, en cuanto a ejercicio se refiere, más no significa necesariamente mejor y, de hecho, puede llegar a ser contraproducente. Por ejemplo, el entrenamiento de "fondo"—como aquel de los maratonistas—es ampliamente aceptado por la comunidad de ejercicio y fitness como *riesgoso* debido a su alto potencial para aumentar el cortisol (Rodrigo Vale, 2012) (Henning Budde, 2015) (Hill EE Z. E., 2008), disminuir la testosterona (Wheeler GD, 1991) (Hackney AC, 2005) (Anthony C Hackney, 1998), e incrementar el riesgo de padecer enfermedades cardiovasculares (James H. O'Keefe, 2012)(Hood S, 1999).

Debido a estas razones, es que la mejor forma de cardio—si decides hacerlo, es o de muy baja intensidad—caminar—y/o de alta intensidad y corta duración—HIIT/intervalos.

Personalmente, *no* hago cardio con la finalidad de aumentar parámetros de salud o aptitud física, sino para divertirme y/o relajarme. Hago ciertos tipos de "cardio" porque me gusta hacerlo, no porque lo necesite para bajar/mantener mi peso y/o incrementar mi resistencia cardiovascular—aunque ciertamente ayuda para esto. Te recomiendo enfáticamente que hagas lo mismo.

Largas caminatas, saltar la cuerda, natación, arrancones (esprints), y entrenamiento de artes marciales son excelentes ejemplos de opciones para divertirte mientras te ejercitas, ansiando así la llegada de tu sesión de "cardio" en lugar de hacerlo porque lo "necesitas" para quemar grasa.

No levantar pesas

Como acabamos de ver, el ejercicio no sirve para bajar de peso, y esto incluye el levantamiento de pesas—aunque es cierto que el levantamiento de pesas puede incrementar tu gasto calórico *sin* afectar tu apetito.

La razón principal del entrenamiento de pesas durante una fase de pérdida de peso debe ser puramente para preservar/incrementar la masa y fuerza muscular—esto sin contar los beneficios *extra* físicos y mentales que de este tipo de ejercicio puedes disfrutar.

Últimamente, en cuanto a la masa muscular, "si no la usas la pierdes", y esto en mucho más cierto durante un periodo de restricción calórica; por lo que el entrenamiento con pesas seas hombre o mujer, debe ser *obligatorio* en un programa bien formulado de pérdida de peso. La meta no debe ser solo perder "peso", sino perder *grasa* corporal al preservar/incrementar masa muscular.

Reducir proteínas y/o grasas en lugar de carbohidratos

La esencialidad de un nutriente para el cuerpo humano surge cuando este no puede ser sintetizado (fabricado) por el organismo. Un nutriente esencial *debe* ser consumido con regularidad, especialmente si este no puede ser almacenado en grandes cantidades. Este es el caso de las proteínas.

Las proteínas son el macronutriente *más* importante de todos, por lo que en *cualquier* plan de alimentación tú meta de consumo de este nutriente debe ser la primeramente establecida.

Te recomiendo que, durante un periodo de reducción de grasa corporal, consumas *mínimo* 0.8 gr/lb y hasta 1.5 gr/lb de peso corporal si así lo necesitas. Para la mayoría de las personas 1 gr/lb de peso corporal es el punto perfecto de consumo de proteína.

Al seguir estas directrices, además de preservar una mayor cantidad de masa muscular durante la dieta (Eric R Helms, 2014) (Pasiakos SM, 2013) (Thomas M Longland, 2016), pasarás menos hambre, ya que la proteína es el macronutriente que más satisface esta necesidad (David S Weigle, 2005) (Dominik H Pesta, 2014) (endocrinology, 2016).

En cuanto a las grasas, ciertos ácidos grasos son esenciales para la vida —principalmente omega 3 y 6. Esto gracias a que, aunque sí pueden ser almacenados, no pueden ser sintetizados por el cuerpo. Adicionalmente, el colesterol y las grasas saturadas—pero no las insaturadas, soportan la producción hormonal esteroidea, principalmente de andrógenos como la testosterona (Volek JS, 1997) (Hämäläinen EK, 1983) (Hämäläinen E, 1984).

Siendo la testosterona la hormona principal masculina (la progesterona la principal femenina, en el caso de las mujeres), tu meta *siempre* debe ser la de mantener tus niveles de ésta en sangre tan altos como te sea posible. De hecho, se ha comprobado que individuos que siguen una dieta naturalmente baja en grasas saturadas y/o colesterol, como aquella de los vegetarianos, presentan niveles más bajos de testosterona *libre* en sangre (testosterona disponible para ser utilizada por los tejidos) y más alta en estrógenos (Key TJ, 1990) (Bélanger A, 1989) (Howie BJ, 1985)—algo definitivamente "no-bueno".

Es por esto que, independientemente de la etapa de recomposición corporal en la que te encuentres—definición, volumen, o mantenimiento; tu ingesta mínima de proteínas y grasas debe mantenerse *exactamente igual* y, óptimamente, lo único que debe variar al cambiar de fase es tu ingesta diaria de carbohidratos—siendo ésta el remanente total de calorías diarias a ingerir. En otras palabras, los carbohidratos deben considerarse como calorías "extra," por así decirlo. No son necesarios y, en su mayoría, carentes de nutrición, pero son una fuente barata y efectiva de obtener energía.

En una nota adicional, personalmente, batalle con la pérdida de peso por mucho tiempo debido a una alta ingesta de carbohidratos y el hambre exagerada asociada con esta. Simplemente nunca me sentía satisfecho, y añoraba el día en que esta dieta baja en grasas terminaría.

Conforme más he estudiado y experimentado, me he estado acercando más y más a la conclusión de que para personas que no practican algún deporte de alta intensidad en el que su desempeño es realmente crucial—ej. deportista profesional, el mejor tipo de dieta para bajar de peso será una baja en carbohidratos, más específicamente, una dieta cetogénica. Esto debido a múltiples razones.

1. La dieta cetogénica, debido a su composición—alta en grasas, mediana en proteínas, y baja en carbohidratos, suprime naturalmente el apetito (Gibson AA, 2014) (Sumithran P, 2013). Este efecto no es mediado por su relativamente alto contenido de proteína—"alto" conforme a las directrices nutricionales estatales, sino por su carencia de carbohidratos, ya que se ha comprobado que dietas altas en proteína y bajas en carbohidratos reducen el hambre e ingesta total energética más que dietas con el *mismo* contenido de proteína pero mayor proporción de carbohidratos (Johnstone AM H. G., 2008). Similarmente, contrario a los carbohidratos que nunca *sacian*, sino que solo llenan el estómago al punto de casi reventar si quieres sentirte satisfecho con ellos puramente, las grasas por sí mismas activan mecanismos que indican al cerebro directamente que ya comió lo suficiente (Irvine, 2008), esto, independientemente del volumen total de comida encontrado en el estómago — i.e. que tan "estirado" este esté.
2. Una vez el periodo de ceto-adaptación ha pasado—el cual en promedio dura de 2-4 semanas, contrario a las dietas con una mayor proporción de carbohidratos, no existe una pérdida substancial en el desempeño atlético de alta intensidad (Miele & al, 2018) (Wesley C. Kephart, 2018).
3. Tras 2-4 semanas en ella, la dieta cetogénica cambia el sustrato preferencial energético de glucosa a grasas y cetonas por lo que, en descanso y al ejercitarnos, nuestros músculos utilizan una mayor cantidad de ácidos grasos (triglicéridos intramusculares) como energía comparado con seguir una dieta de mayor contenido de carbohidratos. Este cambio en sustratos parece incrementar la eficiencia metabólica (Cara B Ebbeling, 2018), por lo que, en teoría, contrario a otro tipo de dietas, en esta la velocidad metabólica es menormente afectada durante una dieta hipocalórica.
4. Los episodios hipoglucémicos, tan comúnmente presentes en una dieta con un contenido sustancial de carbohidratos, son casi nulos en este tipo de dieta, así como también la estabilidad hormonal, emocional, y energética—no más estrepitosos altos y bajos en estos ámbitos, por lo que la dieta se hace más llevadera y sostenible a largo plazo.
5. Cuando el hambre se presenta, no es un apetito tan perturbador como aquel presente en una dieta más "balanceada", esto gracias a que, contrario a las dietas más altas en carbohidratos (Paula C.Chandler-Laney, 2014), no existen

grandes fluctuaciones de glucosa en plasma y, por lo tanto, en combustible cerebral—no te sientes cansado y enojado si no comes cada 3 horas, lo cual, te permite comer menos seguido fácilmente—i.e. ayunar intermitentemente. Similarmente, esta dieta, al mantener el estado cetogénico la mayor parte el tiempo, mitiga el incremento progresivo de hambre asociado con la pérdida de peso comúnmente en otro tipo de dietas experimentado (P Sumithran, 2013).
6. Esta dieta te permite comer todo lo que las "autoridades nutricionales" suelen prohibir/limitar en su consejo de pérdida de peso, es decir, todos los alimentos altos en grasas como el tocino, chorizo/salchicha, las "carnitas de puerco", los quesos añejos, el aguacate, los bistecs, los huevos enteros, y en general, la mayoría de los alimentos más divertidos, sabrosos, y saciantes.
7. Te mantendrás joven por más tiempo debido a ser la dieta cetogénica, solo por debajo de la restricción calórica, una de las más poderosas estrategias para preservar la juventud y longevidad (Roberts MN, 2017).

Debido a estos factores, si ya has tratado de perder peso siguiendo una dieta alta/mediana en carbohidratos y no has tenido el éxito que esperabas, te recomiendo ampliamente cambiarte a la dieta cetogénica. Sin embargo, si decides probarla, toma las precauciones necesarias para minimizar los efectos secundarios que se presentan regularmente durante el periodo de adaptación en este tipo de dieta—particularmente en cuanto a electrolitos.

Te aviso que, inicialmente tu deseo por carbohidratos seguirá allí, no obstante, entre menos carbohidratos consumas, menor será el deseo de tu cuerpo por adquirir su ingesta calórica primaria mediante este macronutriente—especialmente los antojos por el azúcar. En otras palabras, tu antojo por las cosas dulces y almidonadas se esfumará, y cuando comas algo dulce te parecerá *extremadamente* empalagoso una vez tu cuerpo se haya adaptado a quemar mayormente grasas como energía.

Usualmente la adaptación de tu cuerpo a esta dieta ocurre tras 2-4 semanas. Solo toma tanta agua y sodio (sal) tu cuerpo te pida y *resiste* durante este periodo de adaptación. Créeme, valdrá la pena.

Finalmente, si decides incorporar una ingesta substancial de carbohidratos en tu dieta (+150 gr/día), te recomiendo que acomodes la mayor parte de esta alrededor de tu entrenamiento de resistencia—especialmente en el periodo *posterior* a este, esto, con la finalidad de asimilar mejor la glucosa ingerida al recargar primariamente tus reservas de glucógeno muscular—el ejercicio intenso mejora la sensibilidad a la insulina y utilización de glucosa (Robert Ross, 2003) (Adams, 2013) (Sahlin K, 1990) (Borghouts LB, 2000) (Beverley Balkau, 2008). En otras palabras, "gánate tus carbohidratos"—si no entrenas no los comas.

No planear, registrar, y evaluar tu dieta regularmente

Ya que has decidido el tipo de dieta que vas a seguir (alta/baja en carbohidratos), tienes que planear por adelantado qué es lo que vas a comer, es decir, debes crear tu plan alimenticio. Una vez lo hayas creado, es tu responsabilidad, por lo menos durante 1-3 meses, pesar todos tus alimentos y registrarlos en una app "cuenta-calorías" como myfitnesspal (sin duda la mejor app de esta naturaleza).

Idealmente deberías llevar el registro de tu alimentación durante toda la dieta, pero esto no es realmente necesario. La finalidad principal de esta actividad, además de controlar la cantidad de energía y nutrientes que consumes, es que aprendas sobre porciones— cuánto de cada alimento equivale a cuánto de cada macronutriente, para que, posteriormente, puedas calcular un aproximado de lo que estás ingiriendo sin necesidad de pesarlo y registrarlo—simplemente al observarlo.

Ya que hayas diseñado tu plan alimenticio y aprendido a registrarlo consistentemente, tendrás que evaluar los resultados de tu dieta regularmente. Para esto tendrás que hacer 3 cosas:

1. Pesarte *mínimo* 3 veces por semana a primera hora de la mañana. Idealmente, diariamente.
2. Sacar un promedio semanal de todas tus pesadas un día a la semana. Idealmente, siempre el mismo dia.
3. Tomar medidas con cinta métrica de tu cintura (a nivel de ombligo), tus brazos (en el punto más ancho), circunferencia de tus hombros, y circunferencia de tu pecho *por lo menos* cada 15 días. Idealmente, semanalmente.

Cada mes, observa los resultados obtenidos de estas mediciones para saber si necesitas o no ajustar tu dieta para seguir bajando de peso—si esto se detuvo por completo, hacerlo más rápidamente—si lo estas perdiendo muy lento, o hacerlo más lentamente—si lo estás perdiendo demasiado rápido, lo que me lleva al siguiente punto.

Cortar demasiadas calorías

Aunque es cierto que el reducir demasiado tu ingesta calórica puede conllevar una mayor pérdida de masa muscular, la diferencia no es tanta como se cree, esto claro, siempre y cuando estés levantando pesas de manera regular. Además, el músculo que pudieses llegar a perder será recuperado rápidamente una vez tu dieta hipocalórica haya terminado y comiences a comer lo suficiente para al menos mantener tu peso (Gundersen K, 2008).

Sin embargo, existen otros factores por los que no es bueno cortar demasiadas calorías en el intento de bajar de peso más rápidamente.

1. Tus hormonas, energía, y humor estarán por los suelos.
2. Apenas tendrás fuerzas para entrenar, por lo que es posible que no entrenes tan consistentemente como debieras para preservar tu masa muscular.
3. Estarás hambriento todo el tiempo.

Todos estos factores muy probablemente causaran que, a menos que poseas de una fuerza de voluntad ilimitada, dejes la dieta antes de llegar a tu meta—y con justa razón.

Recuerda que el tener y *mantener* un cuerpo ideal, aunque importante, no lo es tanto comparado con preservar tu estilo de vida deseado y bienestar general. No puedes ponerle "pausa" a tu vida solo para obtener un cuerpo de envidia. Qué mejor que llegar a la meta un poco más tarde, pero llegar bien y haber disfrutado todo el camino hasta haberla alcanzado—"lento pero seguro."

Además, ten en cuenta que el controlar tu dieta y entrenar con pesas serán hábitos que seguirás de por vida independientemente de la etapa de transformación corporal en la que te encuentres (bajar, mantener, o aumentar de peso). Así que no te aceleres.

Ultimadamente, en materias de pérdida de peso, un déficit calórico de 25% será más que suficiente. Perderás esos kilos de más sin sentirte tan privado, y con la energía y virilidad necesarias para continuar con tu vida y todas tus otras metas.

Comer frecuentemente

"Para perder peso debes comer más". Sin importar que tan ilógico suene esto, es el consejo predominante de la mayoría de los nutriólogos y entrenadores personales a sus clientes.

Esta común práctica se basa en la creencia de que entre más comidas hagas—ej.+3 comidas al día—más rápido correrá tu metabolismo y menor será tu hambre, lo cual, no podría estar más lejos de la verdad (Jameason D. Cameron, 2009).

La realidad es que, el tener *menos* comidas al día, e inclusive, ayunar periódicamente, son prácticas que, aunque no necesarias, pueden facilitar el que comas menos en total (Kazunori Ohkawara, 2012), y mejor aún, el que no tengas que preparar, comer, y cargar a todos lados tus múltiples comidas. Esto, sin contar los beneficios extras a la salud de hacerlo así—particularmente en cuanto a longevidad (Hiroshi Sogawa, 2000) (Luigi Fontana, 2015) (Valter D.Longo, 2016).

Es por esto que sin importar la cantidad de comidas al día que prefieras—2, 3, 4, etc.; mi recomendación es que evites los "entretiempos/snacks/tentempiés" y te apegues a comidas sólidas y formales. Te sentirás más libre, menos estresado por "lo que vas a comer", y comerás menos al terminar satisfecho con cada comida que tengas.

No priorizar el descanso

Si existe un aspecto del estilo de vida que afecta la salud, desempeño, y bienestar más que la dieta y el ejercicio, es la calidad y cantidad de sueño que obtienes regularmente. Este aspecto es tan importante, que se ha comprobado que el hacer dieta para bajar de peso cuando no duermes lo suficiente, puede provocar que pierdas más masa muscular en lugar de grasa corporal (Dattilo M, 2011), y esto sin contar que la falta de sueño te hace comer más instantáneamente al incrementar tu apetito directamente (Prinz, 2004) (Guglielmo Beccutia, 2011) (Rachel R. Markwald, 2013).

El dormir bien es algo *crucialmente* importante para la salud en general, pero es aún más relevante durante una dieta hipocalórica.

La más sencilla y potente estrategia que puedes tomar para mejorar la calidad y cantidad de sueño que obtienes, es la de optimizar tu ritmo circadiano, lo cual, en simples términos, significa dejar la exposición a la luz azul y la alimentación para el día; y la oscuridad/luz-roja y ayuno para la noche. Concordantemente, evita el uso de pantallas electrónicas—computadora, teléfono móvil, televisor, etc.—por lo menos 1 hora antes de irte a dormir y, si decides ayunar intermitentemente, te recomiendo lo hagas por la noche y/o mañana temprana, procurando siempre no comer por lo menos 3 horas antes de irte a la cama.

Seguir una dieta baja en sodio

Generalmente, gran parte de la baja de energía experimentada durante dietas hipocalóricas es debido a una deficiencia de sodio, es decir, sal—en especial aquellas bajas en carbohidratos que aumentan la secreción de este mineral de manera inicial.

Aunado al hecho de que, por su propia naturaleza, las dietas bajas en calorías disminuyen espontáneamente tu consumo de sodio—a menor cantidad de alimentos ingeridos, inherentemente, menor la ingesta de este mineral; el hecho de quemar primariamente ácidos grasos, proveniente idealmente de grasa corporal, como energía, promueve el incremento de natriuresis—excreción de sodio mediante la orina, lo cual, disminuye aún *más* los niveles de sodio en el cuerpo.

Además, la cafeína, tan comúnmente empleada por personas que quieren bajar de peso—es el ingrediente primario activo de los suplementos "quema-grasa", es un potente diurético que aumenta la pérdida de sal (cloruro de sodio) en el cuerpo.

Si a todo esto le sumamos la restricción activa que por ciertos nutricionistas es promovida de este importantísimo mineral, la deficiencia del mismo es casi inevitable.

Una deficiencia de sodio es altamente contraproducente y hasta peligrosa—especialmente durante periodos de restricción calórica, por lo que es muy importante que consumas toda la que tu cuerpo te pida sino quieres que el desempeño en tus entrenamientos y vida en general sufra (Coaching Association of Canada, 2018). De hecho, el consumir un poco de sal extra antes de entrenar te ayudará a entrenar con mayor intensidad—primariamente al enfriar tu cuerpo e "hidratar" tu masa muscular (Costas A. Anastasiou, 2009).

No le temas al sodio. Hazle caso a tu cuerpo. El ponerle tanta sal gustes a tus comidas además de hacer de tus alimentos más sabrosos te ayudará a mantenerte más enérgico y saludable.

Apéndice 4: Como entrenar eficientemente

Es por la comunidad del fitness bien conocido que, supuestamente, existe una serie de rangos de repeticiones específica para estimular en mayor grado cada tipo de hipertrofia. ¿Pero qué pasaría si te dijera que no es tanto el rango de repeticiones lo que genera el estímulo, sino más bien, la *intensidad* utilizada en una serie determinada?

La realidad es que el volumen total (total de repeticiones realizadas por sesión) es mayormente irrelevante en cuanto a ganancia muscular si no se entrena cada serie cerca del fallo muscular—1-3 repeticiones del fallo concéntrico muscular. En otras palabras, la proporción de estimulación de hipertrofia muscular, en cuanto al tipo de hipertrofia que más importa—i.e. hipertrofia miofibrilar no sarcoplasmática, será la misma sin importar la cantidad de repeticiones que se realicen por serie; por lo que sin importar si tus series son de 4, 10, o hasta 20 repeticiones, *siempre y cuando* te aproximes al fallo muscular en cada una de estas, el estímulo muscular total será similar.

Intensidad: El factor más importante de Hipertrofia muscular

Finalmente, científicamente ya se ha comprobado lo que Arnold Schwarzenegger, Mike Mentzer, Dorian Yates, y otras leyendas del fisicoculturismo descubrieron por sí mismos hace décadas: "*las últimas 3 repeticiones de la serie son las que realmente importan*" (Cameron J. Mitchell, 2012). Centralmente, siempre y cuando te mantengas en un rango de 4-20 repeticiones, la cantidad de repeticiones realizadas por serie es irrelevante si se entrena de 1-3 repeticiones cerca del fallo cada una de estas.

¿Por qué se excluyen las series de menos de 3 o más de 20 repeticiones? Porque cuando se entrena en el rango de 1-3 repeticiones por serie el sistema nervioso central es el *principal* contribuidor para realizar el esfuerzo, es decir, es más probable que el fallo sea debido a deficiencias en adaptaciones neuronales, que por deficiencias en el área muscular. Debido a esto, por lo general, las ganancias de fuerza derivadas de adaptaciones neuronales serán mucho más prominentes dentro de este rango de repeticiones.

Por otro lado, en cuanto a más de 20 repeticiones por serie. ¿Alguna vez has intentado realizar 5 series de 20 repeticiones en la sentadilla? Llega un momento en el que el ácido láctico generado por las altas repeticiones es tanto, que sientes que tus músculos se están quemando—el famoso: "*haz el ejercicio hasta que queme*". Gracias a la gran acumulación de ácido láctico al efectuar más de 20 repeticiones por serie, tus músculos se adaptarán incrementando una mayor tolerancia a este subproducto del ejercicio, lo que derivará en ganancias más relacionadas con el aguante/fondo que con la hipertrofia—eso si tu fuerza de voluntad te lo permite.

¿Es posible generar una ganancia muscular con series de menos de 3 o más de 20 repeticiones? Claro, todo es posible. No obstante, la velocidad a la que probablemente se ganara masa muscular será mucho menor que si se entrenara en el rango de 4-20 repeticiones, esto debido, a que, es mucho más difícil acercarse al fallo *muscular*, cuando otros factores entran en juego, como el poder del sistema nervioso para activar los músculos en el caso de efectuar 1-3 repeticiones por serie, o la tolerancia al ácido láctico (y un poco de fuerza de voluntad extra) en el caso de realizar más de 20 repeticiones por serie.

Por lo tanto, incrementar progresivamente en tus ejercicios en un rango de 4-20 repeticiones por serie, mientras entrenas cada serie de 1-3 repeticiones cerca del fallo será tu mejor elección si lo que quieres es *maximizar* tus ganancias de masa muscular total.

Como entrenar eficientemente

Eficiencia se puede definir como: la relación entre los recursos utilizados en una tarea y los logros derivados de realizarla. En el caso del entrenamiento:

Recursos = Tiempo y esfuerzo invertido

Logros = Hipertrofia muscular

Entonces, sabemos que mientras entrenes dentro de un rango de repeticiones de entre 4-20 cada serie, y siempre llevando cada serie 1-3 repeticiones cerca del fallo, estarás "asegurando" de alguna manera el estímulo necesario para activar un posterior crecimiento muscular.

Asimismo, hemos dejado en claro que el volumen total no es tan relevante, sino más bien, el volumen de repeticiones *cercanas* al fallo muscular, es decir, las ganancias hipertróficas derivadas de 3 series de 10 repeticiones serán similares a las generadas por 3 series de 5 repeticiones si, en ambos casos, cada serie es efectuada 1-3 repeticiones cerca del fallo muscular.

Teniendo en cuenta estas afirmaciones...¿Cuál será la manera de entrenar más eficiente? Bueno mi amigo, te tengo cubierto, ya que continuación, veremos ciertos métodos de entrenamiento que te permitirán desempeñar tus sesiones de entrenamiento de fuerza de la manera más eficientemente posible. Estas técnicas te ayudarán a reducir el tiempo y esfuerzo invertido en tus sesiones de entrenamiento y, al mismo tiempo, generar el estímulo necesario para propiciar ambos tipos de hipertrofia muscular, pero especialmente aquella miofibrilar—la que más nos importa.

Entrenamiento de pirámide inversa (EPI)

El entrenamiento en pirámide inversa es el método *más* eficiente para generar la mayor cantidad de ganancias musculares y de fuerza en el menor tiempo posible.

El entrenamiento de pirámide inversa consiste en 2-4 series de un ejercicio determinado, en el que, mientras que avanzas de serie en serie, vas disminuyendo en aproximadamente un 10% el peso utilizado.

Este tipo de entrenamiento es preferentemente utilizado en conjunción con ejercicios compuestos—ej. peso muerto, sentadilla, press de banca, etc.—y en un rango de repeticiones de entre 4-8 repeticiones en la primera serie de trabajo—la serie más pesada.

Generalmente, conforme vayas realizando tus series de trabajo y, al mismo tiempo, disminuyendo la cantidad de peso empleado en ~10%, serás capaz de realizar 1-2 repeticiones más por serie.

Al ser un método mayormente aplicado en ejercicios compuestos y, en el que nuestra meta principal es el desarrollo de fuerza, el tiempo de descanso entre series a utilizar será de entre 2 y hasta 5 minutos—dependiendo mayormente de con que tanto tiempo dispongas.

Por ejemplo, para el press de banca plano, un esquema de pirámide inversa quedaría de la siguiente manera:

Serie #1: 225 lb x 4 repeticiones

Serie #2: 200 lb x 5-6 repeticiones

Serie #3: 180 lb x 6-8 repeticiones

Es necesario hacer énfasis en que, en este método, como en los que serán explicados posteriormente, debes entrenar cada serie 1-2 series del fallo, ósea que, terminarás cada serie *únicamente* cuando estés seguro de que ya no podrías completar otra repetición, o máximo, que pudieses realizar solamente 1 repetición más.

Sin embargo, el llegar completamente al fallo (no poder completar la última repetición) no es necesario, e inclusive, es recomendable evitarlo, ya que pudiese afectar fuertemente el resto de tu sesión de entrenamiento debido a la fatiga sistemática del sistema nervioso central que esto causaría.

Entrenamiento de pirámide estándar (EPE)

El entrenamiento de pirámide estándar es el más comúnmente utilizado en los gimnasios alrededor del mundo. Este tipo de entrenamiento puede ser utilizado para ejercicios compuestos o de aislamiento.

Contrario al entrenamiento de pirámide inversa (EPI), en el entrenamiento de pirámide estándar (EPE) se entrena con el *mismo* peso durante todas las series de un determinado ejercicio, por lo que, en lugar de irse disminuyendo el peso serie a serie, si se hace correctamente, de manera natural lo que va disminuyendo es el número de repeticiones por serie que se pueden efectuar.

Similar al método visto previamente, la intensidad siempre se mantiene alta, por lo que para utilizar esta técnica efectivamente se tienen que seguir 3 reglas:

1. Llevar cada serie de 1-2 repeticiones cerca del fallo.
2. Realizar todas tus series dentro de un rango de 4-20 repeticiones.

3. Comenzar tus series de trabajo con un peso que te permita realizar *mínimo* 8 repeticiones—recuerda que en este método tu capacidad de desempeño se verá disminuida en un promedio de 2 repeticiones por serie naturalmente, por lo que si empleas una cantidad menor a la sugerida en tu primera serie, al realizar 3 series por ejercicio, en la tercera te encontrarás fuera del rango ideal de hipertrofia muscular.

Centralmente, al entrenar cada serie cerca del fallo, tu fuerza irá disminuyendo con cada serie, por lo que la cantidad de repeticiones que podrás hacer tendrá que disminuir para poder mantener la misma intensidad—i.e. cantidad de peso utilizado.

Por ejemplo, utilizando el press de banca inclinado como referencia, un entrenamiento utilizando este esquema, quedaría de la siguiente manera:

Serie #1: 225 lb x 10 repeticiones

Serie #2: 225 lb x 8 repeticiones

Serie #3: 225 lb x 6 repeticiones

Como puedes observar, la cantidad de peso utilizada en las 3 series se mantiene igual, mientras que el número de repeticiones va disminuyendo naturalmente debido a la acumulación de fatiga muscular y el desgaste del sistema nervioso central.

No te enfoques en el número de repeticiones, simplemente sigue las reglas listadas anteriormente. Si puedes hacer más, o menos, repeticiones de las que "supuestamente" deberías de poder realizar, no te preocupes, haz las que puedas hacer. Lo que estamos buscando aquí es mantener la intensidad alta en todas las series para optimizar la estimulación muscular.

En cuanto al periodo de descanso entre series al emplear esta estrategia, 2–3 min es el tiempo ideal.

Entrenamiento de series extendidas

Los métodos de entrenamiento de series extendidas son mejor aprovechados en ejercicios de aislamiento, y en mi opinión, deben ser utilizados *solamente* para este tipo de ejercicios, ya que el riesgo de lesionarse utilizándolo en ejercicios compuestos es bastante grande, y no vale la pena arriesgarse.

El entrenar mediante series extendidas, es la manera más *eficiente* de desempeñar tus ejercicios de aislamiento al tener estas técnicas la mejor relación tiempo-invertido : beneficio.

¿Recuerdas que dijimos que el volumen de repeticiones cercanas al fallo es lo que realmente importa para estimular el crecimiento muscular, y no tanto la cantidad total de repeticiones realizadas? Pues este tipo de entrenamiento toma ventaja de este principio de estimulación muscular, ya que te tiene realizando repeticiones cercanas al fallo la mayor parte del entrenamiento, esto, tras lo que se conoce como "serie de activación."

Sin más que agregar, veamos los 3 tipos de entrenamiento de series extendidas más conocidos.

Entrenamiento pausa-descanso (EPD)

De los 3 tipos este es el que más utilizo y recomiendo; especialmente cuando el tiempo para entrenar es escaso.

La metodología es la siguiente:

1. Realizas 1 serie con un peso que te permita hacer de 10-15 repeticiones con el único objetivo de llegar 1 repetición cerca del fallo, es decir, hasta que estés *seguro* de que no podrías completar 1 repetición más. A esta serie se le conoce como la *serie de activación,* debido a que al realizarla se estimulan al *máximo* las fibras musculares al acercarte al final de la misma.
2. Descansas de 15-20 segundos—no más, ya que de aquí sale el "truco."
3. Realizas una "miniserie" de 3-5 repeticiones, siempre asegurándote de que no puedes realizar una repetición extra—lo cual sucederá de manera natural ya que, si realizaste la serie de activación *correctamente,* será casi imposible que seas capaz de realizar más de 5 repeticiones en esta serie adicional.
4. Repites los pasos #2 y #3 hasta realizar de 3-5 "miniseries" posteriores a la serie de principal—"serie de activación."

La magia de esta técnica recae en que, debido a que solamente descansas de 15-20 segundos entre tus series posteriores a la "serie de activación", teóricamente, la estimulación generada por las 3-5 repeticiones de cada una de las "miniseries", será equivalente a las últimas 3-5 repeticiones de la serie de activación. En otras palabras, si realizas una serie de activación seguida por 3 miniseries pausa-descanso, provocaras un estímulo equivalente al que si hubieses realizado 4 series con una estructura de pirámide estándar—i.e. 15, 13, 11 y 9 repeticiones respectivamente, pero en mucho menos tiempo y haciendo menos repeticiones totales.

Por ejemplo, si aplicamos este método en el ejercicio de elevaciones laterales quedaría de la siguiente manera:

Serie #1: 35 lb X 15 repeticiones

Serie #2: 35 lb X 5 repeticiones

Serie #3: 35 lb X 5 repeticiones

Serie #4: 35 lb X 5 repeticiones

Entre todas y cada una de las series se descansa de 15-20 segundos.

Superseries (circuitos)

Las "superseries" pueden ser utilizadas en ejercicios que trabajen diferentes grupos musculares, sin embargo, en esta ocasión solamente hablaremos de las superseries que trabajan el mismo grupo muscular.

Las superseries utilizadas para extender las series se basan en el concepto de que, para enfatizar diferentes músculos de determinado grupo muscular—ej. las diferentes cabezas de los tríceps, primero se tiene que fatigar una sección del grupo muscular e, inmediatamente, continuar con otro ejercicio que se enfoque en una parte distinta.

Para implementar este método se deben seguir las siguientes directrices:

- No existe descanso entre los diferentes ejercicios utilizados. El descanso entre series se emplea únicamente hasta que se haya finalizado el "circuito", el cual puede ser conformado por 2, 3, o hasta 5 ejercicios diferentes.
- Cada serie es un circuito, y se pueden realizar de 2-5 circuitos por grupo muscular.
- El descanso entre circuitos es de entre 90 seg y 3 min como máximo.

Visualicemos pues un circuito para trabajar los hombros utilizando este método:

Serie #1: 12 repeticiones de press militar + 12 repeticiones de elevaciones posteriores + 12 repeticiones de elevaciones laterales.

Serie #2: 10 repeticiones de press militar + 10 repeticiones de elevaciones posteriores +10 repeticiones de elevaciones laterales.

Serie #3: 8 repeticiones de press militar + 8 repeticiones de elevaciones posteriores +8 repeticiones de elevaciones laterales.

La ventaja de utilizar este tipo de entrenamiento es que en 3-5 circuitos puedes realizar el trabajo equivalente a como si se trabajara cada ejercicio de manera independiente, es decir, 9-15 series con su correspondiente tiempo de descanso de entre 1-3 minutos.

Para este ejemplo, en lugar de haber realizado 3 series de press militar, luego 3 series de elevaciones posteriores, y finalmente 3 series de elevaciones laterales, cada serie con sus respectivos 2 min de descanso aprox.; únicamente se realizaron 3 circuitos incluyendo estos tres ejercicios y con solo 3 periodos de descanso de 2 min entre cada serie circuito. Por lo tanto, cómo ves, el ahorro de tiempo al implementar este método es *bastante* amplio.

No obstante, aunque muy efectiva, esta técnica también es muy desgastante, por lo que no recomiendo utilizarla muy seguido, sino, más bien, de vez en cuando para añadirle un poco de "picante" a tu entrenamiento—ej. una vez por semana y solo para un grupo muscular.

Series de disminución ("Dropsets")

Las series de disminución, o "dropsets", son series consecutivas y sin descanso en las que el peso utilizado en un ejercicio determinado se va disminuyendo conforme la capacidad de realizar las repeticiones con un peso dado se va agotando.

En más simples términos, en las series de disminución, al igual que en las series de pausa-descanso, ejecutas una *serie de activación* seguida de 3-5 series posteriores. La distinción recae, en que, a diferencia de en el método de pausa-descanso, en las series de disminución no existe descanso alguno entre las series realizadas después de la primera serie, además, el peso utilizado *no* se mantiene estático, sino que va disminuyendo.

Por ejemplo, elevaciones laterales:

Serie #1: 35 lb X 15 repeticiones

Serie #2: 30 lb X 10-15 repeticiones

Serie #3: 25 lb X 10-15 repeticiones

Serie #4: 15 lb X 10-15 repeticiones

Ten en cuenta que entre cada una de estas series *no* existe descanso alguno, y que la cantidad de repeticiones que puedas realizar en cada serie consecutiva variará dependiendo de la magnitud del decremento en el peso utilizado.

En este método, como en el resto, lo más importante es enfocarse en llegar 1-2 repeticiones cerca del fallo concéntrico muscular en todas y cada una de las series desempeñadas—i.e. sin dejar ninguna repetición "en el tanque." La cantidad de repeticiones totales realizadas es mayormente irrelevante. Eso sí, evita llegar completamente al fallo total muscular, es decir, no poder completar tu última repetición de la serie—de cualquier serie.

Si últimamente no has podido recuperarte suficientemente bien de tus entrenamientos, ya sea debido a mucho estrés—ej. exámenes escolares, trabajo estresante, problemas de pareja, etc.; poco sueño, mala alimentación, o cualquier otra razón, trata de evitar o disminuir la implementación de estas técnicas; ya que, aunque *muy* efectivas, también son bastante demandantes, y pueden llegar a agotarte bastante física y mentalmente.

Ultimadamente, escucha a tu cuerpo y ajusta tu entrenamiento de acuerdo al periodo de tu vida por el que estés pasando.

Rutina de entrenamiento eficiente

Las 3 rutinas que te presento a continuación están basadas en los 3 tipos de entrenamiento eficiente vistos previamente. La clasificación de las rutinas es simple: principiantes, intermedios, y avanzados. ¿Cómo saber cuál debes hacer? Si nunca has entrenado con pesas, o vuelves de un gran descanso de este tipo de entrenamiento—i.e. +6 meses de descanso, eres un principiante. Si llevas entrenando un periodo relativamente corto de tiempo—i.e. 1-3 años de entrenamiento, eres intermedio. Y si ya eres experimentado y te encuentras cerca de tu potencial genético muscular—i.e. +3 años entrenando *constantemente*, eres un levantador avanzado.

Generalmente, entre menor sea la experiencia del levantador, mayor será la frecuencia con la que podrá entrenar, esto debido al gran potencial para ganar masa muscular y fuerza que se tiene en las etapas iniciales y a que, gracias a que la cantidad de peso con la que se puede trabajar no es tanta, el desgaste neuromuscular derivado no requiere de recuperación adicional. De allí la estructura de cada rutina.

Para todos y cada uno de los 6 ejercicios *base* de esta rutinas, utilizaras un entrenamiento de pirámide inversa (EPI), el cual, consiste, como ya vimos, en utilizar un peso con el que puedes hacer de 4-6 repeticiones en tu primera serie, bajar el peso utilizado un 10%, y hacer tantas repeticiones como sea posible en tu segunda serie, y, finalmente, bajar nuevamente 10% el peso y aproximarse nuevamente 1-2 repeticiones del fallo concéntrico muscular. En otras palabras, entrenaras 3 series de cada ejercicio, en un esquema en el que vas cambiando el peso empleado en cada serie, en decrementos de un 10% aprox.

Conforme se vayan añadiendo más ejercicios, al avanzar de rutina en rutina, se irán agregando las distintas técnicas de entrenamiento vistas. De cualquier manera, para evitar confusiones, vendrá especificado el tipo de esquema a utilizar en cada ejercicio, de cada rutina, dentro de un paréntesis—EPI, EPE, EPD, etc.

Es importante que evites llegar al fallo muscular—i.e. tratar de completar una última repetición sin éxito, ya que esto no es necesario y puede ser contraproducente. Con llegar 1-2 repeticiones del fallo estarás creando el estímulo suficiente—1 siendo lo ideal.

Ciertamente, no puedes llegar al gimnasio y entrenar con tu peso máximo "desde cero." Es muy importante que *siempre* calientes antes de entrenar, especialmente si es el primer ejercicio de tu sesión. No obstante, tampoco es recomendable que gastes tus energías en el calentamiento. Con 3 series de calentamiento para tu primer ejercicio utilizando incrementos de 25% hasta tu peso final—i.e. 25%, 50%, y 75% de peso a emplear en primera serie de trabajo, y 1-2 series en los ejercicios subsecuentes—i.e. utilizando el 50% y 75% respectivamente, será más que suficiente.

En cuanto a las series de trabajo, la cantidad de estas, seguido del rango de repeticiones a emplear, viene en cada ejercicio especificado.

Habiendo aclarado el "cómo", ahora sí veamos el "qué" de este plan de entrenamiento— i.e. en consiste la rutina apropiada para ti.

Principiantes

Al ser un principiante, tu cuerpo está particularmente predispuesto a ganar fuerza y masa muscular. A este fenómeno se le conoce como "ganancias de novato", las cuales, son propiciadas por varios factores, pero uno de los más importantes es la adaptación neuronal.

La adaptación neuronal, es la adaptación generada por la práctica constante de ciertos movimientos, es decir, tu cuerpo va creando una mejor conexión neuromuscular lo que, a su vez, incrementa la capacidad de tus músculos para generar fuerza al entrenar.

Aunado a esto, el levantamiento de pesas, como cualquier otro deporte, está conformado por una serie de habilidades que se tienen que dominar, por lo que una alta frecuencia en las etapas iniciales de tu vida como levantador de pesas, es lo ideal, por lo que, como principiante, entrenaras 3 veces a la semana de manera intercalada—ej. lunes, miércoles, y viernes, mediante dos tipos de sesiones: "A" y "B."

Las serán intercaladas, de manera tal, que una de las sesiones se entrenará 2 veces por semana, y esta sesión cambiará semana a semana, por ejemplo:

- Lunes – A
- Miércoles – B
- Viernes – A
- Lunes – B
- Miércoles – A
- Viernes – B
- Y así sucesivamente…

Veamos pues cómo quedan estructuradas las sesiones en cuanto a ejercicios:

Sesión A

- Dominadas supinas - 3 x 4-6 (EPI)
- Press de banca inclinado - 3 x 4-6 (EPI)
- Sentadilla frontal - 3 x 4-6 (EPI)

Sesión B

- Press militar - 3 x 4-6 (EPI)
- Remo con barra - 3 x 4-6 (EPI)
- Peso muerto - 3 x 4-6 (EPI)

Una vez lleves *al menos* más de 1 año en esta rutina y entrenando consistentemente, *puedes* cambiarte a la rutina para intermedios, no obstante, si aún te encuentras progresando regularmente en esta, realmente no lo recomiendo—si algo está funcionando porque cambiarlo. Lo ideal es esperar hasta dejar de progresar en esta rutina, para cambiarse a la siguiente—i.e. de "intermedios."

Intermedios

Debido a que tus "ganancias de novato" se han agotado, lo mejor será disminuir la frecuencia de entrenamiento y dividir tus sesiones por grupo muscular, por lo que entrenaras cada ejercicio solo una vez a la semana, con 3 sesiones semanales. Es decir, tendrás 3 sesiones de entrenamiento diferentes, y practicaras cada una solo 1 vez a la semana con un día de descanso entre sesión por lo que, idealmente, similar a la rutina anterior, entrenaras lunes, miércoles, y viernes, pero siente libre de acomodar tus sesiones como prefieras.

Debido a que estaremos utilizando 3 sesiones para solo 6 ejercicios base, podremos añadir unos cuantos ejercicios auxiliares, los cuales, serán realizados en un esquema de entrenamiento de pirámide estándar (EPE), esto es, utilizarás el mismo peso con el que puedas realizar de 8-10 repeticiones en la primera serie, y harás tantas repeticiones puedas en las series subsecuentes *sin* modificar el peso utilizado.

Las sesiones quedan de la siguiente manera:

Sesión A – Lunes

- Dominadas supinas - 3 x 4-6 (EPI)
- Press de banca inclinado - 3 x 4-6 (EPI)
- Remo con polea/mancuernas - 3 x 8-10 (EPE)

Sesión B – Miércoles

- Peso muerto - 3 x 4-6 (EPI)
- Sentadilla frontal - 3 x 4-6 (EPI)
- Elevaciones de pantorrillas - 3 x 10-12 (EPE)

Sesión C – Viernes

- Press militar - 3 x 4-6 (EPI)
- Remo con barra - 3 x 4-6 (EPI)
- Press de banca plano o declinado - 3 x 8-10 (EPE)

Avanzados

Como practicante avanzado del entrenamiento con pesas, tu base muscular ya se ha desarrollado ampliamente y esté cercana de alcanzar el tope de tu potencial muscular genético, por lo que añadir ejercicios de aislamiento en este punto es aconsejable si se quieren "afinar" detalles estéticos, corregir desbalances musculares o, simplemente, propiciar una mayor estimulación muscular al incrementar el volumen total. Para esto, agregaremos 1 día extra de entrenamiento por semana, es decir, entrenaremos 4 días a la semana, pero jamás más de 2 días consecutivos para poder entrenar cada sesión al 100%.

Este plan de entrenamiento, al pretender formar parte de tu vida de manera indefinida, está diseñado para tenerte entrenando de 2-4 veces por semana, dependiendo de tu preferencia. Incluye 2 sesiones de cuerpo superior y 2 de cuerpo inferior por semana. La magia de este programa es que puedes hacer solo 1 sesión por cada región corporal, es decir 2 sesiones semanales—1 de cuerpo inferior y 1 de cuerpo superior, y ya te "asegurarías" de haber realizado el mínimo para mantener tu masa muscular actual, pero a la vez, idealmente, puedes realizar las 4 sesiones semanales planeadas—2 de cuerpo inferior y 2 de cuerpo superior, si tu meta actual es incrementar aún más tu masa muscular o, si no tienes pensado desarrollar más tus piernas—ya tienen el tamaño que deseas, o simplemente quieres ahorrar tu energía y tiempo para tu cuerpo superior, puedes optar por la opción que personalmente recomiendo para entrenador avanzado, y es aquella que te tiene entrenando 3 veces por semana haciendo énfasis en la parte superior del cuerpo—1 sesión de cuerpo inferior y 2 de cuerpo superior por semana.

Aquí lo importante es que, al ser optativamente un plan para ser implementado de por vida, lo veas como un plan flexible, y como tal, lo adaptes a tus necesidades específicas y preferencias de cada semana en particular—ej. en una semana puedes entrenar 4 días y en la siguiente solo 2 días si así lo necesitas.

En esta rutina, al igual que en la rutina para intermedios, se añadirán ciertos ejercicios adicionales para "asegurar" una total estimulación de brazos y hombros—grupos musculares que generalmente necesitan de una ayuda extra, de los cuales, se realizarán 2-3 series dependiendo del tipo de ejercicio—compuesto o aislamiento—y técnica empleada de entrenamiento—EPI, EPE, o EPD. Junto con unos dorsales amplios, y una cintura delgada, unos hombros y brazos bien trabajados son responsables de la imponente forma en "V" que, como hombres, todos queremos poseer.

Adicionalmente, en esta rutina se emplearán los 3 esquemas de entrenamiento eficiente: pirámide inversa (EPI), pirámide estándar (EPE), y pausa-descanso (EPD). En cada ejercicio vendrá especificado el esquema de entrenamiento a utilizar entre paréntesis.

Este plan de entrenamiento avanzado se efectúa siguiendo las siguientes directrices:

- Se entrena mínimo 2 veces por semana, máximo 4, dependiendo de la meta, disponibilidad, y preferencia actual.
- Todas las semanas se debe entrenar *por lo menos* 1 sesión de cuerpo superior y 1 de cuerpo inferior.
- Óptimamente, se debe de dejar un día de descanso entre sesiones, aunque esto no es algo obligatorio—particularmente si se quiere entrenar 4 veces por semana.
- Entre sesiones de la misma región corporal—superior o inferior, lo *ideal* es descansar siempre 2 días.
- Jamás se debe de entrenar más de 2 días seguidos independientemente de la región corporal entrenada—superior/inferior.
- A menos de que algo inesperado suceda—ej. vacaciones, jamás se debe descansar más de 2 días seguidos.
- Todas y cada una de las series se realizan a máxima intensidad—i.e. de 1-2 repeticiones del fallo muscular.

Las sesiones de entrenamiento quedan de la siguiente manera:

Cuerpo Superior A

- Dominadas supinas - 3 x 4-6 (EPI)
- Press de banca inclinado - 3 x 4-6 (EPI)
- Remo con mancuernas - 3 x 8-10 (EPE)
- Curl de bíceps con mancuernas - 2 x 10-12 (EPE)
- Elevaciones posteriores con mancuernas - 3 x 12-15 (EPD)

Cuerpo Inferior A

- Sentadilla frontal - 3 x 4-6 (EPI)
- Peso muerto rumano - 3 x 8-10 (EPE)
- Hiperextensiones - 2 x 10-12 (EPE)
- Elevaciones de pantorrillas - 3 x 12-15 (EPD)

Cuerpo Superior B

- Press militar - 3 x 4-6 (EPI)
- Remo con barra - 3 x 4-6 (EPI)
- Press de banca plano o declinado - 3 x 8-10 (EPE)
- Extensiones de tríceps con mancuernas - 3 x 10-12 (EPE)
- Elevaciones laterales con mancuernas - 2 x 12-15 (EPD)

Cuerpo Inferior B

- Peso muerto - 3 x 4-6 (EPI)
- Sentadilla búlgara - 3 x 8-10 (EPE)
- Elevaciones de piernas colgado - 2 x 10-12 (EPE)
- Elevaciones de pantorrillas - 3 x 12-15 (EPD)

En cuanto a su distribución, a continuación, te presento un ejemplo por cada posible configuración de este tipo de rutina:

3 Días a la semana A

Un ejemplo de este tipo de plan flexible de entrenamiento, en el que se entrenan 3 días por semana sería:
- Lunes: Cuerpo Superior A
- Miércoles: Cuerpo Inferior A
- Viernes: Cuerpo Superior B

Y en la siguiente semana, si se quieren trabajar cuerpo superior e inferior de manera equitativa quedaría:
- Lunes: Cuerpo Inferior B
- Miércoles: Cuerpo Superior A
- Viernes: Cuerpo Inferior A

Y así sucesivamente.

3 Días a la semana B

Otra alternativa, la cual es la que personalmente uso y recomiendo debido a que brinda un énfasis en la parte superior del cuerpo con respecto a la inferior, ya que consiste en 2 sesiones de cuerpo superior por cada una de cuerpo inferior:

Semana 1
- Lunes: Cuerpo Superior A
- Miércoles: Cuerpo Inferior A
- Viernes: Cuerpo Superior B

Semana 2
- Lunes: Cuerpo Superior A
- Miércoles: Cuerpo Inferior B
- Viernes: Cuerpo Superior B

Semana 3
Se repite el ciclo, por lo que se hace lo mismo que en semana 1.

4 Días a la semana

Optativamente, si se quiere entrenar 4 veces por semana, la rutina quedaría de la siguiente manera:
- Lunes: Cuerpo Superior A
- Martes: Cuerpo Inferior A
- Jueves: Cuerpo Superior B
- Viernes Cuerpo Inferior B

2 Días a la semana

Finalmente, aunque no algo óptimo, queda la opción de 2 veces por semana como a continuación se muestra:
- Lunes: Cuerpo Superior A/B
- Jueves: Cuerpo Inferior A/B

Apéndice 5: ¿Cuánto músculo puedes ganar naturalmente? —potencial muscular genético

Ciertamente, el mayor determinante de cuanto musculo puedes ganar *naturalmente* es tu genética. La mayoría de los hombres pueden ganar de alrededor 40-50 lb en toda su vida naturalmente —las mujeres de 20-25 lb.

¿Cómo puedes estimar tu potencial muscular genético antes de siquiera comenzar a progresar? Esta pregunta es la que en breve nos enfocaremos en contestar.

Potencial muscular genético

Existen 2 factores mayormente predictores de cuanta masa muscular un individuo puede ganar, el más importante siendo la masa ósea (William Cameron Chumlea, 2002) y, en segunda instancia, los niveles totales y libres de testosterona (Saravanakumar Jeevanandam, 2016)—aunque en niveles normales no tienen tanta influencia.

Debido a esto, entre más "anchos" sean tus huesos en relación con tu estatura particular, mayor será tu *potencial* para ganar masa muscular.

Los 2 mayores indicadores de magnitud de estructura ósea—que tan grandes son tus huesos—son las circunferencias de tus muñecas y tobillos.

En otras palabras, la altura siendo la misma, las personas con muñecas y tobillos con una circunferencia mayor tienden a cargar más masa muscular de manera natural—sin siquiera entrenar—y tienen un mayor potencial a ganarla que su contraparte de huesos más delgados. De hecho, basado en esto, un investigador llamado Casey Butt diseñó una fórmula para poder calcular el estimado potencial muscular personal partiendo de las mediciones de estas 2 partes del cuerpo.

Efectivamente, esta fórmula es considerada al momento por la sociedad científica orientada a la salud y el deporte como la más precisa para determinar el potencial muscular total en peso y, además, el potencial muscular en volumen por cada grupo muscular mayor—pecho, bíceps, muslos, etc.

Las fórmulas para que puedas calcular tu potencial muscular particular tanto en peso como en medidas, son las que a continuación se muestran:

Cálculo de potencial muscular genético

Peso muscular máximo

$$Peso\ Muscular\ M\acute{a}ximo = A^{1.5} \left(\frac{\sqrt{M}}{22.6670} + \frac{\sqrt{T}}{17.0104} \right) \left(\frac{\%gc}{224} + 1 \right)$$

Medidas musculares máximas

$$Pecho = 6.3138\ M \left(\frac{\%gc}{340} + 1 \right) (+1.0\%)$$

$$B\acute{\imath}ceps = 2.3008\ M \left(\frac{\%gc}{265} + 1 \right) (+2.2\%)$$

$$Antebrazos = 1.8514\ M \left(\frac{\%gc}{340} + 1 \right) (+3.8\%)$$

$$Cuello = 2.2574\ M \left(\frac{\%gc}{340} + 1 \right) (+3.4\%)$$

$$Piernas = 2.6785\ T \left(\frac{\%gc}{190} + 1 \right) (+1.0\%)$$

$$Pantorrillas = 1.7780\ T \left(\frac{\%gc}{210} + 1 \right) (+3.1\%)$$

Donde:

A = Altura en pulgadas.

T = Medida del tobillo en el punto más delgado—en el que el hueso del pie y la pantorrilla se juntan.

M = Medida de la muñeca en el punto más delgado—en el que el antebrazo y la mano se juntan.

%gc = Porcentaje de grasa corporal en el que quieres predecir tu masa magra total— recomendado 8 a 10% como el *ideal*.

Estas fórmulas, aplicadas tal y como se indica, nos proveerán con una estimación de nuestro potencial muscular máximo personal.

Por ejemplo, en un hombre con una altura de 72 pulgadas, una medida de muñeca de 6.5 pulgadas, y una medida de tobillo de 8.5 pulgadas los resultados de estas fórmulas serían:

Peso

Peso muscular máximo = 181.17 lb

Peso *total* máximo al 10% gc = 201.30 lb

Medidas

Pecho = 46.49 in

Bíceps = 16.70 in

Antebrazos = 13.38 in

Cuello = 16.32 in

Muslos = 24.78 in

Pantorrillas = 16.62 in

Estructura muscular

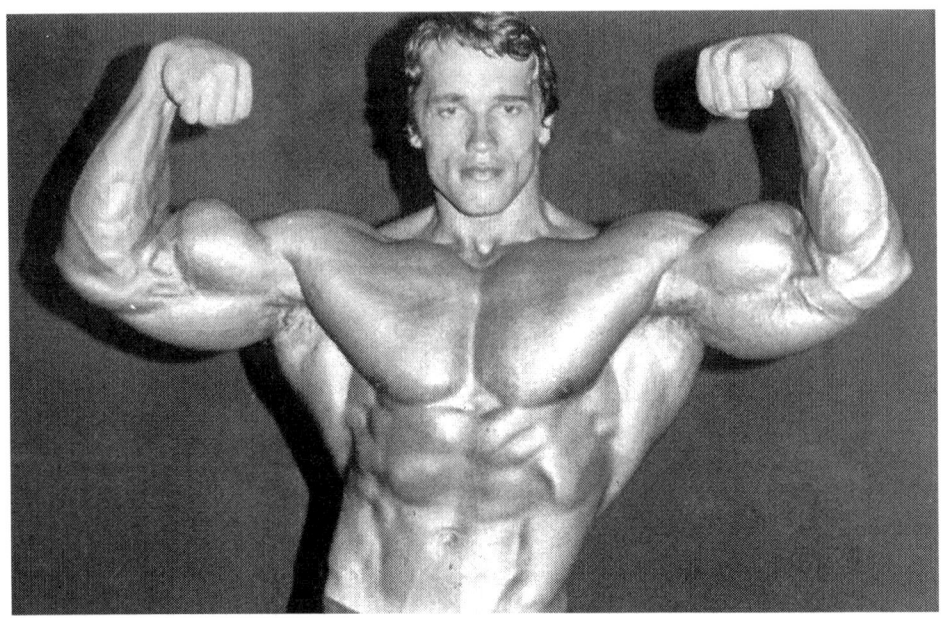

Finalmente, cabe recalcar que otra cosa que afecta la apariencia y, posiblemente, el potencial muscular, es la relación entre el tendón y la "barriga" de un grupo muscular dado.

Entre menor espacio exista entre el músculo y la articulación en cuestión—entre más corto sea el tendón, mayor el potencial máximo muscular del grupo muscular. En otras palabras, los músculos no pueden "elongarse", solo "ensancharse".

Este fenómeno es particularmente marcado en músculos de piernas y brazos.

¿Cuál es la velocidad a la que puedes ganar masa muscular?

Una vez calculado tu potencial muscular máximo natural te preguntarás: ¿A qué velocidad sucederá esto?

¿La realidad? Toma un mínimo de 4-5 años de rutina de entrenamiento y plan dietético enfocados en fomentar el crecimiento muscular para siquiera *acercarte* a tu potencial muscular individual, esto claro, si se realiza de manera natural—sin drogas.

No obstante, la velocidad de ganancia muscular no es lineal, y va disminuyendo con el paso del tiempo, siendo los primeros años de entrenamiento los más productivos en cuanto a este procedimiento. Y aunque es algo bastante difícil de calcular con exactitud debido a la gran cantidad de factores que influyen la hipertrofia muscular, existe una aproximación creada por Lyle Mcdonald de esta proporción:

Años de entrenamiento apropiado	Potencial proporción de ganancia muscular anual
1	20-25 libras (2 lb por mes)
2	10-12 libras (1 lb por mes)
3	5-6 libras (0.5 lb por mes)
4+	2-3 libras (0.25 lb por mes)

Lo sé, lo sé. Muy probablemente no es lo que te esperabas ni en cuanto a tu potencial ni en cuanto a la velocidad a la que lo puedes alcanzar de manera *natural*. Pero ese es uno de los mayores problemas con la industria del "fitness". Venden falsas esperanzas a las personas que ansían obtener rápidamente un cuerpo similar al de los "gurús" del fitness y modelos de redes sociales "naturales". Bueno pues, a menos de que seas un fenómeno genético, la realidad es muy probablemente la calculada.

Por otro lado, esto te dará una nueva perspectiva al entrenar y creer que te volverás "extremadamente voluminoso" cual fisicoculturista del "Mr. Olympia" si entrenas pesado—la cual es la mejor manera de fomentar/preservar la masa muscular, por lo que prefieres levantar pesas ligeras a altas repeticiones para "tonificar" y no verte "hinchado", sino más marcado. Créeme, no es tan fácil. No pasará.

Habiendo dicho esto, vayamos de una vez por todas a ver *cómo* realizar tu potencial máximo muscular.

La mejor manera de ganar masa muscular

Entonces, ya conoces tu potencial muscular máximo natural, y a que velocidad lo puedes alcanzar. ¿Ahora, qué es lo que tienes que hacer para ver este potencial muscular transmutado del papel a la vida real? Solo 3 cosas—y una extra que es *totalmente* opcional:

1. Entrena apropiadamente.
2. Lleva una dieta alta en proteína.
3. Consume ligeramente más calorías de las que quemas.

Veamos pues cada uno de estos elementos en detalle.

Entrena apropiadamente

¿Qué significa entrenar apropiadamente? En síntesis, llevar un plan de entrenamiento que cumpla con las siguientes características:

- Está basado en ejercicios compuestos—particularmente cualquier variación de los 6 grandes: peso muerto, press de banca, press militar, dominadas, sentadilla, y remo.
- Se trabaja cada grupo muscular 1-3 veces por semana—idealmente 2.
- El entrenamiento se realiza de manera intensa y enfocada—*todas* las series de trabajo se realizan 1-3 repeticiones cerca del fallo muscular concéntrico.

Lleva una dieta alta en proteína

¿A qué me refiero con dieta alta en proteína? A *por lo menos* 1gr por lb de peso corporal al día.

Cabe resaltar que no me refiero a 1 gr de alimentos altos en proteína, sino un 1 gr de proteína *pura* por día—la cual forma una *parte* de estos. Por ejemplo, una porción de pescado, carne, o puerco *crudo*—100-150 gr dependiendo del animal y el corte, contiene alrededor de 20-30 gr de proteína.

Para saber con cierta exactitud cuánta proteína está contenida en un alimento dado, te recomiendo consultarlo en alguna aplicación de registro de ingesta nutricional—ej. MyFitnessPal, Google—así es, hasta esto ya te da—o, si sabes inglés, Self Nutrition Data y la página oficial del USDA te pueden dar este dato y mucha información nutricional adicional.

En cuanto a los potenciales riesgos de ingerir una dieta alta en proteína de manera consistente, no te preocupes, todos y cada uno de ellos ya han sido mayormente desmentidos—realmente *no* existen riesgos de un relativamente alto consumo de proteína, esto particularmente en personas relativamente sanas y que entrenan intensamente regularmente.

Efectivamente, si existe un "truco dietético" ese es una dieta alta en proteína, esto mayormente debido a ser este el macronutriente más saciante, termogénico, y promotor/preservador de masa magra que existe.

Ciertamente, sólo 2 factores son *elementales* para la optimización de masa muscular: 1) el entrenamiento de resistencia y 2) una relativa alta ingesta de proteína, siendo el santo grial de la composición corporal su combinación.

Consume ligeramente más calorías de las que quemas

Solamente cuando el cuerpo es nuevo en el entrenamiento de resistencia o el individuo posee una gran cantidad de grasa corporal, es que es *posible* ganar masa muscular *y* perder grasa corporal al mismo tiempo. El organismo no puede crear nueva materia de la nada—especialmente masa muscular, y para ello necesita energía (calorías) y bloques extra (proteínas) para recuperar el músculo del estímulo impuesto (entrenamiento) y prepararlo para una subsecuente posible imposición de este mismo evento—o, idealmente, uno de más intenso.

¿Cuántas calorías extra necesitas consumir para fomentar una apropiada ganancia muscular? De 10-15% sobre tu ingesta de mantenimiento seria lo idea, lo cual se materializa para la mayoría de las personas en 200-300 kcal extra—tal vez hasta 500 kcal sino te importa ganar un poco de más grasa corporal adicional. Más de esta cantidad no será beneficial en cuanta a ganancia muscular, y solo fomentará una mayor adquisición de grasa corporal, la cual, si quieres verte bien y estar más saludable, posteriormente tendrás que eliminar—algo que no es nada placentero.

Para conocer el contenido calórico de un alimento en específico, solo consulta las mismas fuentes recomendadas previamente—de donde obtuviste el contenido total de proteína.

Una vez calculada tu ingesta proteica, de donde provenga esta energía *extra* depende mayormente de ti y de tus preferencias y, verdaderamente es irrelevante mayormente. Mi recomendación, *por lo menos* 0.3-0.5gr de grasas de origen *animal* por libra de peso corporal y el resto como carbohidratos saludables de manera *opcional* para completar tu cuota calórica individual—si quieres que todas tus calorías energéticas provengan enteramente (o mayormente) de grasas, puedes hacerlo así.

¿Porque grasas de origen animal? Porque estas además de ser más estables, naturales, y saludables que su contraparte vegetal, contienen vitaminas liposolubles *esenciales* que son cruciales para nuestros procesos hormonales, desintoxicantes, y estructurales las cuales, están *totalmente* ausentes en aquellas que provienen de fuentes vegetales—ej. Retinol, Colecalciferol, y DHA. Además, igualmente, contrario a *toda* grasa de origen vegetal, las grasas de origen animal contienen colesterol, un compuesto que ha demostrado ser anabólico por sí mismo—te ayudará a ganar masa muscular más rápido (Riechman SE, 2007) (Chang Woock Lee, 2011) (van Vliet S, 2017) (Riechman & Gasier, 2007) (Riechman S.E.a, 2009). Similarmente, se ha encontrado que, las grasas saturadas, muy posiblemente al potenciar la síntesis endógena de colesterol, soportan la producción de testosterona y promueven el desarrollo de masa muscular en respuesta al entrenamiento de alta intensidad (Hämäläinen EK, 1983) (Steven E. Riechman, 2008) (Charles P. Lambert, 2008).

Personalmente, suelo minimizar mi ingesta total de plantas—incluyendo vegetales—por cuestiones de salud general, desempeño mental, y digestibilidad independientemente de mi meta de recomposición corporal. Pero no se puede generalizar, por lo que te recomiendo probar con distintos tipos de dietas y estrategias y seleccionar la que más se adapte a tu estilo de vida, preferencias, y meta actual personal.

Ciertamente, una alta ingesta de carbohidratos—i.e. 150-200+ gr al día—puede o no fomentar un mayor crecimiento muscular (Burke LM, 2004) (Creer A, 2005) (Howarth KR, 2010), pero esto no significa que esta estrategia no venga con efectos secundarios asociados, por los cuales, en mi caso, he decidido evitarlos tanto me sea posible, y solo ingerirlos en ocasiones especiales—particularmente aquellas altamente sociales.

Si decides ingerir carbohidratos de manera frecuente y/o sustancial, te recomiendo no excederte de 200 gr al día de carbohidratos netos—i.e. excluyendo fibra, e, idealmente ingerirlos en su mayoría alrededor de tus sesiones de entrenamiento—especialmente *después* de levantar pesas. En otras palabras: *gánate tus carbohidratos*. Si no entrenas de manera intensa y prolongada, no los consumas—o por lo menos no en gran medida.

Opcional: Supleméntate adecuadamente

Si es cierto que con el entrenar apropiadamente, seguir una dieta correcta, y dormir bien consistentemente es más que suficiente para acercarte a tu potencial muscular genético, existen ciertos suplementos los cuales este proceso te pueden ayudar en acelerar y/o facilitar.

No obstante, aun y en presencia de cientos—sino es que miles—de estos, solo 3 de ellos considero todo aquel individuo que quiera *maximizar* su masa muscular debería implementar de manera regular.

Vitamina D3

Independientemente de tu meta de recomposición corporal actual, considero que todo individuo de este suplemento se puede beneficiar, especialmente de aquellos que, ya sea por la zona en la que viven o su estilo de vida habitual, no pueden exponerse a los rayos del sol de manera directa y regular—algo que recomiendo ampliamente no solo por este beneficio, sino por todos y cada uno de los demás que esta práctica nos provee de manera adicional (siendo mejora en humor, incremento en sensibilidad a la insulina, y anti-inflamación solo algunos de ellos).

La vitamina D3, más que una vitamina, funciona como una hormona en nuestro cuerpo, y es responsable por facilitar múltiples procesos corporales, pero principalmente, aquellos hormonales, por lo que es crucial en la producción de varias hormonas asociadas al desarrollo muscular, pero particularmente de la testosterona (Pilz S, 2010).

Dosis óptima: 5,000-10,000 IU al día. Esto, dependiendo de tu color de piel—entre más obscura menor la producción de esta hormona/vitamina—frecuencia de exposición solar, y zona en la que vivas—aquellos que viven más cerca del ecuador disfrutan de una mayor proporción de rayos UVB al exponerse a la luz del sol, los cuales, en comparación con los UVA, están mayormente relacionados con la estimulación de producción de esta vitamina-hormona (Holick M. W., 2013).

Creatina

Solo existe un suplemento legal, relacionado directamente con el desarrollo de fuerza y volumen muscular, que haya comprobado su eficacia en la mayoría de las personas, y ese es la creatina.

Además de promover un óptimo desempeño muscular (Rahimi R, 2011) (Lamontagne-Lacasse M, 2011) (Bemben MG, 2010), el cual a su vez, optimiza su estimulación y posible posterior crecimiento, la creatina por sus innatas propiedades, tiene el potencial de brindarnos otros muy valiosos beneficios físicos y mentales (Caroline Rae, 2003) (Benton D, 2011) (McMorris T, 2007) (Klein AM, 2007). Gracias a esto es que considero este suplemento algo vital si tu desempeño general quieres *maximizar*.

Dosis óptima: 3-5 gr al día. Siendo la "semana de carga" algo totalmente opcional—la "semana de carga" es recomendada para acelerar la saturación muscular de este compuesto, sin embargo, no es necesaria.

Cafeína

Si quieres optimizar tu desempeño en cada sesión de entrenamiento (Duncan MJ, 2012), definitivamente la cafeína es tu mejor opción—particularmente cuando no has dormido bien por alguna que otra razón (Christian Cook, 2012). De hecho, el ingrediente principal de los suplementos "preentrenamiento"—y por el cual estos mayormente funcionan, es este.

Qué necesidad de derrochar dinero en artificiales, caros, y frecuentemente desagradables suplementos para ganar "energía extra". Mejor tomate 2-3 tazas de barato, saludable, y delicioso café si un empujón extra es lo que necesitas. Con esto será más que suficiente.

Aunado a esto, el café, contrario a las píldoras, además de la cafeína contiene otros compuestos naturales que nos pueden proveer de ciertos beneficios adicionales nada despreciables—protección del hígado, prevención de ciertos tipos de cáncer, incremento en longevidad, etc.

Eso sí, independientemente de tu fuente de consumo de cafeína diario, te recomiendo cortarlo *totalmente* alrededor de mediodía debido a la vida media promedio de 6-8 horas de este compuesto—máximo 2-3 pm si sueles dormirte 10-11 pm. Esto te permitirá dormir perfectamente al asegurarte que la cafeína ingerida previamente, al momento de irte a dormir, se haya eliminado mayormente.

Dosis óptima: 200-500 mg antes de entrenar—el equivalente de 2-4 tazas de café, pero no más de 500-700 mg al día—dependiendo de tu tolerancia.

Apéndice 6: Las 4 mejores estrategias para mantenerse joven por más tiempo— respaldadas por la ciencia

Independientemente del estatus socioeconómico, habilidades, y/o conocimientos; si hay una cosa de la que *ningún* ser humano se puede escapar es del envejecimiento—si vives lo suficiente ciertamente.

A través de la historia, una de las cosas más anheladas ha sido el poder mantenerse joven por más tiempo, y muchas historias y cuentos mitológicos reflejan esto—ej. la búsqueda del santo grial de la juventud. Es por esto que muchos científicos y especialistas en la materia dedican sus vidas a descubrir cómo aplazar la vejez y, afortunadamente, varios descubrimientos se han efectuado.

Por el momento, en la comunidad científica ya es bien conocido que el envejecimiento es causado principalmente por 2 factores. El daño acumulativo en el ADN—inducido mayormente por un exceso en producción de ROS (por sus siglas en inglés: Reactive Oxygen Species)—y la constante activación de mTOR (por sus siglas en inglés: Mammalian Target of Rapamycin) (H. Dorota Halicka, 2012). Por lo que, teóricamente, para vivir más y *retrasar* el envejecimiento, cualquier cosa que nos permita disminuir el daño al ADN y/o la activación de mTOR nos será para esta meta de utilidad. Pues bueno, existen 4 maneras comprobadas científicamente de hacer esto...

Restricción calórica

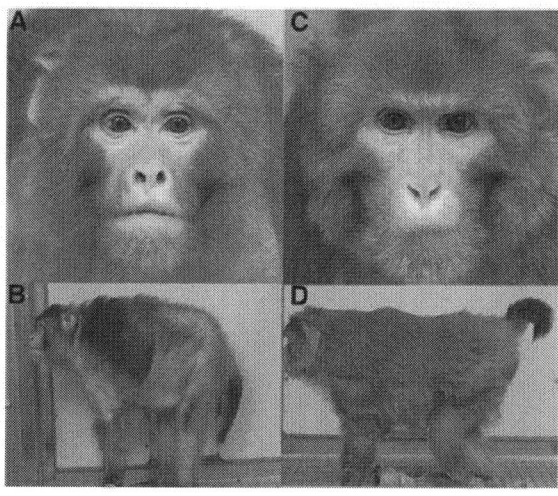

Apariencia animal en la vejez. Fotografías (A y B) de un animal típico control a 27.6 años de edad (cerca del promedio de duración de vida). Fotografías (C y D) de un animal de la misma edad que se mantuvo en restriccón calórica.

Una imagen vale más que mil palabras. En la ilustración previa, 2 animales, misma edad. El de la izquierda (A y B) consumiendo calorías normalmente, el de la derecha de una manera restringida (C y D).

La restricción calórica es la *más* potente manera comprobada de extender la vida actualmente (Ricki J. Colman, 2014) (Elena Armandola, 2004) (Changhan Lee, 2016) (Wolf G., 2006) (Fontana L., 2009) (Leonie K Heilbronn, 2003) (Junfang Wu, 2016). Esto, debido en gran medida a que la restricción calórica (RC) reduce ambos factores envejecedores—el daño al ADN y la activación de mTOR.

Míralo de esta manera. Tu cuerpo trae cargado en su código genético una estimación "semifija" de cuánto tiempo debe de durar, y el conteo de este periodo es llevado mediante el metabolismo. Esta duración es variable dependiendo de los factores ambientales al que se le exponga, siendo la nutrición, la calidad de sueño, y estreses externos los principales.

Existen dos estados metabólicos diametralmente opuestos en el cuerpo. El anabolismo (construcción y expansión) y el catabolismo (destrucción y contracción). El primero simboliza la expansión celular y el segundo la contracción—de hecho, durante largos periodos de restricción calórica, a excepción del cerebro, la mayoría de los órganos se ven empequeñecidos (Sharon E. Mitchell, 2015).

Para poderse expandir, el cuerpo necesita acelerar el metabolismo y, para ello, la ingestión de nutrientes en "exceso"—i.e. superávit calórico, es algo necesario.

No obstante, la velocidad a la que corre el metabolismo va directamente atada al "reloj del envejecimiento". Por lo que entre más rápido el metabolismo corre más rápido de la juventud se dispone. En otras palabras, el anabolismo va mano a mano con la activación de mTOR y producción de ROS. Entre más tiempo el cuerpo se encuentre en un estado anabólico, mayor será, en teoría, la velocidad de envejecimiento y daño al ADN. Por lo tanto, la mejor manera de prolongar la juventud e incrementar la longevidad, es mantener al cuerpo en un estado catabólico la mayor parte del tiempo en comparación con el estado anabólico, o lo que es lo mismo, llevar una dieta de restricción calórica.

Aunado a esto, la autofagia—el mecanismo responsable de reparar y "reciclar" las células del organismo y que ha sido recientemente categorizado como el proceso rejuvenecedor principal del cuerpo, es activada fuertemente durante periodos de restricción calórica, especialmente si ésta es continua y prolongada—i.e. periodos durante de ayuno. Ciertamente, este proceso de limpieza se podría considerar como el mayor enemigo del envejecimiento, gracias a que trabaja en caminos metabólicos totalmente opuestos a mTOR, por lo que extiende la vida (Frank Madeo, 2015). Cuando mTOR es activado—ej. al consumir alimentos, se suprime la autofagia, y cuando inactivo—ej. al ayunar, se suscita (Beth Levine, 2008).

Una de las mejores y más simples maneras de implementar la restricción calórica, es mediante el ayuno intermitente (Anton J. Carlson, 1946), no obstante, aunque la más sostenible y llevadera, no tienes que hacerlo de esta manera, ya que la *mayoría* de los beneficios a largo plazo de envolverse en esta práctica provienen de la restricción calórica y no tanto del ayuno en sí.

Entrenamiento de resistencia

Al igual que la restricción calórica, el ejercicio intenso incrementa la longevidad (Erikssen G., 2001), esto, primariamente mediante la activación de la autofagia (Altea Rocchi, 2017).

Lo mejor de todo es que el entrenamiento con pesas, debido a su intensidad, es uno de los mejores tipos de ejercicio para activar este mecanismo (Li Luo, 2013), y su efecto benéfico no se ve únicamente reflejado en los músculos trabajados (Tam BT, 2014), sino que se expande hasta el cerebro y otros órganos (Congcong He, 2012). De hecho, la autofagia estimulada al levantar pesas es en gran parte responsable del crecimiento o mantenimiento de la masa muscular asociada con este tipo de entrenamiento (Eva Masiero, 2009).

Dieta cetogénica

Existen 3 procesos corporales principales que promueven la autofagia:

1. Ayuno
2. Cetosis
3. Estrés agudo—ejercicio intenso, exposición al frío, ciertos fitoquímicos, etc.

La dieta cetogénica, al promover la cetosis, simula en cierta medida el estado de ayuno y, por lo tanto, promueve la autofagia (Patrick F. Finn Dice, 2005) (Mark F. McCarty, 2015). Esto debido principalmente, a que las proteínas y carbohidratos señalan en gran medida la disponibilidad alimenticia—activando el estado anabólico, mientras que la grasa dietética tiene un efecto casi nulo. Por lo que entre menos proteínas y carbohidratos consumes durante tu vida, mayor será tu expectativa de vida a largo plazo.

Geroprotectores

Existen ciertas moléculas "antienvejecimiento" denominadas geroprotectores, las cuales, ejercen su efecto al suprimir la activación de mTOR y/o disminuir el daño oxidativo sobre el ADN (H. Dorota Halicka e. a., 2012) (Alexander Aliper, 2016).

Dentro de estas substancias, las más naturales—debido a su presencia en alimentos comunes—incluyen el Resveratrol—contenido en la piel de las uvas, arándanos, frambuesas, y moras; la Cúrcuma (Lee KS, 2010), la cafeína—compuesto detrás de la mayoría de los beneficios del café, y el EGCG—contenido en el té verde (Guillermo Mariño, 2014).

Una adición a estos alimentos pro-juventud, aunque no por su potencial como geroprotector, sino por su poder antioxidante, es el cacao—con el que se fabrica el chocolate, el cual, supera al té verde y vino tinto en este rubro (Ki Won Lee, 2003).

Además, existen otros compuestos que, aunque no se encuentran regularmente en la dieta de manera significativa, pueden ser suplementados fácilmente debido a su amplia disponibilidad y bajo costo—metformina, NAC, aspirina, etc.

En síntesis, esta es la lista de los geroprotectores comprobados más comunes y asequibles:

- Metformina (Alejandro Martin-Montalvo, 2013) (Roberto Romero MD, 2017) (Vladimir N. Anisimov, 2010)
- Aspirina (Randy Strong, 2008) (Srinivas Ayyadevara, 2013) (Tracey Phillips, 2004)
- Vitamina D3 (Messing JA, 2013) (Karla A. Mark, 2011)
- Berberina (Hong Zhao, 2013) (V. V. Navrotskaya, 2012)
- Cafeína (George L Sutphin, 2012) (Ming Ding, 2015)
- Carnosina (G.A McFarland, 1999)
- NAC (Brack C, 1997)

Personalmente, además de consumir bastantes cantidades de cafeína diariamente mediante café y/o cocoa sin azúcar, suelo suplementarme regularmente con vitamina D3 y, de vez en cuando, con una baja dosis de aspirina (80-250 mg).

Por el momento, debido a mi edad, no me preocupa tanto maximizar mi longevidad, pero si me encontrara más allá de la mediana edad—i.e. 40+ años, no dudaría en experimentar con los suplementos descritos anteriormente. Lo que me lleva a tocar el siguiente posible conflicto.

La paradoja de la longevidad vs desempeño

Existe una advertencia que hacer respecto a estos métodos para incrementar la longevidad: entre más los uses tu desempeño en general sufrirá.

Como ya vimos, las proteínas y carbohidratos tienen la capacidad para indicarle al cuerpo de una "disponibilidad de nutrientes"—esto principalmente al activar la liberación de insulina, por lo que se podría considerar que las proteínas y carbohidratos son los macronutrientes más anabólicos—realmente las proteínas son el único macronutriente anabólico, sin embargo, el efecto anti-catabólico de los carbohidratos y su poder para acelerar el metabolismo contribuyen a acelerar el envejecimiento.

Entonces queda claro que entre más carbohidratos y proteínas ingieras, más rápido envejecerás y tu tiempo de vida se acortará. Sin embargo, como casi todo en la vida, no es conveniente exagerar en la implementación de estos métodos, ya que "el santo grial de la juventud" tiene sus desventajas.

Nadie quiere estar hambriento—y por una buena razón

Los caminos metabólicos que aceleran el metabolismo y, por ende, el envejecimiento, son los mismos que controlan la virilidad, fertilidad, y vitalidad; es decir, tu desempeño y sensación general de bienestar. Entre más disminuyas tu metabolismo y, consecuentemente, tu velocidad de envejecimiento, menor será tu producción de testosterona, robustez inmunitaria, y niveles generales de energía.

Es por esto que, al llevar estas estrategias a un extremo, *posiblemente* vivirás más y te verás joven por más tiempo, pero no podrás desempeñarte al 100% física, mental, ni sexualmente.

Ciertamente, al detectar el cuerpo una constante carencia de disponibilidad energética, este cambia de expansión a contracción—o lo que es lo mismo de anabolismo a catabolismo, por lo que el metabolismo se desacelera, el perfil hormonal es disturbado, y tu energía en general se ve reducida. Similarmente, en tiempos de hambruna el organismo está pensando en sobrevivir, no en cómo y cuándo se va a reproducir.

Bien dice el dicho: *"Es mejor vivir un día como un león que 100 años como una oveja."* Ciertamente esto es una exageración, pero entiendes mi punto. Tendrás que balancear ambas metas para vivir lo más posible al desempeñarte óptimamente.

Consecuentemente, por razones ya descritas, no es recomendable que alguien que aún se encuentra en desarrollo—i.e. menor de 22 años—se embarque en una dieta hipocalórica para perder peso, a menos que este se encuentre mórbidamente obeso, esto, si no se quiere inhibir su crecimiento. Si formas parte de esta sección demográfica, de nuevo, si no tienes mucha grasa que perder—i.e. más de 20% gc, te recomiendo te enfoques en ganar masa muscular por el momento y dejes la pérdida de grasa para más adelante.

Cómo minimizar efectos secundarios de estrategias antienvejecimiento

Restricción calórica

En cuanto a la restricción calórica, existe una manera de controlar el "cuando" de la restricción calórica. Esta herramienta es el ayuno intermitente.

El ayuno intermitente te ayudará a seleccionar activamente tus períodos de alta energía/testosterona en una dieta de RC, por ejemplo, ayunando por las noches y/o fines de semana, cuando el alto rendimiento no es requerido.

Ciertamente, existirá algún punto en el que se acabaran tus calorías de reserva extra— i.e. *exceso* de grasa corporal, por lo que *tendrás* que embarcarte en una fase de ganancia muscular—si está dentro de tus metas claro está—o consumir solo las calorías necesarias para mantener tu peso—i.e. dieta isocalórica.

Dieta cetogénica

La única manera de minimizar los efectos hormonales secundarios de una dieta cetogénica, es incrementando tu ingesta de ellos y/o de proteínas—especialmente de aquellas altas en aminoácidos glucogénicos (glicina, prolina, y glutamina, etc.) como la gelatina (colágeno).

No obstante, tendrás que tener en cuenta que entre más los aumentes, mayor será el detrimento a tu juventud y longevidad. Solo tú podrás evaluar en qué cantidad *mínima* de ingesta de carbohidratos y/o proteínas te sientes mejor si lo que quieres es tu juventud y longevidad maximizar.

Para mantener tu peso, creo que 1 gr/lb de peso de carbohidratos y 1 gr/lb de peso de proteínas por día es un buen comienzo. Suficientes para soportar tu perfil hormonal, desempeño, e integridad estructural, pero sin llevarlo al exceso e incrementar los procesos oxidativos de tu cuerpo de manera desmedida; esto, especialmente si te encuentras en un periodo de ganancia muscular actualmente.

Geroprotectores

El mecanismo de acción principal por el que los geroprotectores funcionan—además de inhibir el ROS y mTOR, es mediante la hormesis—i.e. adaptación del cuerpo a un stress para poder lidiar con él más fácilmente en el futuro, por lo que las dosis recomendadas de estos para poder recolectar sus beneficios deben ser relativamente mínimas.

Para evitar posibles efectos secundarios de estas substancias, solamente sigue las indicaciones indicadas en el suplemento. Cuando en duda, toma *menos* de la dosis indicada, nunca más.

Por otra parte, si estás tratando de ganar masa muscular, limita su uso. Recuerda que el anabolismo y la longevidad no se llevan muy bien, generalmente lo que potencia a uno atenúa al otro.

Conclusión

Estas estrategias están dirigidas para los hombres de mediana edad—i.e. mayores de 35 años, debido a que, generalmente, a partir de esta edad, la prioridad no es ganar masa muscular, andarse enredando con cuanta mujer se pone en frente y, preferentemente, no tener que trabajar tan intensamente.

Es por esto que, habiendo ya pasado los años de alto desempeño físico, sexual, y profesional, si lo que quieres es optimizar tu juventud y longevidad, la mejor estrategia es inclinarse un poco más hacia el lado de la salud, y no tanto al del alto desempeño, exagerada actividad sexual, y/o desarrollo muscular.

Habiendo dicho esto, he aquí el recuento de las 4 mejores estrategias para mantenerse joven por más tiempo por orden de relevancia:

1. Restricción calórica
2. Entrenamiento de resistencia
3. Dieta cetogénica
4. Geroprotectores

Apéndice 7: Cómo incrementar tu testosterona naturalmente

Primero lo primero... ¿Qué es la Testosterona y porque quieres más de ella? La testosterona es una hormona esteroide del grupo de los andrógenos. Es la hormona principal masculina.

En hombres, la mayor parte de la producción de testosterona (~95%) proviene de los testículos, mientras que las glándulas suprarrenales producen la cantidad restantes.

La testosterona es lo que nos hace hombres—*literalmente*. Está vital hormona está involucrada en el desarrollo de las características sexuales secundarias masculinas en la adolescencia como el engrosamiento de la voz, el desarrollo de masa muscular, el incremento en el tamaño de los testículos y el pene, y el crecimiento de vello corporal y facial.

Pasando la pubertad, la testosterona es responsable de muchos aspectos psicológicos y fisiológicos asociados con la masculinidad, entre estos se encuentran:

- Aceleración de los procesos de síntesis de proteína posteriores al entrenamiento (por esto se la inyectan algunos fisicoculturistas).
- Mantenimiento del vello corporal y facial.
- Positividad, buen humor, y autoconfianza.
- Actitud más activa y competitiva.
- Determinación y dominancia.
- Deseo sexual (libido).

Adicionalmente, mantener niveles óptimos de testosterona reduce las posibilidades de padecer múltiples enfermedades (Booth A, 1999).

Es debido a todos los beneficios vistos derivados de esta hormona, que deberías aspirar a *optimizar* su producción y absorción. Veamos ahora pues cómo puedes hacerlo.

Evita alimentos potencialmente dañinos

Existen ciertos alimentos que, debido a su composición, producen daños a la salud y/o desbalances hormonales que pueden disminuir tu desempeño, virilidad, y calidad de vida en general y, que por lo tanto, vale la pena evitar.

Sin más preámbulo y palabrería, he aquí 7 alimentos que todo ser humano debería evitar para su salud optimizar.

Aceites Vegetales

Si vas a evitar solo una categoría de las aquí presentadas, esta es en la que te debes enfocar.

De entrada, los aceites vegetales industriales *no* son naturales—no se presentan disponibles para ser consumidos en grandes cantidades en la naturaleza, y necesitan ser extraídos mediante procesos industriales complejos para ser adquiridos, lo cual, debería servirte como indicativo de que no es bueno consumirlos en grandes sustanciales—cosa que sucede en la vida de la mayoría de las personas.

¿A qué tipo de aceites me refiero con el término "aceites vegetales industriales"? A cualquier aceite proveniente de granos, nueces, y semillas altas en grasas poliinsaturadas omega 6, cuyos, irónicamente, han sido categorizados como "saludables para el corazón" por los medios de comunicación, como, por ejemplo:

- Aceite de soya (uno de los peores, como veremos después)
- Aceite de maíz
- Aceite de canola
- Aceite de girasol
- Aceite de algodón
- Aceite de cártamo
- Aceite de sésamo/ajonjolí

¿Por qué debes evitarlos? Por la misma razón por la que se han categorizado y enlistado previamente; es decir, su alto contenido de grasas poliinsaturadas, pero más específicamente, de grasas omega 6.

En general, *todas* las grasas poliinsaturadas son altamente químicamente inestables y fácilmente oxidables—incluyendo la omega 3. Poniéndolo más simple, son extremadamente vulnerables a ser dañadas por el calor, la luz, y el oxígeno—lo que las vuelve rancias/oxidadas. Lo más increíble de esto, es que aún y cuando este tipo de aceites se vuelven rancios casi automáticamente ante la simple presencia de luz y/o oxígeno, son los que más comúnmente se utilizan para cocinar, lo que asegura que al consumirlos estos estarán oxidados sí o sí.

En nuestro cuerpo, los ácidos grasos oxidados poliinsaturados producen daño celular (Mylonas C, 1999), inflamación sistemática (Kanner J, 2007), altos niveles de colesterol oxidado en la sangre (Kanner J, 2007)—uno de los principales factores en el desarrollo de enfermedades cardiovasculares, hipertensión e inflamación vascular (Ng CY, 2012), hígado graso (Nicola Santoro, 2014), depresión (Martin CM., 2008), declive cognitivo (Loef M, 2013), artritis (Lopez HL, 2012), y muchas más enfermedades asociadas con la inflamación crónica (Gil A, 2002).

Pero eso no es todo, dejando de lado el asunto de la oxidación, los aceites vegetales industriales son riesgosamente altos en su contenido de omega 6, el cual, estimula una respuesta inflamatoria por sí mismo—aún y sin estar oxidado (E. Patterson, 2012).

Todo ácido graso oxidado es inflamatorio (omega 3/omega 6), sin embargo, los omega 6 son inflamatorios por naturaleza estén oxidados o no—la oxidación solo incrementa su acción, mientras que los omega 3 "frescos"—no oxidados, ejercen una acción antinflamatoria.

Se ha hipotetizado que, la relación que favorece a los omega 6 en comparación con los omega 3—tan comúnmente observada en la población moderna (Tanya L Blasbalg, 2011), es la principal causante de la inflamación crónica y las enfermedades tan frecuentemente observadas en la era moderna asociadas con esta condición (Calder PC G. R., 2002).

El omega 6 no es "malo" por así decirlo—cuando no está oxidado claro está, sino la desproporción exagerada entre este y el omega 3—no oxidado—tan comúnmente presente en este tipo de aceites (Simopoulos AP, 2002). De allí el riesgo de su consumo.

Por otro lado, aún y cuando el balance pudiese ser alcanzado mediante la adición de suplementos de omega 3—ej. aceite de pescado, debido a su estructura química inestable y fácilmente oxidable, puede que esta práctica sea un desperdicio de dinero en el mejor de los casos y riesgosa en el peor (Meydani M, 1991) (Gonzalez MJ, 1992) (Allard JP, 1997). De hecho, se ha comprobado que la mayoría de los suplementos de aceite de pescado al momento de su consumo se encuentran totalmente oxidados (David Cameron-Smith, 2015) (Benjamin B. Albert, 2015) y, teniendo en cuenta que el omega 3 oxidado puede llegar a ser igualmente inflamatorio que el omega 6 (Awada M, 2012), el arriesgarte a suplementarte con aceite de pescado oxidado puede no ser una buena elección.

Es por esto que, debido a su delicada estructura, una reducción en la ingestión *total* de ácidos grasos poliinsaturados, siendo estos en su mayoría provenientes de pescado azul/graso fresco—ej. salmón, sardinas, bacalao, y no de suplementos, es lo recomendado.

Centralmente, entre menos omega 6 tu cuerpo contiene menos omega 3 necesitas ingerir para contrarrestarlo. Entre menor sea el total de ácidos grasos poliinsaturados ingeridos—omega 6 y omega 3 por igual, menor será el potencial de que ácidos grasos oxidados corran por tu cuerpo.

Además, recuerda que, aunado a su potencial daño a la salud, se ha comprobado que las grasas saturadas y monoinsaturadas *aumentan* la producción de testosterona—total y libre, mientras que las poliinsaturadas la disminuyen (Volek JS, 1997) (Hämäläinen E, 1984) (Key TJ, 1990) (Bélanger A L. A., 1989), por lo que alimentos altos en grasas saturadas/monoinsaturadas y bajos en poliinsaturadas son tu mejor elección en cuanto a tu perfil hormonal y su optimización.

Cabe aclarar que no todas las grasas provenientes de alimentos vegetales se deben evitar. Debido a su proporción de grasas saturadas/monoinsaturadas en comparación con poliinsaturadas—altos en las primeras y bajos en las segundas, ciertos alimentos vegetales altos en grasa y, por ende, también sus aceites; pueden ser disfrutados libremente. Entre los más destacados de este tipo de grasas vegetales saludables se encuentran:

- El coco
- El cacao
- Las nueces de macadamia

- Las olivas
- El aguacate

Lo ideal es consumir tu ingesta total grasa mediante alimentos de origen animal, no obstante, si decides consumir grasas de origen vegetal, cambia tus aceites vegetales altamente poliinsaturados por los más saludables aquí enlistados—altos en grasas saturadas/monoinsaturadas.

Ultimadamente, minimiza tu consumo de grasas poliinsaturadas de manera general al no cocinar con aceites vegetales industriales y evitar alimentos comerciales preparados con estos—alimentos empaquetados, comidas de restaurantes, frituras, etc. Similarmente, no desperdicies tu dinero en suplementos de aceite de pescado que generalmente vienen ya oxidados y que, al ser consumidos de esta manera, pueden ser ingeridos en exceso—recuerda que la meta es reducir la ingesta *total* de grasas poliinsaturadas por igual y, de la mínima ingesta de estas, optar por que estas sean de tipo omega 3 en su mayoría. Idealmente, en lugar de suplementarte, mejor consume sesos/médula de rumiante—probablemente la mejor y más segura fuente de este nutriente, o, en segunda instancia de relevancia, pescado graso *salvaje* fresco, 1-2 veces por semana para obtener la cantidad necesaria de omega 3 en tu dieta.

Frutos secos (nueces y semillas)

De manera similar a los aceites vegetales industriales, en general, lo mejor es minimizar tu consumo de frutos secos (nueces y semillas) debido principalmente a su alto contenido de omega 6—siendo la única excepción en este rubro las nueces de macadamia; no obstante, adicionalmente, en su mayoría estos alimentos contienen ciertos compuestos hormonalmente disruptivos cuyos pueden perturbar tus niveles de testosterona por sí mismos—i.e. en adición al potencial daño hormonal de su alto contenido de omega 6, siendo los fitoesteroles unos de los más relevantes de este tipo de dañinos compuestos.

Los Fitoesteroles, son compuestos considerados comúnmente como benéficos debido a su habilidad para reducir los niveles de colesterol en el cuerpo, pero la situación aquí es que *todas* nuestras hormonas esteroides naturales son fabricadas a partir del colesterol existente en el organismo, por lo que una alta ingesta de estos elementos puede interferir con este proceso, desequilibrando así tu perfil hormonal.

Considerando los múltiples elementos potencialmente hormono-disruptivos de ciertos frutos secos, estos son los que más vale evitar si tus niveles de testosterona quieres optimizar son:

- **Almendras y Nuez de castilla**. Por una razón desconocida, se ha encontrado que las almendras y la nuez de castilla elevan los niveles de SHBG hasta en un 20% (S Kalgaonkar, 2011). Ya que el SHBG se une a las hormonas testosterona y DHT (forma activa de testosterona) dejándolas inactivas, esto ocasiona un declive en su utilización y, derivadamente, en su acción.

- **Cacahuates**—los cuales son realmente una legumbre. Contienen altos niveles de beta-sitosterol (una forma de colesterol vegetal), el cual ha demostrado su poder para disminuir los niveles de DHT (Shin EC, 2010).

Si te gusta comer frutos secos ya sea por sabor, costumbre, o conveniencia, limita tu consumo de estos a solo nueces de macadamia debido a su bajo contenido de grasas poliinsaturadas y antinutrientes. No obstante, debido a que estas también contienen fitoesteroles (Kornsteiner-Krenn M, 2013), lo mejor es no incluirlas de manera regular en tu dieta.

Soya

La soya, aunque no el "más" dañino para la salud de esta lista, toma el segundo lugar por ser el más hormonalmente disruptivo de todos y, como tal, debería evitarse a toda costa por *todas* las personas—hombres y mujeres por igual.

La soya, al igual que *todas* las legumbres, pero de manera más abundante, contiene una considerable cantidad de fitoestrógenos, mayormente como isoflavonas (Nakamura Y, 2000) que, aunque no son tan potentes como el estrógeno producido por el cuerpo, estimulan los receptores estrogénicos (Hwang CS, 2006) y disminuyen la activación de los androgénicos (Basak S, 2008), lo que significa que las células absorben más fácilmente los estrógenos disponibles y más difícilmente otro tipo de andrógenos como la testosterona. De hecho, los fitoestrógenos en general, al ser primordialmente un pesticida natural, fueron desarrollados por las plantas para suprimir la reproducción de posibles futuros depredadores mediante la reducción de su fertilidad (C L Hughes, 1988).

Por otro lado, además de su alto contenido de isoflavonas, la soya es considerada como un potente goitrogénico (Vanderpas J, 2006), lo que significa que puede obstaculizar la producción de las hormonas tiroideas al interferir la absorción de yodo en la glándula tiroidea. La supresión en la actividad de la glándula tiroidea, es actualmente considerado como como uno de los mayores factores causantes de baja testosterona en hombres (Meikle AW, 2004).

Por si esto no fuera poco, más del 50% de las grasas contenidas en la soya son de naturaleza poliinsaturada, las cuales, como ya vimos, no le hace nada bien a tus niveles de testosterona.

En resumen la soya reduce tu testosterona y fertilidad, y por ende, tu masculinidad— algo ya comprobado por múltiples estudios (Siepmann T, 2011) (Jorge E. Chavarro, 2008) (Dillingham BL, 2005) (K Scott Weber, 2001) (Richard M Sharpe, 2002). Hazte un favor y, desde hoy, evita todos los productos que contienen esta legumbre anti-masculinidad a como dé lugar.

Linaza

La linaza es famosa por su alto contenido de fibra soluble y omega 3. No obstante, los efectos secundarios negativos producidos por este alimento superan a los *posibles* beneficios que pudieras adquirir de él, especialmente siendo hombre.

Este alimento es increíblemente alto en ciertos compuestos denominados "lignanos" (Thompson LU, 1991), los cuales, al ser un potente tipo de fitoestrógenos, inducen varios efectos emasculativos en el cuerpo (Denis L, 1999). Adicionalmente, además de su efecto estrogénico, existe evidencia de que estas sustancias aumentan los niveles de SHBG (Martin ME, 1996) (Adlercreutz H, 1987)—reduciendo los niveles de testosterona *libre*—y, al mismo tiempo, suprimiendo la enzima 5-alfa reductasa (Evans BA, 1995), la cual se encarga de convertir la testosterona en su forma más potente llamada Dihidrotestosterona (DHT).

Los efectos negativos de la linaza sobre la producción y biodisponibilidad de la testosterona han sido confirmados tanto en hombres—con una reducción de hasta 20% en testosterona libre (Demark-Wahnefried W, 2008) (Demark-Wahnefried W P. D., 2001)—como en mujeres—con una reducción de un increíble 89% en testosterona libre (Debra A. Nowak, 2007).

No existe razón por la que debas consumir este alimento, por lo que es mejor evitarlo completamente. La fibra contenida en este no es realmente para nadie necesaria—y hasta puede inducir malestar intestinal en ciertas personas—y su contenido de omega 3 no es siquiera lo suficientemente biodisponible—el omega 3 contenido en forma de ALA no es convertido de manera eficiente al aminoácido esencial DHA en nuestro organismo (Gerster H, 1998).

Trigo

El trigo, y en general, todos los cereales que poseen un contenido considerable de gluten—espelta, centeno, cebada, etc.; son plantas que, debido a su capacidad para elevar los niveles de prolactina (Fanciulli G, 2004) (Delvecchio M, 2014)—hormona notable por sus efectos reductores de testosterona (Scott I Zeitlin, 2000), vale la pena evitar tanto se pueda.

Adicionalmente, la mayoría de los alimentos fabricados con trigo (pasteles, galletas, panes, etc.) poseen otro ingrediente aún más peligroso que ya vimos—aceites vegetales industriales, por lo que al evitarlos estarás matando 2 pájaros de un tiro.

Si puedes evitar el gluten por completo que mejor, pero con minimizar su consumo a ocasiones esporádicas—ej. pasteles de cumpleaños, cenas navideñas, pasta/pizza italiana con mujer/amigos, etc.—será más que suficiente.

Cerveza

El consumo de alcohol por sí mismo, principalmente al potenciar el proceso de aromatización, ha demostrado su notable capacidad para reducir los niveles de testosterona (M. MANEESH, 2005) e incrementar simultáneamente los de estrógeno en sangre (Purohit V, 2000) de una manera directamente relacionada con la dosis administrada—"la dosis hace al veneno." Alineadamente, estudios en ratas (Widenius TV, 1979) (Ellingboe J, 1979) (Jack H. Mendelson M.D., 1978) y en humanos (Välimäki MJ, 1985) (Frias J, 2002) (J H Mendelson, 1977) han demostrado el gran poder del alcohol para inhibir la producción de testosterona. También, se ha observado que hombres que sufren de alcoholismo poseen significativamente menores niveles de testosterona y mayores de estrógeno en comparación con hombres que no presentan esta condición (Venkat KK, 2009) (Villalta J, 1997) (Dai X, 2007).

Por lo tanto, podemos considerar que el alcohol no es para nada una substancia pro-testosterona. ¿Pero que hace de la cerveza una bebida especialmente anti-masculina? Aún y cuando la cerveza es categorizada como la bebida alcohólica más masculina de todas, la realidad es que es la más femenina. Esto gracias a sus efectos pro-estrógeno, pro-prolactina, y anti-testosterona.

Además de su contenido de alcohol, la cerveza, contiene lúpulo. El lúpulo, posiblemente debido a su alto contenido de fitoestrógenos, ha demostrado provocar disrupciones menstruales en mujeres (Milligan SR, 2000) y directamente bloquear la producción de testosterona de los testículos en hombres ((AACR), 2009). Por otro lado, el ingrediente principal de esta bebida suele ser cebada y/o trigo, ambos cereales altos en gluten que, como ya vimos, promueve la producción de la hormona reduce-testosterona prolactina.

Conclusivamente, si vas a tomar alcohol, tómalo moderadamente—i.e. no más de 2-3 bebidas por ocasión—y *evita* la cerveza. Toma whiskey, tequila, o vodka en su lugar. Esa es mi recomendación.

Personalmente, llevo años tomando solamente whiskey, coñac, y tequila, y no extraño la cerveza *para nada*, y yo sé que tú tampoco lo harás. Créeme, tu perfil hormonal te lo agradecerá.

Menta y hierbabuena

¿Qué? ¿La menta y hierbabuena reducen la testosterona? Así es mi amigo, traer siempre un aliento deslumbrante puede no ser lo más adecuado para tu perfil hormonal.

En un estudio realizado en ratas se demostró que, lo que sería una cantidad equivalente en humanos de 5 gr de hojas de té de estas plantas, la hierbabuena fue capaz de reducir la testosterona en un 23% y la menta en un increíble 51% (Akdogan M, 2004). Otros estudios han mostrado resultados similares (Kumar V, 2008) (Fatemeh Nozhat, 2014).

Pero esto no solo se ha visto en animales. Afortunadamente, también existen estudios en humanos. En el primero, se observó una disminución del 30% en mujeres que bebieron té de menta 2 veces al día, por 5 días (Akdoğan M, 2007). En el segundo, se replicó la misma metodología, pero esta vez por 30 días, en donde el efecto se vio aún más marcado (PaulGrant, 2009).

Aún y cuando estudios en hombres todavía no se han realizado, estoy seguro de que, de ser efectuados, efectos similares serán observados, por lo que yo evitaría la menta y la hierbabuena tanto sea posible para mantenerme seguro de que no estoy afectando la tan preciada producción de mi hormona de masculinidad y virilidad—la testosterona.

Ciertamente no es necesario que evites todo contacto con estas sustancias—nadie se te acercara si no te lavas los dientes. Solamente no las ingieras.

Consume suficientes alimentos de origen animal

Centralmente, debido a su alto contenido de grasas pro-testosterona—saturadas, monoinsaturadas, y DHA; minerales indispensables en la producción hormonal—magnesio, zinc, selenio, etc.; y vitaminas liposolubles de alta biodisponibilidad *necesarias* para la optimización de la salud general—vitaminas A, K, y D; no existe mejor alimento que aquel de origen animal, siendo los ejemplos que a continuación veremos, los de mayor densidad nutricional y que, por ende, la base de tu dieta deberían formar.

Carne de res

Las carnes rojas son una de las mejores fuentes de nutrientes. Debido a su asequibilidad y común consumo, nos enfocaremos en la carne de res, pero la mayoría de las propiedades descritas en breve aplican para todos los tipos de carnes provenientes de rumiantes—bovinos, ovinos, y caprinos.

La carne de res contiene grandes cantidades de nutrientes pro-testosterona como el Zinc (Kilic M B. A., 2006), Creatina (Hoffman J, 2006), y Magnesio (L.Excoffon, 2009) (Cinar V P. Y., 2011) (Maggio M e. a., 2014) no obstante; aunado a esto, demás nutrientes esenciales para el cuerpo humano como el Hierro, Fósforo, Selenio, y vitaminas B—niacina, cobalamina, tiamina, riboflavina, etc.; vienen incluidos en este fantástico alimento. Esto sin contar que la carne de res es una de las fuentes más ricas de Ácido-lipoico—un potente antioxidante (Lester Packer, 1995), Carnitina—necesaria para la producción de energía (Rebouche CJ, 1983), y CLA—compuesto antinflamatorio (JBASSAGANYA-RIERA, 2002). Además, ¿a quién no le gusta un buen bistec de carne de res a la parrilla?

Huevos

Para comenzar, los huevos contienen la proteína más biodisponible de todas—la mayoría de la proteína que se ingiere es aprovechada por el cuerpo, por lo que pueden ser considerados el mejor alimento en cuanto a calidad de proteína se refiere.

Aunado a esto, los huevos están repletos de nutrientes pro-testosterona como la vitamina A, vitamina D (Bischoff-Ferrari HA O. E.-H., 2008) (Wehr E P. S.-P., 2010) (Katharina Nimptsch, 2012) (Pilz S F. S.-P., 2011), vitamina E (FUMIO UMEDA, 1982) y selenio

(Oluboyo AO, 2012) (Mohammad Reza Safarinejad, 2009). La mayoría de estos nutrientes están contenidos en la yema, así que *no* la tires

Finalmente, los huevos están cargados de grasa saturada y colesterol, ambos nutrientes necesarios para la producción de andrógenos (Wang C, 2005) como la testosterona (Freedman DS, 199).

Si a todo esto le sumamos su bajo precio, pocos alimentos se le comparan a este verdadero "superalimento."

Hígado de res

Además de estar cargado de proteína de alta calidad, el hígado de res es el perfecto multivitamínico natural, ya que contiene casi todas las vitaminas y minerales esenciales para una salud integra (SR-21, 2018).

El hígado contiene extraordinarias cantidades (probablemente más que cualquier otro alimento común) de vitamina A "lista para usar" (a diferencia de los carotenoides –los cuales son provitamina A—contenidos en los alimentos de origen vegetal, los retinoides de origen animal son usados por el cuerpo directamente como Vitamina A sin necesidad de ser transformados –el cual es un proceso ineficiente), cobre, hierro, colina, y complejo—B12, B2. B5, etc.; todos estos nutrientes siendo esenciales para la producción de testosterona.

Debido a su alto contenido nutricional, no es *necesario* que lo consumas todos los días. No obstante, el incluir 100-250 gr de este multivitamínico natural en tu dieta, por lo menos una vez por semana, sería lo ideal.

Gelatina

Cuando consumimos la mayor parte de nuestra ingesta proteica mediante carnes magras y/o proteína de suero de leche, obtenemos demasiado de los aminoácidos triptófano y cisteína, y no lo suficiente de prolina y glicina, esto debido a que estos últimos 2 aminoácidos se encuentran en mayor medida en tejidos conectivos—piel, ligamentos, cartílago, etc.

En tiempos pasados este no solía ser un problema, ya que era costumbre el comer todas las partes del animal y no solo el tejido muscular. Cocidos de carnes/pescados—que incluye huesos y tejidos conectivos, "chicharrones" de puerco, y demás alimentos ancestrales como el famoso "menudo" mexicano, son solo algunos ejemplos de comidas tradicionales que contienen grandes cantidades de estos 2 aminoácidos semi-esenciales al incluir en ellas partes del animal altas en colágeno.

Similarmente, la gelatina que compramos en el supermercado, el colágeno hidrolizado en polvo, y las cápsulas de colágeno también son fabricadas a partir de tejido conectivo y piel animal.

¿Por qué la gelatina—forma cocida del colágeno—es importante para la producción de testosterona?

1. **Promueve el buen dormir.** La glicina altamente contenida en la gelatina— 35% de la proteína en la gelatina es glicina, al actuar como un neurotransmisor inhibidor, promueve la relajación mediante la activación de receptores GABA (N G Bowery, 2006). El efecto relajante de la glicina ha demostrado su poder para aumentar la calidad de sueño en un par de estudios (Kentaro INAGAWA, 2006)(Wataru YAMADERA, 2007).
2. **Reduce los niveles de cortisol.** Debido a su naturaleza relajante, la gelatina/colágeno ha demostrado reducir los niveles de cortisol en animales (Nakashima K, 2008). Además, si duermes mejor gracias a la glicina, automáticamente tus niveles de cortisol estarán mejor controlados, ya que la falta de sueño aumenta los niveles de cortisol (Leproult R, 1997).

Adicionalmente, un beneficio extra del consumo regular de este alimento es la mejora en la salud de tus articulaciones. El efecto es tan marcado en este aspecto que, el consumo regular de colágeno ha demostrado aliviar síntomas de artritis en animales y humanos (Moskowitz RW, 2000)(Bruyère O, 2012)(Benito-Ruiz P, 2009)(Watanabe-Kamiyama M, 2010).

Es por esto que, ya sea aumentes tu consumo de comidas tradicionales (chicharrones, caldo de res, menudo, etc.), te suplementes con colágeno hidrolizado/encapsulado—lo cual, no recomiendo debido a su alto costo; o añadas a la gelatina como un alimento regular de tu dieta—no me refiero a las porquerías repletas de azúcar y otros ingredientes artificiales que se venden en los supermercados, sino a, idealmente, una preparada en casa libre de azúcar.

Ultimadamente, trata de consumir este nutritivo alimento regularmente. Tus hormonas, tus articulaciones, y tu calidad de sueño te lo agradecerán.

Ostras

Para cerrar con broche de oro, te presento al alimento pro-testosterona más poderoso de todos: las ostras. Las ostras son ampliamente conocidas como un potenciador de la virilidad masculina, y esto es por una buena razón.

Estos moluscos están repletos de zinc, magnesio, selenio, cobre, y vitamina D. Como hemos visto, todos estos nutrientes son *clave* para la producción de testosterona.

Adicionalmente, las ostras contienen un aminoácido llamado Ácido D-aspártico, el cual es raro encontrar en cantidades considerables en otros alimentos. Este aminoácido ha demostrado en múltiples estudios su potencial para incrementar la testosterona en hombres por sí mismo (Topo E, 2009)(Gemma D'Aniello, 2012).

Cabe destacar que ciertos científicos recomiendan consumir las ostras en su estado más natural—i.e., crudas—para poder explotar sus beneficios, esto debido a que el cocinarlas reduce la cantidad disponible de ácido D-aspártico (Lusher, 2005).

La leyenda dice que el famoso mujeriego "Casanova" desayunaba 50 ostras crudas diariamente. Parece ser que este personaje histórico sabía cómo nutrir su poderío viril.

Duerme lo suficiente

El no dormir bien es el principal culpable del declive de testosterona en los hombres en las últimas décadas. El efecto de una mala noche de sueño impacta drástica e inmediatamente tus niveles de testosterona (Warner, 2011).

La cantidad de sueño necesaria para cada persona varía, sin embargo, una buena regla a seguir es la de dormir entre 7 y 9 horas al día.

Existe una manera de saber tus necesidades de sueño individuales. Cuando tengas un periodo de vacaciones acuéstate a la misma hora durante 2-5 días seguidos y levántate por ti mismo—sin despertadores. Observa en promedio cuanto tiempo dormiste. Este promedio es la cantidad aproximada que necesitas dormir diariamente para funcionar apropiadamente durante el día.

En cuanto a "cómo" dormir mejor, 3 factores son clave:

- Evita la exposición a la luz azul—ej. televisor, teléfono móvil, y computadora—por lo menos 1 hora antes de acostarte.
- Ten tu última comida del día por lo menos 3 horas antes de irte a dormir,
- Ejercítate diariamente—incluyendo el salir a caminar, idealmente, en el primer parte del día.
- Exponte a la luz solar por lo menos 20 min al día.
- Trata de tener mayor actividad física e interacción social durante el día y relajación e intimidad por la noche.

Minimiza tu porcentaje de grasa corporal

Verdaderamente, existe una relación inversa entre la cantidad de grasa corporal que posee un hombre y sus niveles de testosterona.

Los depósitos de lípidos en el cuerpo además de actuar como reservas de energía están involucrados en procesos hormonales y de desintoxicación. Al sobrepasar el 15% de grasa corporal los niveles de testosterona comienzan a declinar debido a la aromatización de la testosterona—conversión de testosterona en estrógeno. En adición a esto, la sensibilidad a la insulina disminuye (Buemann B, 2005), lo cual tampoco es bueno para la producción y utilización de esta tan importante hormona (Jacob C. Seidell, 1990).

Es por esto que para mantener un perfil hormonal *óptimo* necesitas mantener tu porcentaje de grasa corporal en un rango de 8-15%.

Para disminuir tu %gc lo único que necesitas hacer es calcular tu ingesta calórica diaria para mantenerte en una dieta hipocalórica, diseñar tu plan alimenticio de acuerdo con el cálculo realizado y preferencia de alimentos, y realizar algún tipo de entrenamiento de resistencia de manera consistente.

Levanta pesas con regularidad

El ejercicio en general es un estrés. El estrés físico crónico está asociado con mayores niveles de cortisol. Es por esto que el ejercicio aeróbico de larga duración—ej. correr largas distancias—promueve una producción elevada y crónica de esta hormona (Skoluda N D. L., 2012).

Centralmente, el cortisol interactúa opuestamente con la producción natural de testosterona en el cuerpo (Hoogeveen AR, 1996). A mayor cantidad de cortisol circulando por la sangre, menor cantidad de testosterona disponible (Hackney AC M. A., 2005).

No es necesario que cortes todo el ejercicio aeróbico de mediana intensidad y larga duración, simplemente mantenlo al mínimo y enfócate en el ejercicio de alta intensidad y corta duración, como lo es el entrenamiento de fuerza. El entrenamiento de fuerza además de promover el incremento/mantenimiento de masa muscular, está asociado a mayores cantidades de testosterona (B.W.Craig et al, 1989).

Si lo que quieres es incrementar tu gasto calórico ve por una larga caminata alrededor de tu vecindario. Este tipo de "cardio" no produce ningún tipo de estrés, e inclusive puede ayudar a relajarte.

No te estreses

El estrés también puede ser de naturaleza psicológica. El estresarte por situaciones que están fuera de tu control dispara la respuesta de "pelear o volar" en tu cuerpo—ej. cuando vas a llegar tarde al trabajo.

Al igual que el estrés físico, el estrés psicológico incrementa la cantidad de cortisol que corre por el cuerpo, lo que en consecuencia ocasiona un desbalance en la proporción de "cortisol : testosterona". No te estreses, relájate.

Consume una proporción adecuada de carbohidratos

El estado ideal para *maximizar* la producción de testosterona es mantener las reservas musculares de glucógeno repletas todo el tiempo, pero, al mismo tiempo, corriendo en grasas—i.e. mantener un estado cetogénico a cierto grado.

Trata de que la mayoría, pero óptimamente, la totalidad de tu ingesta de carbohidratos sea en forma de almidones (glucosa) y no como sacarosa, lactosa, o fructosa. Estos últimos 3 tipos de azúcares te sacarán del estado cetogénico instantáneamente y por más tiempo debido a ser procesados mayormente en el hígado, en donde muy probablemente será almacenado—en lugar de primariamente abastecer las reservas de glucógeno muscular (L Hson Nilsson, 2009) (Kitt Falk Petersen, 2001), manteniéndote así quemando glucosa por más tiempo en lugar de grasas y cetonas.

Es debido a esto que, si decides consumirlos en una cantidad substancial, como regla general, "gánate tus carbohidratos." Inclúyelos mayormente alrededor de tus entrenamientos para mantener tu glucógeno muscular repleto, pero sin afectar tanto tu estado cetogénico, optimizando así, la producción de testosterona.

En cuanto a tipos de carbohidratos, tubérculos, raíces, y arroz blanco son las mejores opciones, ya que el resto de los cereales—ej. trigo, avena, arroz integral, etc.; las legumbres—frijoles, lentejas, chícharos, etc.; y las frutas altas en fructosa—manzana, pera, mango, etc.; por múltiples razones previamente descritas, no son una opción ideal.

Suplementa tu dieta

Lo único que necesitas saber acerca de los supuestos "precursores de testosterona" es esto: *no funcionan*.

Realmente, las únicas dos opciones para incrementar tus niveles de testosterona mediante suplementación son:

1. Inyectarte anabólicos esteroides.
2. Solventar alguna deficiencia de micronutrientes.

Así que, a menos que optes por inyectarte testosterona—algo mayormente no recomiendo, los únicos suplementos que *verdaderamente* te ayudarán a incrementar la producción de testosterona son los que contienen las vitaminas y minerales que tu cuerpo requiere para realizar este proceso correctamente.

Zinc

Se ha comprobado que la suplementación con Zinc promueve el incremento de testosterona en hombres que tenían una deficiencia de este mineral (Prasad AS M. C., 1996).

Vitamina D3

La verdad es que la vitamina D3 puede ser considerada más una hormona esteroide, que una vitamina, ya que forma parte de muchos procesos enzimáticos y hormonales en tu cuerpo, entre ellos, la producción de testosterona.

Adicionalmente la vitamina D3 es catalogada como la "fijadora de calcio en los huesos", y es clave para mantener el sistema inmune funcionando al 100%.

Centralmente, la vitamina D3 es producida por el organismo cuando expones tu piel descubierta a los rayos del sol por un periodo relevante. Desgraciadamente, en los últimos años se ha aconsejado evitar el contacto directo con los rayos del sol, o usar un bloqueador solar. En ambos casos el efecto benéfico del sol no es aprovechado.

Además, para producir suficientes cantidades de esta hormona mediante la exposición a la luz solar se necesitan tomar en cuenta varios factores como: el color de la piel —entre más obscura se necesita una mayor duración de exposición, el posicionamiento del sol— en donde se encuentra el sol con respecto al ecuador, el clima —las nubes pueden bloquear los rayos del sol, y la cantidad de piel expuesta— idealmente se debería exponer el cuerpo completo.

Es por esto que a menos que seas de piel blanca como la del islandés, vivas en el Ecuador, y te la pases paseándote por tu ciudad semidesnudo a las 12 pm, es aconsejable suplementarse con esta vitamina.

En cuanto a los efectos positivos de la vitamina D3 relacionados con la testosterona. En un estudio la suplementación con 3,332 IU de vitamina D al día durante un año produjo un aumento del 25% en los niveles de testosterona en hombres saludables (Pilz S F. S.-P., 2011). Este tipo de relación entre la vitamina D y la testosterona se ha corroborado en varios estudios más (Bischoff-Ferrari HA O. E.-H., 2008) (Wehr E P. S.-P., 2010) (Katharina Nimptsch, 2012).

Cabe destacar que no hay que confundir la vitamina D2 (ergo calciferol) con la D3 (cole calciferol). La vitamina D2 no es tan bien absorbida ni aprovechada como la vitamina D3, ya que la vitamina D3 es el mismo tipo de vitamina D que tu piel produce al ser expuesta al sol. Así que, si te piensas suplementar con vitamina D, utiliza un suplemento que contenga exclusivamente vitamina D3.

Magnesio

El magnesio, además de ser clave para varios procesos fisiológicos en nuestro cuerpo, ha demostrado ser un potente estimulador de la producción de testosterona en hombres (Cinar V P. Y., 2011). También se ha observado una directa relación entre los niveles de magnesio en un determinado individuo y la testosterona total que este posee (Marcello Maggio, 2014).

Aunado a esto, se ha comprobado que una correcta suplementación con este mineral en hombres que se acercan a la vejez, disminuye el declive del perfil hormonal debido a la edad (Maggio M C. e., 2011).

Conclusión

El mantener niveles óptimos de testosterona es un factor clave para llevar una vida disfrutable, saludable, y satisfactoria. La testosterona es la hormona principal masculina—literalmente lo que nos hace hombres, por lo que su maximización debe ser la meta de todo hombre que quiera optimizar su desempeño, bienestar, y salud en general.

Sigue los consejos aquí descritos si lo que quieres es verte, sentirte, y desempeñarte al 100% de tus capacidades regularmente.

Referencias

(THI), T. H. (Diciembre de 2014). Texas Heart Institute (THI). Recuperado el Julio de 2015, de Texas Heart Institute (THI): http://www.texasheart.org/HIC/Topics_Esp/HSmart/trace_sp.cfm

A G Dulloo, e. a. (1 de Enero de 1989). Normal caffeine consumption: influence on thermogenesis and daily energy expenditure in lean and postobese human volunteers . Obtenido de Oxford University Press: https://academic.oup.com/ajcn/article-abstract/49/1/44/4716276?redirectedFrom=fulltext

A. A. Gibson, R. V. (Noviembre de 2014). Obesity Reviews. Obtenido de http://onlinelibrary.wiley.com/doi/10.1111/obr.12230/abstract

A. Quatella, e. a. (2016). The energy content and composition of meals after an overnight fast and their effects on diet induced thermogenesis. En e. a. A. Quatella, Nutrients (pág. 670).

Abbasi B, K. M. (Diciembre de 2012). PubMed. Obtenido de https://www.ncbi.nlm.nih.gov/pubmed/23853635

Abou-Donia MB, E.-M. E.-R. (2008). Splenda alters gut microflora and increases intestinal p-glycoprotein and cytochrome p-450 in male rats. Obtenido de PubMed: https://www.ncbi.nlm.nih.gov/pubmed/18800291

Alan Albert Aragon & Brad Jon Schoenfeld. (2013). https://www.ncbi.nlm.nih.gov/pmc/articles/PMC3577439/. Obtenido de NCBI: https://www.ncbi.nlm.nih.gov/pmc/articles/PMC3577439/

Alberto Ascherio MD, e. a. (Mayo de 2001). Prospective study of caffeine consumption and risk of Parkinson's disease in men and women. Obtenido de Wiley Online Library: https://onlinelibrary.wiley.com/doi/abs/10.1002/ana.1052

Alberto Ascherio, e. a. (15 de Noviembre de 2004). Coffee Consumption, Gender, and Parkinson's Disease Mortality in the Cancer Prevention Study II Cohort: The Modifying Effects of Estrogen. Obtenido de Oxford University Press: https://academic.oup.com/aje/article/160/10/977/140897

Amandine Chaix, A. Z. (Diciembre de 2014). http://www.cell.com/cell-metabolism/abstract/S1550-4131(14)00498-7. Obtenido de http://www.cell.com/cell-metabolism/abstract/S1550-4131(14)00498-7

Anderson DE, H. M. (Abril de 1994). Effects of caffeine on the metabolic and catecholamine responses to exercise in 5 and 28 degrees C. Obtenido de PubMed: https://www.ncbi.nlm.nih.gov/pubmed/8201901

Andrew O Odegaard, e. a. (Octubre de 2008). Coffee, tea, and incident type 2 diabetes: the Singapore Chinese Health Study. Obtenido de The american journal of clinical nutrition: https://academic.oup.com/ajcn/article/88/4/979/4649859

Anne F. Peery, e. a. (Febrero de 2012). A High-Fiber Diet Does Not Protect Against Asymptomatic Diverticulosis. Obtenido de American Gstroenterology Journal: https://www.gastrojournal.org/article/S0016-5085(11)01509-5/abstract

Arne Svilaas, e. a. (Marzo de 2004). Intakes of Antioxidants in Coffee, Wine, and Vegetables Are Correlated with Plasma Carotenoids in Humans. Obtenido de The Journal of Nutrition: https://academic.oup.com/jn/article/134/3/562/4688575

Atenodoro R. Ruiz, e. a. (Febrero de 2018). Overview of Malabsorption. Obtenido de Merck Manual: https://www.merckmanuals.com/professional/gastrointestinal-disorders/malabsorption-syndromes/overview-of-malabsorption?qt=&sc=&alt=

Barth E, A. G. (Septiembre de 2007). Glucose metabolism and catecholamines. Obtenido de PubMed: https://www.ncbi.nlm.nih.gov/pubmed/17713401

Beaven CM, H. W. (Abril de 2018). Dose effect of caffeine on testosterone and cortisol responses to resistance exercise. Obtenido de PubMed: https://www.ncbi.nlm.nih.gov/pubmed/18458357

Behar S, G. E.-R. (Enero de 1997). Low total cholesterol is associated with high total mortality in patients with coronary heart disease. The Bezafibrate Infarction Prevention (BIP) Study Group. Obtenido de PubMed: https://www.ncbi.nlm.nih.gov/pubmed/9049515

Bekelman TA, S.-U. C.-A. (6 de Mayo de 2017). Using the protein leverage hypothesis to understand socioeconomic variation in obesity. Obtenido de PubMed: https://www.ncbi.nlm.nih.gov/pubmed/28121382

Bello AE, O. S. (Noviembre de 2006). Collagen hydrolysate for the treatment of osteoarthritis and other joint disorders: a review of the literature. Obtenido de PubMed: https://www.ncbi.nlm.nih.gov/pubmed/17076983

Berger S, e. a. (Agosto de 2015). Dietary cholesterol and cardiovascular disease: a systematic review and meta-analysis. Obtenido de PubMed: https://www.ncbi.nlm.nih.gov/pubmed/26109578

Beulens JW, B. M. (Abril de 2009). High dietary menaquinone intake is associated with reduced coronary calcification. Obtenido de PubMed: https://www.ncbi.nlm.nih.gov/pubmed/18722618

Bidel S, T. J. (Agosto de 2013). The Emerging Health Benefits of Coffee with an Emphasis on Type 2 Diabetes and Cardiovascular Disease. Obtenido de PubMed: https://www.ncbi.nlm.nih.gov/pubmed/29922362

Birmingham, U. o. (Enero de 2017). Science Daily. Obtenido de https://www.sciencedaily.com/releases/2017/01/170106113820.htm

Bischoff-Ferrari HA, O. E.-H. (20 de Marzo de 2008). PubMed. Obtenido de PubMed: http://www.ncbi.nlm.nih.gov/pubmed/18351428

Brian E. Sansbury, e. a. (Agosto de 2014). Regulation of obesity and insulin resistance by nitric oxide. Obtenido de Science Direct: https://www.sciencedirect.com/science/article/pii/S0891584914002329

Cagnacci A, A. S. (Marzo de 2001). PubMed. Obtenido de https://www.ncbi.nlm.nih.gov/pubmed/11298086

Calder PC, G. R. (Agosto de 2002). Polyunsaturated fatty acids, inflammation and immunity. Obtenido de PubMed: https://www.ncbi.nlm.nih.gov/pubmed/12142955

Cangemi R, F. A. (Abril de 2010). PubMed. Obtenido de Pubmed: https://www.ncbi.nlm.nih.gov/pubmed/20096034

Carlos Iribarren, D. M. (1 de Noviembre de 1995). Low Serum Cholesterol and Mortality: Which Is the Cause and Which Is the Effect? Obtenido de American Heart Association Journals: https://www.ahajournals.org/doi/abs/10.1161/01.cir.92.9.2396

Carolyn F. Brice, A. P. (Noviembre de 2002). Effects of caffeine on mood and performance: a study of realistic consumption. Obtenido de Springer Nature: https://link.springer.com/article/10.1007/s00213-002-1175-2

Castro-Webb N, R.-N. E. (Julio de 2012). Cross-sectional study of conjugated linoleic acid in adipose tissue and risk of diabetes. Obtenido de PubMed: https://www.ncbi.nlm.nih.gov/pubmed/22648724

Centers for Disease Control and prevention. (Octubre de 2017). Get the facts: Sodium and dietary guidelines. Obtenido de Centers for Disease Control and Prevention: https://www.cdc.gov/salt/pdfs/sodium_dietary_guidelines.pdf

Choi HK, e. a. (15 de December de 2004). Beer, liquor, and wine consumption and serum uric acid level: the Third National Health and Nutrition Examination Survey. Obtenido de PubMed: https://www.ncbi.nlm.nih.gov/pubmed/15593346

Christian von Loeffelholz, M. a. (9 de Abril de 2018). The Role of Non-exercise Activity Thermogenesis in Human Obesity. Obtenido de PubMed.

Churchward-Venne TA, M. C. (Agosto de 2013). PubMed. Obtenido de PubMed: https://www.ncbi.nlm.nih.gov/pubmed/23645387

Cinar V, P. Y. (30 de Marzo de 2010). PubMed. Obtenido de PubMed: http://www.ncbi.nlm.nih.gov/pubmed/20352370

Clark KL, S. W. (Mayo de 2008). 24-Week study on the use of collagen hydrolysate as a dietary supplement in athletes with activity-related joint pain. Obtenido de PubMed: https://www.ncbi.nlm.nih.gov/pubmed/18416885

Claudine Manach, e. a. (Mayo de 2004). Polyphenols: food sources and bioavailability. Obtenido de The American Journal of Clinical Nutrition: https://academic.oup.com/ajcn/article/79/5/727/4690182

Cook C, B. C. (Junio de 2012). Acute caffeine ingestion's increase of voluntarily chosen resistance-training load after limited sleep. Obtenido de PubMed: https://www.ncbi.nlm.nih.gov/pubmed/22349085

Corrao G, Z. A., & Group., C. S. (Octubre de 2001). Coffee, caffeine, and the risk of liver cirrhosis. Obtenido de PubMed: https://www.ncbi.nlm.nih.gov/pubmed/11557177

D M Kirsch, M. B. (Diciembre de 1983). Catecholamine-induced insulin resistance of glucose transport in isolated rat adipocytes. Obtenido de NCBI: https://www.ncbi.nlm.nih.gov/pmc/articles/PMC1152569/

D'Alessio, B. J. (Abril de 2003). J Clin Endocrinol Metab. Obtenido de https://academic.oup.com/jcem/article-lookup/doi/10.1210/jc.2002-021480

Daly JM, e. a. (Febrero de 1990). Effect of dietary protein and amino acids on immune function. Obtenido de PubMed: https://www.ncbi.nlm.nih.gov/pubmed/2105184

Danielle Glick, S. B. (Mayo de 2010). PubMed. Obtenido de https://www.ncbi.nlm.nih.gov/pmc/articles/PMC2990190/

Departamento de Alto Rendimiento, I. V.-G. (Octubre de 1997). Pubmed. Recuperado el Julio de 2015, de Pubmed: http://www.ncbi.nlm.nih.gov/pubmed/9414070

Department of Exercise Science and Athletics, B. U. (Noviembre de 2003). Pubmed. Recuperado el Julio de 2015, de Pubmed: http://www.ncbi.nlm.nih.gov/pubmed/14636102

Department of Human Biology, L. U. (12 de Agosto de 1992). PubMed. Recuperado el 7 de Junio de 2015, de PubMed: http://www.ncbi.nlm.nih.gov/pubmed/1386252

Department of Nutrition, K. C. (Enero de 1989). Pubmed. Recuperado el Julio de 2015, de Pubmed: http://www.ncbi.nlm.nih.gov/pubmed/2912010

Dept of Sport, E. a. (Diciembre de 2004). Pubmed. Recuperado el 2015, de Pubmed: http://www.ncbi.nlm.nih.gov/pubmed/15657469/

Dilzer A, P. Y. (20112). Implication of conjugated linoleic acid (CLA) in human health. Obtenido de PubMed: https://www.ncbi.nlm.nih.gov/pubmed/22452730

Doerge DR, S. D. (Junio de 2002). Goitrogenic and estrogenic activity of soy isoflavones. Obtenido de PubMed: https://www.ncbi.nlm.nih.gov/pubmed/12060828

Doherty M, S. P. (Diciembre de 20004). Effects of caffeine ingestion on exercise testing: a meta-analysis. Obtenido de PubMed: https://www.ncbi.nlm.nih.gov/pubmed/15657469/

Dongyeop Lee, e. a. (de Febrero de 2015). Effects of nutritional components on aging. Obtenido de NCBI: https://www.ncbi.nlm.nih.gov/pmc/articles/PMC4326908/

Dongyeop Lee, e. a. (Mayo de 2017). The role of dietary carbohydrates in organismal aging. Obtenido de Springer Nature: https://link.springer.com/article/10.1007/s00018-016-2432-6

Dr Mahshid Dehghan, e. a. (4 de Noviembre de 2017). Associations of fats and carbohydrate intake with cardiovascular disease and mortality in 18 countries from five continents (PURE): a prospective cohort study. Obtenido de The Lancet: https://www.thelancet.com/journals/lancet/article/PIIS0140-6736(17)32252-3/fulltext

Dragan S, A. F. (2015). Polyphenols-rich natural products for treatment of diabetes. Obtenido de PubMed: https://www.ncbi.nlm.nih.gov/pubmed/25174925

Duan W, M. M. (Julio de 1999). PubMed. Obtenido de https://www.ncbi.nlm.nih.gov/pubmed/10398297

Dyck DJ, H. G. (Enero de 2006). Pubmed. Recuperado el Julio de 2015, de Pubmed: http://www.ncbi.nlm.nih.gov/pubmed/16497175

Eastoe, J. E. (Diciembre de 1955). The amino acid composition of mammalian collagen and gelatin. Obtenido de National Center for Biotechnology Information: https://www.ncbi.nlm.nih.gov/pmc/articles/PMC1215839/

Eckhard Mühlbauera, E. G. (Marzo de 2009). Science Direct. Obtenido de Elsevier: http://www.sciencedirect.com/science/article/pii/S0014299909000983

El-Hafidi M, e. a. (21 de Febrero de 2018). Glycine Increases Insulin Sensitivity and Glutathione Biosynthesis and Protects against Oxidative Stress in a Model of Sucrose-Induced Insulin Resistance. Obtenido de PubMed: https://www.ncbi.nlm.nih.gov/pubmed/29675131

Esther Lopez-Garcia, P., Rob M. van Dam, P., Tricia Y. Li, M., Fernando Rodriguez-Artalejo, M. P., & Frank B. Hu, M. P. (17 de Junio de 2008). The Relationship of Coffee Consumption with Mortality . Obtenido de Annals of internal medicine: http://annals.org/aim/article-abstract/668690/relationship-coffee-consumption-mortality

Esther Lopez-Garcia, R. M. (Abril de 2006). Coffee Consumption and Coronary Heart Disease in Men and Women: A Prospective Cohort Study. Obtenido de AHA Journals: https://www.ahajournals.org/doi/abs/10.1161/circulationaha.105.598664

Examine.com. (01 de October de 2018). High-Protein Diets Linked to Cancer: Should You Be Concerned? Obtenido de Examine.com: https://examine.com/nutrition/high-protein-diets-linked-to-cancer-should-you-be-concerned/

Exercise Metabolism Research Group, D. o. (Diciembre de 2008). PubMed. Recuperado el Julio de 2015, de PubMed: http://www.ncbi.nlm.nih.gov/pubmed/19056590

Ezio Rosato, E. a. (Octubre de 2005). European Journal of Human Genetics. Obtenido de http://www.nature.com/ejhg/journal/v14/n6/full/5201547a.html

Fernandez ML. (Marzo de 2012). Rethinking dietary cholesterol. Obtenido de PubMed: https://www.ncbi.nlm.nih.gov/pubmed/22037012

Fournier PA, F. T. (Septiembre de 2004). Post-exercise muscle glycogen repletion in the extreme: effect of food absence and active recovery. Obtenido de PubMed: https://www.ncbi.nlm.nih.gov/pubmed/24482591

Francesco Sofi, e. a. (Marzo de 2007). Coffee consumption and risk of coronary heart disease: A meta-analysis. Obtenido de Science Direct: https://www.sciencedirect.com/science/article/pii/S0939475306001694

G. Webster Ross, e. a. (Mayo de 2000). Association of Coffee and Caffeine Intake With the Risk of Parkinson Disease. Obtenido de JAMA: https://jamanetwork.com/journals/jama/fullarticle/192731

Gabel V, M. M. (Octubre de 2013). PubMed. Obtenido de https://www.ncbi.nlm.nih.gov/pubmed/23841684

Gallus S, T. A. (Abril de 2002). Does coffee protect against liver cirrhosis? Obtenido de PubMed: https://www.ncbi.nlm.nih.gov/pubmed/11897178

Gang Hu MD, e. a. (Agosto de 2007). Coffee and tea consumption and the risk of Parkinson's disease. Obtenido de Wiley Online library: https://onlinelibrary.wiley.com/doi/abs/10.1002/mds.21706

Gaullier JM, e. (Marzo de 2007). Six months supplementation with conjugated linoleic acid induces regional-specific fat mass decreases in overweight and obese. Obtenido de PubMed: https://www.ncbi.nlm.nih.gov/pubmed/17313718

George H. Perry, e. a. (Octubre de 2007). Diet and the evolution of human amylase gene copy number variation. Obtenido de NCBI: https://www.ncbi.nlm.nih.gov/pmc/articles/PMC2377015/

Ginter E, S. V. (2012). Plant polyphenols in prevention of heart disease. Obtenido de PubMed: https://www.ncbi.nlm.nih.gov/pubmed/22897371

Gorman S, e. a. (Mayo de 2015). Can skin exposure to sunlight prevent liver inflammation? Obtenido de PubMed: https://www.ncbi.nlm.nih.gov/pubmed/25951129

Greenberg JA, G. A. (Junio de 2012). Coffee, hunger, and peptide YY. Obtenido de PubMed: https://www.ncbi.nlm.nih.gov/pubmed/23204152

H. R. Lieberman, e. a. (Julio de 1987). The effects of low doses of caffeine on human performance and mood. Obtenido de Springer Nature: https://link.springer.com/article/10.1007/BF00210835

Haewook Han, e. a. (Julio de 2015). Nutritional Management of Kidney Stones (Nephrolithiasis). Obtenido de NCBI: https://www.ncbi.nlm.nih.gov/pmc/articles/PMC4525130/

Hai Li, L.-S. J.-Y. (1 de Enero de 2010). High Glucose Potentiates Collagen Synthesis and Bone Morphogenetic Protein-2-Induced Early Osteoblast Gene Expression in Rat Spinal Ligament Cells. Obtenido de Oxford University Press: https://academic.oup.com/endo/article/151/1/63/2456043

Hämäläinen E, A. H. (Enero de 1984). PubMed. Obtenido de https://www.ncbi.nlm.nih.gov/pubmed/6538617

Hämäläinen EK, A. H. (Marzo de 1983). PubMed. Obtenido de https://www.ncbi.nlm.nih.gov/pubmed/6298507

Han LK, T. T. (1 de Enero de 1999). Anti-obesity action of oolong tea. . Obtenido de Europe PMC: http://europepmc.org/abstract/MED/10094584/reload=0

Hand GA, S. R. (Septiembre de 2013). PubMed. Obtenido de PubMed: https://www.ncbi.nlm.nih.gov/pubmed/24261006

Hartwig A. (2001). Role of magnesium in genomic stability. Mutation Research, 113-121.

Health Psychology Research Unit, S. o. (1993). Neuropsychobiology. Recuperado el 2015, de Neuropsychobiology: http://www.karger.com/Article/Abstract/118984

Heaney, R. P. (Septiembre de 2008). Clinical Journal of the American Society of Nephrology. Recuperado el Julio de 2015, de Clinical Journal of the American Society of Nephrology: http://cjasn.asnjournals.org/content/3/5/1535.full

Helms ER, A. A. (Mayo de 2014). PubMed. Obtenido de https://www.ncbi.nlm.nih.gov/pubmed/24864135

Helms ER, Z. C. (Abril de 2014). PubMed. Obtenido de PubMed: https://www.ncbi.nlm.nih.gov/pubmed/24092765

Holick, M. F. (Septiembre de 2008). Vitamin D and Sunlight: Strategies for Cancer Prevention and Other Health Benefits. Obtenido de Clinical Journal of American Society of Nephrology: https://cjasn.asnjournals.org/content/3/5/1548.short

Holick, M. W. (1 de Enero de 2013). Sunlight and Vitamin D. Obtenido de NCBI: https://www.ncbi.nlm.nih.gov/pmc/articles/PMC3897598/

Holmäng A, B. P. (Abril de 1992). The effects of cortisol on insulin sensitivity in muscle. Obtenido de PubMed: https://www.ncbi.nlm.nih.gov/pubmed/1605044

Horne BD, M. H., & Study., I. H. (Octubre de 2008). PubMed. Obtenido de https://www.ncbi.nlm.nih.gov/pubmed/18805103

Horton TJ, D. H. (Julio de 1995). Pubmed. Recuperado el Julio de 2015, de Pubmed: http://www.ncbi.nlm.nih.gov/pubmed/7598063

House RL, e. a. (Agosto de 2005). Conjugated linoleic acid evokes de-lipidation through the regulation of genes controlling lipid metabolism in adipose and liver tissue. Obtenido de PubMed: https://www.ncbi.nlm.nih.gov/pubmed/16045640/

Humans, I. W. (2010). Ingested Nitrate and Nitrite, and Cyanobacterial Peptide Toxins. Obtenido de NCBI: https://www.ncbi.nlm.nih.gov/books/NBK326552/

Humphries P, P. E. (Abril de 2008). Direct and indirect cellular effects of aspartame on the brain. Obtenido de PubMed: https://www.ncbi.nlm.nih.gov/pubmed/17684524

Huovinen HT, H. J. (Enero de 2015). PubMed. Obtenido de https://www.ncbi.nlm.nih.gov/pubmed/25028999

Ichiro Kawachi, M., Walter C. Willett, M., Graham A. Colditz, M., & et al. (11 de Marzo de 1996). A Prospective Study of Coffee Drinking and Suicide in Women. Obtenido de JAMA Network: https://jamanetwork.com/journals/jamainternalmedicine/article-abstract/621677

Institute of Medicine, F. a. (2010). Dietary Reference Intakes for Calcium and Vitamin D. Washington DC.: National Academy Press.

Institute of Medicine, F. a. (2010). Dietary Reference Intakes for Calcium and Vitamin D. Washington, DC: National Academy Press.

Institute of Physiology, U. o. (Mayo de 1990). PubMed. Recuperado el Julio de 2015, de PubMed: http://www.ncbi.nlm.nih.gov/pubmed/2387273

Isabel Arrieta-Cruz, Y. S.-J. (Abril de 2013). Evidence for a Role of Proline and Hypothalamic Astrocytes in the Regulation of Glucose Metabolism in Rats. Obtenido de American Diabetes Association': https://www.ncbi.nlm.nih.gov/pmc/articles/PMC3609585/

James Harris, J. D. (2015). Immunology and Cell Biology. Obtenido de Nature: http://www.nature.com/icb/journal/v93/n1/full/icb201498a.html

Jeanne F. Duffy, e. a. (Junio de 2009). Effect of Light on Human Circadian Physiology. Obtenido de PubMed: https://www.ncbi.nlm.nih.gov/pmc/articles/PMC2717723/

Jeff S. Volek, W. J. (Enero de 1997). Testosterone and cortisol in relationship to dietary nutrients and resistance exercise. Obtenido de Journal of Applied Phisology: https://www.physiology.org/doi/full/10.1152/jappl.1997.82.1.49

Jennifer F. Iverson, e. a. (Abril de 2014). Interaction of Ingested Leucine with Glycine on Insulin and Glucose Concentrations. Obtenido de Hindawi: https://www.hindawi.com/journals/jaa/2014/521941/

Jiang-nan Wu, e. a. (Noviembre de 2009). Coffee consumption and risk of coronary heart diseases: A meta-analysis of 21 prospective cohort studies. Obtenido de Science Direct: https://www.sciencedirect.com/science/article/pii/S0167527308008498

Johan Moan, A. C. (Noviembre de 2007). Addressing the health benefits and risks, involving vitamin D or skin cancer, of increased sun exposure. Obtenido de PNAS: https://www.pnas.org/content/105/2/668.short

John R. Petrie, e. a. (Abril de 1996). Endothelial Nitric Oxide Production and Insulin Sensitivity . Obtenido de AHA Journals: https://www.ahajournals.org/doi/abs/10.1161/01.cir.93.7.1331

Johnson W.McRorieJr.PhD, e. a. (Febrero de 2017). Understanding the Physics of Functional Fibers in the Gastrointestinal Tract: An Evidence-Based Approach to Resolving Enduring Misconceptions about Insoluble and Soluble Fiber. Obtenido de Science Direct: https://www.sciencedirect.com/science/article/pii/S221226721631187X

Johnstone AM, H. G. (Enero de 2009). Effects of a high-protein ketogenic diet on hunger, appetite, and weight loss in obese men feeding ad libitum. Obtenido de PubMed: https://www.ncbi.nlm.nih.gov/pubmed/18175736

Jones PJ. (Octubre de 2009). Dietary cholesterol and the risk of cardiovascular disease in patients: a review of the Harvard Egg Study and other data. Obtenido de PubMed: https://www.ncbi.nlm.nih.gov/pubmed/19751443

Jones PJ, P. A. (Octubre de 1996). Dietary cholesterol feeding suppresses human cholesterol synthesis measured by deuterium incorporation and urinary mevalonic acid levels. Obtenido de PubMed: https://www.ncbi.nlm.nih.gov/pubmed/8857917

Jong-Myon Bae, e. a. (Enero de 2012). Low Cholesterol is Associated with Mortality from Cardiovascular Diseases: A Dynamic Cohort Study in Korean Adults. Obtenido de National Center for Biotechnology Information: https://www.ncbi.nlm.nih.gov/pmc/articles/PMC3247776/

Joseph Jamnik, e. a. (3 de Octubre de 2016). Fructose intake and risk of gout and hyperuricemia: a systematic review and meta-analysis of prospective cohort studies. Obtenido de PubMed: https://www.ncbi.nlm.nih.gov/pmc/articles/PMC5073537/

Joss Moore, e. a. (Enero de 2018). Effects of acute sleep deprivation and caffeine supplementation on anaerobic performance. Obtenido de NCBI: https://www.ncbi.nlm.nih.gov/pmc/articles/PMC5916568/

Kampa M, N. A. (2007). Polyphenols and cancer cell growth. Obtenido de PubMed: https://www.ncbi.nlm.nih.gov/pubmed/17551696

Karsten Sydow, C. E. (2005). Insulin resistance: potential role of the endogenous nitric oxide synthase inhibitor ADMA. Obtenido de SAGE Journals: https://journals.sagepub.com/doi/pdf/10.1191/1358863x05vm604oa

Kaye K. Brownlee, e. a. (1 de Marzo de 2005). Relationship Between Circulating Cortisol and Testosterone: Influence of Physical Exercise. Obtenido de NCBI: https://www.ncbi.nlm.nih.gov/pmc/articles/PMC3880087/

Kazumasa Yamagishi, H. I. (4 de Agosto de 2010). The american journal of clinical nutrition. Recuperado el 7 de Julio de 2015, de The american journal of clinical nutrition: http://ajcn.nutrition.org/content/early/2010/08/04/ajcn.2009.29146.abstract

Kevin J Acheson, G. G.-J. (2004). Metabolic effects of caffeine in humans: lipid oxidation or futile cycling? Obtenido de AJCN: http://ajcn.nutrition.org/content/79/1/40.full.pdf

Kilic M. (28 de Octubre de 2007). PubMed. Obtenido de PubMed: http://www.ncbi.nlm.nih.gov/pubmed/17984944

Kilic M, B. A. (27 de Febrero de 2006). PubMed. Obtenido de PubMed: http://www.ncbi.nlm.nih.gov/pubmed/16648789

Klatsky AL, M. C. (12 de Junio de 2006). Coffee, cirrhosis, and transaminase enzymes. Obtenido de PubMed: https://www.ncbi.nlm.nih.gov/pubmed/16772246

Kobylewski, S. (Junio de 2010). Food Dyes: A Rainbow of Risks. Obtenido de Center for science in the public interest: https://cspinet.org/sites/default/files/attachment/food-dyes-rainbow-of-risks.pdf

Kok-Sun Ho, C. Y.-C. (7 de Septiembre de 2012). Stopping or reducing dietary fiber intake reduces constipation and its associated symptoms. Obtenido de National Center for Biotechnology Information: https://www.ncbi.nlm.nih.gov/pmc/articles/PMC3435786/

Koot P, D. P. (1995). Comparison of changes in energy expenditure and body temperatures after caffeine consumption. Obtenido de PubMed: https://www.ncbi.nlm.nih.gov/pubmed/7486839

Krumholz HM, S. T. (2 de Noviembre de 1994). Lack of association between cholesterol and coronary heart disease mortality and morbidity and all-cause mortality in persons older than 70 years. Obtenido de PubMed: https://www.ncbi.nlm.nih.gov/pubmed?orig_db=PubMed&cmd=Search&term=JAMA%5BJour%5D%20AND%20272%5Bvolume%5D%20AND%201335%5Bpage%5D%20AND%201994%5Bdat%5D

L. Bryan Ray, J. T. (Noviembre de 2016). ScienceMag. Obtenido de http://science.sciencemag.org/content/354/6315/986.full

L. Maia, A. D. (2002). Does caffeine intake protect from Alzheimer's disease? Obtenido de Wiley Online Library: https://onlinelibrary.wiley.com/doi/full/10.1046/j.1468-1331.2002.00421.x

Laura A. G. Armas, e. a. (Noviembre de 2004). Vitamin D2 Is Much Less Effective than Vitamin D3 in Humans. Obtenido de The journal of clinical endocrinology & metabolism: https://academic.oup.com/jcem/article/89/11/5387/2844259

Laura Alonso-Sáez, e. a. (Septiembre de 2006). Effect of Natural Sunlight on Bacterial Activity and Differential Sensitivity of Natural Bacterioplankton Groups in Northwestern Mediterranean Coastal Waters. Obtenido de NCBI: https://www.ncbi.nlm.nih.gov/pmc/articles/PMC1563624/

Laura Tripkovic, e. a. (Junio de 2012). Comparison of vitamin D2 and vitamin D3 supplementation in raising serum 25-hydroxyvitamin D status: a systematic review and meta-analysis. Obtenido de NCBI: https://www.ncbi.nlm.nih.gov/pmc/articles/PMC3349454/

Leah D Whigham, e. a. (1 de Mayo de 2007). Efficacy of conjugated linoleic acid for reducing fat mass: a meta-analysis in humans. Obtenido de the american journal of nutrition: https://academic.oup.com/ajcn/article/85/5/1203/4632999

Lee S Gross, e. a. (Mayo de 2004). Increased consumption of refined carbohydrates and the epidemic of type 2 diabetes in the United States: an ecologic assessment. Obtenido de The American Jornal Of Clinical Nutrition: https://academic.oup.com/ajcn/article/79/5/774/4690186

Loren Cordain, J. B. (1 de Marzo de 2000). Plant-animal subsistence ratios and macronutrient energy estimations in worldwide hunter-gatherer diets. Obtenido de The American Journal of Clinical Nutrition: https://academic.oup.com/ajcn/article/71/3/682/4729121

M. Doherty, P. M. (18 de Marzo de 2005). Effects of caffeine ingestion on rating of perceived exertion during and after exercise: a meta-analysis. Obtenido de Wiley Online Library: https://onlinelibrary.wiley.com/doi/abs/10.1111/j.1600-0838.2005.00445.x

M. Nathaniel Mead. (Abril de 2008). Benefits of Sunlight: A Bright Spot for Human Health. Obtenido de NCBI: https://www.ncbi.nlm.nih.gov/pmc/articles/PMC2290997/

Maarten R Soeters, N. M.-S. (23 de Septiembre de 2009). The american journal of clinical nutrition. Recuperado el Julio de 2015, de American society for nutrition: http://ajcn.nutrition.org/content/90/5/1244.abstract

Maggio M, C. G. (15 de Junio de 2011). PubMed. Obtenido de PubMed: http://www.ncbi.nlm.nih.gov/pubmed/21675994

Maggio M, D. V. (3 de Marzo de 2014). PubMed. Obtenido de PubMed: http://www.ncbi.nlm.nih.gov/pubmed/24723948

Martin CK, H. L. (Diciembre de 2007). PubMed. Obtenido de Pubmed: https://www.ncbi.nlm.nih.gov/pubmed/18198305

Martin G. Myers, M. F. (Mayo de 1988). Effects of Caffeine on Blood Pressure. Obtenido de JAMA Network: https://jamanetwork.com/journals/jamainternalmedicine/article-abstract/609886

Martinez-Cordero C, K. C. (23 de Mayo de 2012). Testing the Protein Leverage Hypothesis in a free-living human population. Obtenido de PubMed: https://www.ncbi.nlm.nih.gov/pubmed/22634200

Mattson, M. P. (Septiembre de 2007). PubMed. Obtenido de https://www.ncbi.nlm.nih.gov/pmc/articles/PMC2253665/

McNamara DJ. (Octubre de 1995). Dietary cholesterol and the optimal diet for reducing risk of atherosclerosis. Obtenido de PubMed: https://www.ncbi.nlm.nih.gov/pubmed/7585286

McNamara DJ. (Diciembre de 2000). Dietary cholesterol and atherosclerosis. Obtenido de PubMed: https://www.ncbi.nlm.nih.gov/pubmed/11111098

Mead, M. N. (Abril de 2008). Benefits of Sunlight: A Bright Spot for Human Health. Obtenido de NCBI: https://www.ncbi.nlm.nih.gov/pmc/articles/PMC2290997/

Megumi Hatori, C. V. (Mayo de 2010). Cell Metabolism. Obtenido de http://www.cell.com/cell-metabolism/fulltext/S1550-4131(12)00189-1?_returnURL=http%3A%2F%2Flinkinghub.elsevier.com%2Fretrieve%2Fpii%2FS1550413112001891%3Fshowall%3Dtrue

Melissa Miller, e. a. (Septiembre de 2002). Why Do Children Become Vitamin A Deficient? Obtenido de The Journal of Nutrition: https://academic.oup.com/jn/article/132/9/2867S/4687677

Mettler S, M. N. (Febrero de 2010). PubMed. Obtenido de PubMed: https://www.ncbi.nlm.nih.gov/pubmed/19927027

MF, H. (2006). Modern Nutrition in Health and Disease 10th ed. Philadelphia: Lippincott Williams & Wilkins.

Michael C.Campbell, S. A. (23 de Febrero de 2010). The Evolution of Human Genetic and Phenotypic Variation in Africa. Obtenido de Science Direct: https://www.sciencedirect.com/science/article/pii/S096098220902065X

Michaela C Devries, e. a. (01 de November de 2018). Changes in Kidney Function Do Not Differ between Healthy Adults Consuming Higher- Compared with Lower- or Normal-Protein Diets: A Systematic Review and Meta-Analysis. Obtenido de The Journal Of Nutrition: https://academic.oup.com/jn/article/148/11/1760/5153345

Michel Lucas, e. a. (26 de Septiembre de 2011). Coffee, Caffeine, and Risk of Depression Among Women. Obtenido de JAMA Network: https://jamanetwork.com/journals/jamainternalmedicine/fullarticle/1105943

Miguel A. Hernán MD, e. a. (Mayo de 2002). A meta-analysis of coffee drinking, cigarette smoking, and the risk of Parkinson's disease. Obtenido de Wiley Online Library: https://onlinelibrary.wiley.com/doi/abs/10.1002/ana.10277

Mortuza R, C. S. (2013). High glucose induced alteration of SIRTs in endothelial cells causes rapid aging in a p300 and FOXO regulated pathway. Obtenido de PubMed: https://www.ncbi.nlm.nih.gov/pubmed/23342163/

Mustonen AM, N. P. (Octubre de 2001). PubMed. Obtenido de https://www.ncbi.nlm.nih.gov/pubmed/11822826

National Research Council (US) Committee on Diet. (1982). 6 Protein. En N. R. Diet., Diet, Nutrition, and Cancer. Washington (DC): National Academies Press (US).

National Research Council (US) Committee on Diet and Health. (1989). Fat-Soluble Vitamins. En N. R. Health, Diet and Health: Implications for Reducing Chronic Disease Risk. Washington (DC): National Academies Press (US).

Nava Zisapel, R. T. (Julio de 2005). ResearchGate. Obtenido de https://www.researchgate.net/publication/229858139_The_relationship_betwee

n_melatonin_and_cortisol_rhythms_Clinical_implications_of_melatonin_therapy

Norman AW, H. H. (2006). Present Knowledge in Nutrition, 9th ed. Washington, DC.: ILSI Press.

Nuttall FQ, G. M. (Febrero de 2004). The metabolic response to ingestion of proline with and without glucose. Obtenido de PubMed: https://www.ncbi.nlm.nih.gov/pubmed/14767878

Ogbolu DO, O. A. (Junio de 2007). In vitro antimicrobial properties of coconut oil on Candida species in Ibadan, Nigeria. Obtenido de PubMed: https://www.ncbi.nlm.nih.gov/pubmed/17651080

Ovaskainen ML, T. R. (Marzo de 2008). Dietary intake and major food sources of polyphenols in Finnish adults. Obtenido de PubMed: https://www.ncbi.nlm.nih.gov/pubmed/18287367

P Sumithran, L. A. (Julio de 2013). European Journal of Clinical Nutrition. Obtenido de http://www.nature.com/ejcn/journal/v67/n7/full/ejcn201390a.html

P. G. Lindqvist, e. a. (Abril de 2014). Avoidance of sun exposure is a risk factor for all-cause mortality: results from the Melanoma in Southern Sweden cohort. Obtenido de Wiley Online Library: https://onlinelibrary.wiley.com/doi/full/10.1111/joim.12251

P. G. Lindqvist, e. a. (Marzo de 2016). Avoidance of sun exposure as a risk factor for major causes of death: a competing risk analysis of the Melanoma in Southern Sweden cohort. Obtenido de Wiley Online Library: https://onlinelibrary.wiley.com/doi/full/10.1111/joim.12496

Pan M, C. A. (Mayo de 2004). Lipid peroxidation and oxidant stress regulate hepatic apolipoprotein B degradation and VLDL production. Obtenido de PubMed: https://www.ncbi.nlm.nih.gov/pubmed/15124019

Paton CD, L. T. (Diciembre de 2010). Caffeinated chewing gum increases repeated sprint performance and augments increases in testosterone in competitive cyclists. Obtenido de PubMed: https://www.ncbi.nlm.nih.gov/pubmed/20737165

Patty W Siri-Tarino, Q. S. (13 de Enero de 2010). The american journal of clinical nutrition. Recuperado el 7 de Julio de 2015, de The american journal of clinical nutrition.: http://ajcn.nutrition.org/content/early/2010/01/13/ajcn.2009.27725.abstract

Paula C.Chandler-Laney, e. a. (Septiembre de 2014). Return of hunger following a relatively high carbohydrate breakfast is associated with earlier recorded glucose peak and nadir. Obtenido de Science Direct: https://www.sciencedirect.com/science/article/pii/S0195666314002049?via%3Dihub

Peedikayil FC, e. a. (Septiembre de 2016). Comparison of antibacterial efficacy of coconut oil and chlorhexidine on Streptococcus mutans: An in vivo study. Obtenido de PubMed: https://www.ncbi.nlm.nih.gov/pubmed/27891311

Pérez-Jiménez J, F. L. (Junior de 2011). Dietary intake of 337 polyphenols in French adults. Obtenido de PubMed: https://www.ncbi.nlm.nih.gov/pubmed/21490142/

Pérez-Jiménez J, N. V. (Noviembre de 2010). Identification of the 100 richest dietary sources of polyphenols: an application of the Phenol-Explorer database. Obtenido de PubMed: https://www.ncbi.nlm.nih.gov/pubmed/21045839

Phenol Explorer. (2018). Showing all polyphenols found in Coffee beverage. Obtenido de Phenol Explorer: http://phenol-explorer.eu/contents/food/552

Phillips SM, V. L. (2011). PubMed. Obtenido de PubMed: https://www.ncbi.nlm.nih.gov/pubmed/22150425

Pilz S, F. S.-P. (10 de Diciembre de 2010). PubMed. Obtenido de PubMed: http://www.ncbi.nlm.nih.gov/pubmed/21154195

Poon TS, B. R. (Octubre de 2005). Sunlight-induced immunosuppression in humans is initially because of UVB, then UVA, followed by interactive effects. Obtenido de PubMed: https://www.ncbi.nlm.nih.gov/pubmed/16185286

Prasad AS, M. C. (Mayo de 1996). Pubmed. Recuperado el Julio de 2015, de Pubmed: http://www.ncbi.nlm.nih.gov/pubmed/8875519

Pulido R, H.-G. M.-C. (Octubre de 2003). Contribution of beverages to the intake of lipophilic and hydrophilic antioxidants in the Spanish diet. Obtenido de PubMed: https://www.ncbi.nlm.nih.gov/pubmed/14506489

Randy A. Sansone. (Marzo de 2008). Cholesterol Quandaries: Relationship to Depression and the Suicidal Experience. Obtenido de US National Library of Medicine: https://www.ncbi.nlm.nih.gov/pmc/articles/PMC2710104/

Randy A. Sansone, e. a. (Julio de 2013). Sunshine, Serotonin, and Skin: A Partial Explanation for Seasonal Patterns in Psychopathology? Obtenido de NCBI: https://www.ncbi.nlm.nih.gov/pmc/articles/PMC3779905/

Raquel Villegas, e. a. (28 de Enero de 2011). Purine-rich foods, protein intake, and the prevalence of hyperuricemia: The Shanghai Men's Health Study. Obtenido de PubMed: https://www.ncbi.nlm.nih.gov/pmc/articles/PMC3150417/

Rashmi Sinha, e. a. (Junio de 2012). Caffeinated and decaffeinated coffee and tea intakes and risk of colorectal cancer in a large prospective study. Obtenido de The American Journal of Clinical Nutrition: https://academic.oup.com/ajcn/article/96/2/374/4576912?papetoc

Ray Peat. (2007). Salt, energy, metabolic rate, and longevity. Obtenido de Ray Peat: http://raypeat.com/articles/articles/salt.shtml

Reaven, G. M. (Diciembre de 1988). Role of Insulin Resistance in Human Disease. Obtenido de American Diabetes Association: http://diabetes.diabetesjournals.org/content/37/12/1595.short

Rebecca C. Reynolds, e. a. (Octubre de 2010). Effect of the Glycemic Index of Carbohydrates on Acne vulgaris. Obtenido de Nutrients: https://www.mdpi.com/2072-6643/2/10/1060/htm

Renda G, Z. M. (Eneero de 2012). Genetic determinants of blood pressure responses to caffeine drinking. Obtenido de PubMed: https://www.ncbi.nlm.nih.gov/pubmed/22170367

Research Center for Exercise and Health, F. o. (2007). Pubmed. Recuperado el Julio de 2015, de Pubmed: http://www.ncbi.nlm.nih.gov/pubmed/18652080?itool=EntrezSystem2.PEntrez.Pubmed.Pubmed_ResultsPanel.Pubmed_RVDocSum&ordinalpos=12

Rob M van Dam, M. e. (Noviembre de 2002). Coffee consumption and risk of type 2 diabetes mellitus. Obtenido de Tht Lancet: https://www.thelancet.com/journals/lancet/article/PIIS0140-6736(02)11436-X/fulltext?cc=y%3D

Rob M. van Dam, P., & Frank B. Hu, M. P. (Julio de 2005). Coffee Consumption and Risk of Type 2 Diabetes. Obtenido de JAMA Network: https://jamanetwork.com/journals/jama/article-abstract/201177

Robert A. Rizza, e. a. (Eneror de 1982). Cortisol-Induced Insulin Resistance in Man: Impaired Suppression of Glucose Production and Stimulation of Glucose Utilization due to a Postreceptor Defect of Insulin Action . Obtenido de Oxford University Press: https://academic.oup.com/jcem/article-abstract/54/1/131/2676651?redirectedFrom=fulltext

Robeva R, K. G. (Enero de 2008). PubMed. Obtenido de https://www.ncbi.nlm.nih.gov/pubmed/18078448

Robyn M.Lucas, e. a. (Septiembre de 2006). Considering the potential benefits as well as adverse effects of sun exposure: Can all the potential benefits be provided by oral vitamin D supplementation? Obtenido de Science Direct: https://www.sciencedirect.com/science/article/pii/S0079610706000058

Rohrmann S, S. M. (Agosto de 2011). Pubmed. Recuperado el Julio de 2015, de Pubmed: http://www.ncbi.nlm.nih.gov/pubmed/21678033

Rothwell JA, U.-S. M.-O.-L. (Agosto de 2012). Phenol-Explorer 2.0: a major update of the Phenol-Explorer database integrating data on polyphenol metabolism and pharmacokinetics in humans and experimental animals. Obtenido de PubMed: https://www.ncbi.nlm.nih.gov/pubmed/22879444/

Ruxton, C. H. (2008 de Febrero de 2008). The impact of caffeine on mood, cognitive function, performance and hydration: a review of benefits and risks. Obtenido de Wiley Online Library: https://onlinelibrary.wiley.com/doi/full/10.1111/j.1467-3010.2007.00665.x

RW, M. (Octubre de 2000). Role of collagen hydrolysate in bone and joint disease. Obtenido de PubMed: https://www.ncbi.nlm.nih.gov/pubmed/11071580

S. Bidel, e. a. (Noviembre de 2006). Coffee consumption and risk of total and cardiovascular mortality among patients with type 2 diabetes. Obtenido de Springer Nature: https://link.springer.com/article/10.1007%2Fs00125-006-0435-9?LI=true

S. van Dieren, e. a. (Septiembre de 2009). Coffee and tea consumption and risk of type 2 diabetes. Obtenido de Springer Nature: https://link.springer.com/article/10.1007%2Fs00125-009-1516-3

Santos C, C. J.-C. (2010). Caffeine intake and dementia: systematic review and meta-analysis. Obtenido de PubMed: https://www.ncbi.nlm.nih.gov/pubmed/20182026

Santosa S, J. M. (Mazo de 2013). Pubmed. Recuperado el Julio de 2015, de Pubmed: http://www.ncbi.nlm.nih.gov/pubmed/23209188

Schlotterer A, e. a. (Noviembre de 2009). C. elegans as model for the study of high glucose- mediated life span reduction. Obtenido de PubMed: https://www.ncbi.nlm.nih.gov/pubmed/19675139/

Schoenfeld BJ, A. A. (Diciembre de 2013). The effect of protein timing on muscle strength and hypertrophy: a meta-analysis. Obtenido de PubMed: https://www.ncbi.nlm.nih.gov/pubmed/24299050

Schwalfenberg, G. K. (18 de Junio de 2017). Vitamins K1 and K2: The Emerging Group of Vitamins Required for Human Health. Obtenido de NCBI: https://www.ncbi.nlm.nih.gov/pmc/articles/PMC5494092/

Seelig M, R. A. (2003). The Magnesium Factor. New York: Avery.

Self Nutrition Data. (2018). Foods highest in Total Omega-6 fatty acids. Obtenido de Self Nutrition Data.

Shereen N. Mahmood, e. a. (2014). Diet and acne update: Carbohydrates emerge as the main culprit. Obtenido de Journal of drugs in dermatology: http://www.facmed.unam.mx/deptos/microbiologia/pdf/Diet%20and%20Acne%20update_carbohidrates%20emerge%20as%20the%20main%20culprit_Journal%20of%20drugs%20in%20dermatology%202014.pdf

Shilling M, M. L. (Diciembre de 2013). Antimicrobial effects of virgin coconut oil and its medium-chain fatty acids on Clostridium difficile. Obtenido de PubMed: https://www.ncbi.nlm.nih.gov/pubmed/24328700

Shin EC, P. R. (Agosto de 2010). Commercial peanut (Arachis hypogaea L.) cultivars in the United States: phytosterol composition. Obtenido de Pubmed: https://www.ncbi.nlm.nih.gov/pubmed/20677801

Silverstone T. (Junio de 1992). Appetite suppressants. A review. Obtenido de PubMed: https://www.ncbi.nlm.nih.gov/pubmed/1379155

Simpson SJ, R. D. (Mayo de 2005). Obesity: the protein leverage hypothesis. Obtenido de PubMed: https://www.ncbi.nlm.nih.gov/pubmed/15836464

Spronk HM, S. B. (Noviembre de 2003). Tissue-specific utilization of menaquinone-4 results in the prevention of arterial calcification in warfarin-treated rats. Obtenido de PubMed: https://www.ncbi.nlm.nih.gov/pubmed/14654717

Stephanie Seneff, e. a. (29 de Octubre de 2010). Nutrion and Alzheimer's disease: The detrimental role of a high carbohydrate diet. Obtenido de Elsevier: http://people.csail.mit.edu/seneff/EJIM_PUBLISHED.pdf

Sue Penckofer, P. R. (Junio de 2010). Vitamin D and Depression: Where is all the Sunshine? Obtenido de NCBI: https://www.ncbi.nlm.nih.gov/pmc/articles/PMC2908269/

Susanna C. Larsson, e. a. (Septiembre de 2011). Coffee Consumption and Risk of Stroke: A Dose-Response Meta-Analysis of Prospective Studies. Obtenido de Oxford University Press: https://academic.oup.com/aje/article/174/9/993/168426

Susanna C.Larsson, e. a. (Mayo de 2007). Coffee Consumption and Risk of Liver Cancer: A Meta-Analysis. Obtenido de Science Direct: https://www.sciencedirect.com/science/article/pii/S0016508507005689

Tae-Wook Kim, e. a. (31 de Agosto de 2010). Effect of caffeine on the metabolic responses of lipolysis and activated sweat gland density in human during physical activity. Obtenido de Springer Nature: https://link.springer.com/article/10.1007%2Fs10068-010-0151-6

Taichi Shimazu, e. a. (8 de Marzo de 2005). Coffee consumption and the risk of primary liver cancer: Pooled analysis of two prospective studies in Japan. Obtenido de Wiley Online Library: https://onlinelibrary.wiley.com/doi/full/10.1002/ijc.20989

Tang, G. (Mayo de 2010). Bioconversion of dietary provitamin A carotenoids to vitamin A in humans. Obtenido de NCBI: https://www.ncbi.nlm.nih.gov/pmc/articles/PMC2854912/

Tanja C. Adam, R. E.-C.-A. (Octubre de 2010). Cortisol Is Negatively Associated with Insulin Sensitivity in Overweight Latino Youth. Obtenido de NCBI: https://www.ncbi.nlm.nih.gov/pmc/articles/PMC3050109/

Tatiana Moro, G. T. (Octubre de 2016). Journal of Translational Medicine. Obtenido de https://translational-medicine.biomedcentral.com/articles/10.1186/s12967-016-1044-0

Teixeira J, G. A. (2013). Hydroxycinnamic acid antioxidants: an electrochemical overview. Obtenido de PubMed: https://www.ncbi.nlm.nih.gov/pubmed/23956973

Thérèse Truong, e. a. (Agosto de 2010). Role of dietary iodine and cruciferous vegetables in thyroid cancer: a countrywide case-control study in New

Caledonia. Obtenido de NCBI: https://www.ncbi.nlm.nih.gov/pmc/articles/PMC3496161/

Thieu X. Phan, e. a. (20 de Diciembre de 2016). Intrinsic Photosensitivity Enhances Motility of T Lymphocytes. Obtenido de Springer Nature: https://www.nature.com/articles/srep39479

Thomas N. Seyfried, e. a. (04 de Noviembre de 2008). Targeting energy metabolism in brain cancer with calorically restricted ketogenic diets. Obtenido de Wiley Online Library: https://onlinelibrary.wiley.com/doi/full/10.1111/j.1528-1167.2008.01853.x

Tiinamaija Tuomi, C. L.-K. (Junio de 2016). Cell Metabolism. Obtenido de http://www.cell.com/cell-metabolism/fulltext/S1550-4131(16)30160-7?_returnURL=http%3A%2F%2Flinkinghub.elsevier.com%2Fretrieve%2Fpii%2FS1550413116301607%3Fshowall%3Dtrue

Tishkof, M. C. (Septiembre de 2010). The Evolution of Human Genetic and Phenotypic Variation in Africa. Obtenido de NBCI: https://www.ncbi.nlm.nih.gov/pmc/articles/PMC2945812/

Tobacman, J. K. (Octubre de 2001). Review of harmful gastrointestinal effects of carrageenan in animal experiments. Obtenido de NCBI: https://www.ncbi.nlm.nih.gov/pmc/articles/PMC1242073/

Tomiyama AJ, M. T. (Mayo de 2010). PubMed. Obtenido de PubMed: https://www.ncbi.nlm.nih.gov/pubmed/20368473

Tuhina Neogi, e. a. (17 de Enero de 2014). Alcohol quantity and type on risk of recurrent gout attacks: An internet-based case-crossover study. Obtenido de PubMed: https://www.ncbi.nlm.nih.gov/pmc/articles/PMC3991555/

U. Ravnskov. (1 de Diciembre de 2003). High cholesterol may protect against infections and atherosclerosis. Obtenido de QJM: An International Journal of Medicine: https://academic.oup.com/qjmed/article/96/12/927/1533176

U. Ravnskov, K. M. (1 de Abril de 2012). The statin-low cholesterol-cancer conundrum. Obtenido de QJM: An International Journal of Medicine: https://academic.oup.com/qjmed/article/105/4/383/1554800

Uffe Ravnskov, e. a. (12 de Junio de 2016). Lack of an association or an inverse association between low-density-lipoprotein cholesterol and mortality in the elderly: a systematic review . Obtenido de BJM Journals: https://bmjopen.bmj.com/content/6/6/e010401

Unité d'Etude du Métabolisme Azoté, I. N.-F.-T. (Julio de 2000). PubMed. Recuperado el Julio de 2015, de PubMed: http://www.ncbi.nlm.nih.gov/pubmed/10867039

University of Southampton. (17 de Enero de 2014). Science Daily. Obtenido de Here comes the sun to lower your blood pressure: https://www.sciencedaily.com/releases/2014/01/140117090139.htm

USDA. (2018). Coffee, brewed from grounds, prepared with tap water. Obtenido de SELF Nutrition Data: https://nutritiondata.self.com/facts/beverages/3898/2

USDA Nutrition Data. (19 de Noviembre de 2018). My Food Data. Obtenido de My Food Data: https://www.myfooddata.com/

Valter D. Longo, M. M. (Enero de 2014). Cell Metabolism. Obtenido de http://www.cell.com/cell-metabolism/fulltext/S1550-4131(13)00503-2?_returnURL=http%3A%2F%2Flinkinghub.elsevier.com%2Fretrieve%2Fpii%2FS1550413113005032%3Fshowall%3Dtrue

Vegard Strøm, e. a. (30 de Agosto de 2012). Coffee intake and development of pain during computer work. Obtenido de BMC Research Notes: https://bmcresnotes.biomedcentral.com/articles/10.1186/1756-0500-5-480

Vitor A. Lira, M. O. (Octubre de 2013). PubMed. Obtenido de https://www.ncbi.nlm.nih.gov/pmc/articles/PMC4046188/

W. K. Stewart, L. W. (Marzo de 1973). BMIJ Journals. Obtenido de http://pmj.bmj.com/content/49/569/203

Walser, M. (1999). Effects of Protein Intake on Renal Function and on the Development of Renal Disease. En I. o. Research., The Role of Protein and Amino Acids in Sustaining and Enhancing Performance. Washington (DC): National Academies Press (US). Obtenido de NCBI.

Wang X, H. Z. (Septiembre de 2006). Pubmed. Recuperado el Julio de 2015, de Pubmed: http://www.ncbi.nlm.nih.gov/pubmed/16777975

Wehr E, P. S.-P. (29 de Diciembre de 2009). PubMed. Obtenido de PubMed: http://www.ncbi.nlm.nih.gov/pubmed/20050857

Weverling-Rijnsburger AW, J. I. (14 de Julio de 2003). High-density vs low-density lipoprotein cholesterol as the risk factor for coronary artery disease and stroke in old age. Obtenido de PubMed: https://www.ncbi.nlm.nih.gov/pubmed/12860577

William F Martin, L. E. (20 de Septiembre de 2005). Dietary protein intake and renal function. Obtenido de PubMed: https://www.ncbi.nlm.nih.gov/pmc/articles/PMC1262767/

Wu G, M. C. (Febrero de 2009). Nitric oxide and vascular insulin resistance. Obtenido de PubMed: https://www.ncbi.nlm.nih.gov/pubmed/19319842

Y. Zhang, e. a. (Octubre de 2009). Coffee consumption and the incidence of type 2 diabetes in men and women with normal glucose tolerance: The Strong Heart Study. Obtenido de Science Direct: https://www.sciencedirect.com/science/article/pii/S0939475309002798

Yoshihiro Kokubo, e. a. (Marzo de 2013). The Impact of Green Tea and Coffee Consumption on the Reduced Risk of Stroke Incidence in Japanese Population. Obtenido de AHA Journals: https://www.ahajournals.org/doi/abs/10.1161/STROKEAHA.111.677500

Young, S. N. (Noviembre de 2007). How to increase serotonin in the human brain without drugs. Obtenido de NCBI: https://www.ncbi.nlm.nih.gov/pmc/articles/PMC2077351/

Yubisay Mejías-Peña, B. E.-M.-G.-G. (Febrero de 2017). Aging. Obtenido de http://www.aging-us.com/article/101167/text

Yufei Zhai, M. G. (Febrero de 2016). Pubmed. Obtenido de https://www.ncbi.nlm.nih.gov/pmc/articles/PMC4746239/

Yuting Ma, L. G. (Agosto de 2013). Cell. Obtenido de http://www.cell.com/immunity/fulltext/S1074-7613(13)00325-7?_returnURL=http%3A%2F%2Flinkinghub.elsevier.com%2Fretrieve%2Fpii%2FS1074761313003257%3Fshowall%3Dtrue

Bonjour JP. (Diciembre de 2005). Dietary protein: an essential nutrient for bone health. Obtenido de PubMed: https://www.ncbi.nlm.nih.gov/pubmed/16373952

Bonjour, R. R.-P. (Diciembre de 2009). Dietary Protein and Bone Health. Obtenido de Wiley Online Library: https://onlinelibrary.wiley.com/doi/full/10.1359/JBMR.040204

Brolinson PG, E. D. (Julio de 2007). Exercise and the immune system. Obtenido de PubMed: https://www.ncbi.nlm.nih.gov/pubmed/17826186

Caterina Pesce, e. a. (Junio de 2009). Physical activity and mental performance in preadolescents: Effects of acute exercise on free-recall memory. Obtenido de Science Direct: https://www.sciencedirect.com/science/article/abs/pii/S1755296609000052

Christiane D. Wrann, e. a. (10 de Octubre de 2013). Exercise Induces Hippocampal BDNF through a PGC-1α/FNDC5 Pathway. Obtenido de Cell Metabolism: https://www.cell.com/cell-metabolism/fulltext/S1550-4131(13)00377-X?_returnURL=http%3A%2F%2Flinkinghub.elsevier.com%2Fretrieve%2Fpii%2FS155041311300377X%3Fshowall%3Dtrue#

Coker, T. E. (Julio de 2015). Exercise Training and Insulin Resistance: A Current Review. Obtenido de NCBI: https://www.ncbi.nlm.nih.gov/pmc/articles/PMC4625541/

Craig BW, B. R. (Agosto de 1989). Effects of progressive resistance training on growth hormone and testosterone levels in young and elderly subjects. Obtenido de PubMed: https://www.ncbi.nlm.nih.gov/pubmed/2796409

D. M. Thomas, e. a. (Junio de 2012). Why do individuals not lose more weight from an exercise intervention at a defined dose? An energy balance analysis. Obtenido de NCBI: https://www.ncbi.nlm.nih.gov/pmc/articles/PMC3771367/

Dalsky GP. (Septiembre de 1989). The role of exercise in the prevention of osteoporosis. Obtenido de PubMed: https://www.ncbi.nlm.nih.gov/pubmed/2676332

de Heinzelin J, C. J. (Abril de 1999). Environment and behavior of 2.5-million-year-old Bouri hominids. Obtenido de PubMed: https://www.ncbi.nlm.nih.gov/pubmed/10213682/

de Jong Z, M. M. (Abril de 2004). Slowing of bone loss in patients with rheumatoid arthritis by long-term high-intensity exercise: results of a randomized, controlled trial. Obtenido de PubMed: https://www.ncbi.nlm.nih.gov/pubmed/15077288

Eelco V. van Dongen, e. a. (Junio de 2016). Physical Exercise Performed Four Hours after Learning Improves Memory Retention and Increases Hippocampal Pattern Similarity during Retrieval. Obtenido de Current Biology: https://www.cell.com/current-biology/fulltext/S0960-9822(16)30465-1#

Eng-Tat Ang, e. a. (Julio de 2010). Neurodegenerative Diseases: Exercising Toward Neurogenesis and Neuroregeneration. Obtenido de NCBI: https://www.ncbi.nlm.nih.gov/pmc/articles/PMC2917219/

Evans WJ. (Enero de 1999). Exercise training guidelines for the elderly. Obtenido de PubMed: https://www.ncbi.nlm.nih.gov/pubmed/9927004

F Zurlo, K. L. (Noviembre de 1990). Skeletal muscle metabolism is a major determinant of resting energy expenditure. Obtenido de NCBI: https://www.ncbi.nlm.nih.gov/pmc/articles/PMC296885/

Flemming Dela, M. K. (27 de Noviembre de 2006). Resistance training, insulin sensitivity and muscle function in the elderly. Obtenido de Essays in biochemistry: http://essays.biochemistry.org/content/42/75

Fleshner, B. N. (Julio de 2011). Exercise, Stress Resistance, and Central Serotonergic Systems. Obtenido de NCBI: https://www.ncbi.nlm.nih.gov/pmc/articles/PMC4303035/

Fleshner, F. (Julio de 2005). Physical Activity and Stress Resistance: Sympathetic Nervous System Adaptations Prevent Stress-Induced Immunosuppression. Obtenido de Exercise and sport science reviews: https://journals.lww.com/acsm-essr/Fulltext/2005/07000/Physical_Activity_and_Stress_Resistance_.4.aspx

Gleeson, M. (Agosto de 2007). Immune function in sport and exercise. Obtenido de Journal of applied physiology: https://www.physiology.org/doi/full/10.1152/japplphysiol.00008.2007

Harber VJ, S. J. (Marzo de 1984). Endorphins and exercise. Obtenido de PubMed: https://www.ncbi.nlm.nih.gov/pubmed/6091217

Henriette van Praag, T. S. (Septiembre de 2005). Exercise Enhances Learning and Hippocampal Neurogenesis in Aged Mice. Obtenido de NCBI: https://www.ncbi.nlm.nih.gov/pmc/articles/PMC1360197/

Hill EE, Z. E. (Julio de 2008). Exercise and circulating cortisol levels: the intensity threshold effect. Obtenido de PubMed: https://www.ncbi.nlm.nih.gov/pubmed/18787373

Hötting K, R. B. (Noviembre de 2013). Beneficial effects of physical exercise on neuroplasticity and cognition. Obtenido de PubMed: https://www.ncbi.nlm.nih.gov/pubmed/23623982

Ireland, C. (3 de Abril de 2008). Eating meat led to smaller stomachs, bigger brains. Obtenido de The Harvard Gazette: https://news.harvard.edu/gazette/story/2008/04/eating-meat-led-to-smaller-stomachs-bigger-brains/

J. Eric Ahlskog, P. M.-R. (Septiembre de 2011). Physical Exercise as a Preventive or Disease-Modifying Treatment of Dementia and Brain Aging. Obtenido de NCBI: https://www.ncbi.nlm.nih.gov/pmc/articles/PMC3258000/

Jason A.Funk, e. a. (Agosto de 2011). Voluntary exercise protects hippocampal neurons from trimethyltin injury: Possible role of interleukin-6 to modulate tumor necrosis factor receptor-mediated neurotoxicity. Obtenido de Science Direct: https://www.sciencedirect.com/science/article/pii/S0889159111000808?via%3Dihub

Javier Ibañez, e. a. (Marzo de 2005). Twice-Weekly Progressive Resistance Training Decreases Abdominal Fat and Improves Insulin Sensitivity in Older Men With Type 2 Diabetes. Obtenido de American Diabetes Association: http://care.diabetesjournals.org/content/28/3/662

Kadi, F. (Enero de 2009). Cellular and molecular mechanisms responsible for the action of testosterone on human skeletal muscle. A basis for illegal performance enhancement. Obtenido de British Pharmacological Society: https://bpspubs.onlinelibrary.wiley.com/doi/full/10.1038/bjp.2008.118

Kerstetter JE, K. A. (Febrero de 2011). Dietary protein and skeletal health: a review of recent human research. Obtenido de PubMed: https://www.ncbi.nlm.nih.gov/pubmed/21102327

Kirk I. Erickson, e. a. (15 de Febrero de 2011). Exercise training increases size of hippocampus and improves memory. Obtenido de PNAS: https://www.pnas.org/content/108/7/3017

Kristen M. Beavers, W. T. (Octubre de 2017). Effect of Exercise Type During Intentional Weight Loss on Body Composition in Older Adults with Obesity. Obtenido de Obesity: https://onlinelibrary.wiley.com/doi/full/10.1002/oby.21977

Kuoppasalmi, K. e. (Febrero de 1979). Plasma cortisol, androstenedione, testosterone and luteinizing hormone in running exercise of different intensities. Obtenido de Taylor & Francis Online: https://www.tandfonline.com/doi/abs/10.3109/00365518009101862

L Cordain, e. a. (2002). The paradoxical nature of hunter-gatherer diets: meat-based, yet non-atherogenic. Obtenido de European journal of clinican nutrition: https://www.nature.com/articles/1601353.pdf

Laura C. Rall PhD, e. a. (Marzo de 1996). The effect of progressive resistance training in rheumatoid arthritis. Increased strength without changes in energy balance or body composition. Obtenido de Wiley Online Library: https://onlinelibrary.wiley.com/doi/abs/10.1002/art.1780390309

Layne JE, N. M. (Enero de 1999). The effects of progressive resistance training on bone density: a review. Obtenido de PubMed: https://www.ncbi.nlm.nih.gov/pubmed/9927006

Mark P. Mattson. (5 de Diciembre de 2007). Hormesis Defined. Obtenido de NCBI: https://www.ncbi.nlm.nih.gov/pmc/articles/PMC2248601/

Megan N. Roberts, e. a. (Septiembre de 2017). A ketogenic diet extends longevity and healthspan in adult mice. Obtenido de Cell Metabolism: https://www.cell.com/cell-metabolism/pdf/S1550-4131(17)30490-4.pdf

Miriam S. Nokia, e. a. (4 de Febrero de 2016). Physical exercise increases adult hippocampal neurogenesis in male rats provided it is aerobic and sustained. Obtenido de The physiological society: https://physoc.onlinelibrary.wiley.com/doi/full/10.1113/JP271552

Nassis GP, P. K. (Noviembre de 2005). Aerobic exercise training improves insulin sensitivity without changes in body weight, body fat, adiponectin, and inflammatory markers in overweight and obese girls. Obtenido de PubMed: https://www.ncbi.nlm.nih.gov/pubmed/16253636

Nokia MS, e. a. (Abril de 2016). Physical exercise increases adult hippocampal neurogenesis in male rats provided it is aerobic and sustained. Obtenido de PubMed: https://www.ncbi.nlm.nih.gov/pubmed/26844666

Poehlman ET, D. R. (Julio de 2000). Effects of resistance training and endurance training on insulin sensitivity in nonobese, young women: a controlled randomized trial. Obtenido de PubMed: https://www.ncbi.nlm.nih.gov/pubmed/10902794

Sama F Sleiman, e. a. (2 de Junio de 2016). Exercise promotes the expression of brain derived neurotrophic factor (BDNF) through the action of the ketone body β-hydroxybutyrate. Obtenido de NCBI: https://www.ncbi.nlm.nih.gov/pmc/articles/PMC4915811/

Shaibi GQ, C. M. (Julio de 2006). Effects of resistance training on insulin sensitivity in overweight Latino adolescent males. Obtenido de PubMed: https://www.ncbi.nlm.nih.gov/pubmed/16826016

Simpson RJ, e. a. (2015). Exercise and the Regulation of Immune Functions. Obtenido de PubMed: https://www.ncbi.nlm.nih.gov/pubmed/26477922

Skoluda N, D. L. (Mayo de 2012). Elevated hair cortisol concentrations in endurance athletes. Obtenido de PubMed: https://www.ncbi.nlm.nih.gov/pubmed/21944954

Smilios I, T. P. (Marzo de 2014). Hormonal responses after resistance exercise performed with maximum and submaximum movement velocities. Obtenido de PubMed: https://www.ncbi.nlm.nih.gov/pubmed/24552377

Solomon TP, C. E. (Octubre de 2008). The effect of feeding frequency on insulin and ghrelin responses in human subjects. Obtenido de PubMed: https://www.ncbi.nlm.nih.gov/pubmed/18394217

Speakman JR. (Mayo de 2005). Body size, energy metabolism and lifespan. Obtenido de PubMed: https://www.ncbi.nlm.nih.gov/pubmed/15855403

Srikanthan P, K. A. (Junior de 2014). Muscle mass index as a predictor of longevity in older adults. Obtenido de PubMed: https://www.ncbi.nlm.nih.gov/pubmed/24561114

Suominen H. (Abril de 2006). Muscle training for bone strength. Obtenido de PubMed: https://www.ncbi.nlm.nih.gov/pubmed/16702776

Thomas T Samaras, H. E. (Mayo de 2002). Height, body size, and longevity: is smaller better for the humanbody? Obtenido de NCBI: https://www.ncbi.nlm.nih.gov/pmc/articles/PMC1071721/

Tomofusa Ishii, M. T. (Agosto de 1998). Resistance Training Improves Insulin Sensitivity in NIDDM Subjects Without Altering Maximal Oxygen Uptake. Obtenido de American Diabetes Association: http://care.diabetesjournals.org/content/21/8/1353.short

Tompkins CL1, M. K. (Mayo de 2011). Physical activity-induced improvements in markers of insulin resistance in overweight and obese children and adolescents. Obtenido de PubMed: https://www.ncbi.nlm.nih.gov/pubmed/21521161

Urhausen A, K. W. (2002). Diagnosis of overtraining: what tools do we have? Obtenido de PubMed: https://www.ncbi.nlm.nih.gov/pubmed/11817995

(AACR), A. A. (Diciembre de 2009). Hops Compound May Prevent Prostate Cancer. Obtenido de News Wise: https://www.newswise.com/articles/hops-compound-may-prevent-prostate-cancer

(THI), T. H. (Diciembre de 2014). Texas Heart Institute (THI). Recuperado el Julio de 2015, de Texas Heart Institute (THI): http://www.texasheart.org/HIC/Topics_Esp/HSmart/miner_sp.cfm

A Paoli, e. a. (Agosto de 2013). Beyond weight loss: a review of the therapeutic uses of very-low-carbohydrate (ketogenic) diets. Obtenido de NCBI: https://www.ncbi.nlm.nih.gov/pmc/articles/PMC3826507/

A. M. Kligman, J. J. (1981). Oral Vitamin A (Retinol) in Acne Vulgaris. Obtenido de Springer Nature: https://link.springer.com/chapter/10.1007%2F978-3-642-68023-6_31

Abdul G. Dulloo. (2017). Collateral Fattening: When a Deficit in Lean Body Mass Drives Overeating. Obtenido de Online Wiley Library: https://onlinelibrary.wiley.com/doi/epdf/10.1002/oby.21734

Adams, O. P. (2013). The impact of brief high-intensity exercise on blood glucose levels. Obtenido de NCBI: https://www.ncbi.nlm.nih.gov/pmc/articles/PMC3587394/#__sec8title

Adebamowo CA, S. D. (Mayo de 2006). Milk consumption and acne in adolescent girls. Obtenido de PubMed: https://www.ncbi.nlm.nih.gov/pubmed/17083856

Adebamowo CA, S. D. (Mayo de 2008). Milk consumption and acne in teenaged boys. Obtenido de PubMed: https://www.ncbi.nlm.nih.gov/pubmed/18194824

Adlercreutz H, H. K. (1987). Effect of dietary components, including lignans and phytoestrogens, on enterohepatic circulation and liver metabolism of estrogens and on sex hormone binding globulin (SHBG). Obtenido de PubMed: https://www.ncbi.nlm.nih.gov/pubmed/2826899

Akdogan M, O. M. (Agosto de 2004). Effects of peppermint teas on plasma testosterone, follicle-stimulating hormone, and luteinizing hormone levels and testicular tissue in rats. Obtenido de PubMed: https://www.ncbi.nlm.nih.gov/pubmed/15302514

Akdoğan M, T. M. (Mayo de 2007). Effect of spearmint (Mentha spicata Labiatae) teas on androgen levels in women with hirsutism. Obtenido de PubMed: https://www.ncbi.nlm.nih.gov/pubmed/17310494

Alain Bélanger, e. a. (Junio de 1989). Influence of diet on plasma steroid and sex plasma binding globulin levels in adult men. Obtenido de Science Direct: https://www.sciencedirect.com/science/article/pii/0022473189904597

Albert Sanchez, e. a. (Noviembre de 1973). Role of sugars in human neutrophilic phagocytosis. Obtenido de The American Journal of Clinical Nutrition: https://academic.oup.com/ajcn/article-abstract/26/11/1180/4732762

Alberto Ascherio, M. G. (2004). American journal of epidemiology. Recuperado el 2015, de American journal of epidemiology.

Alejandro Martin-Montalvo, e. a. (Julio de 2013). Metformin improves healthspan and lifespan in mice. Obtenido de Nature Communications: https://www.nature.com/articles/ncomms3192

Alexander Aliper, e. a. (Septiembre de 2016). In search for geroprotectors: in silico screening and in vitro validation of signalome-level mimetics of young healthy statsearch for geroprotectors: in silico screening and in vitro validation of signalome-level mimetics of young healthy state. Obtenido de Aging: https://www.aging-us.com/article/101047/text#fulltext

Alexandra M Johnstone, e. a. (Enero de 2008). Effects of a high-protein ketogenic diet on hunger, appetite, and weight loss in obese men feeding ad libitum. Obtenido de The American Journal of Clinical Nutrition: https://academic.oup.com/ajcn/article/87/1/44/4633256

Alicja Kucharska, A. S. (Abril de 2016). Significance of diet in treated and untreated acne vulgaris. Obtenido de NCBI: https://www.ncbi.nlm.nih.gov/pmc/articles/PMC4884775/

Allard JP, K. R. (Mayo de 1997). Lipid peroxidation during n-3 fatty acid and vitamin E supplementation in humans. Obtenido de PubMed: https://www.ncbi.nlm.nih.gov/pubmed/9168460

Altea Rocchi, C. H. (2017). Activating Autophagy by Aerobic Exercise in Mice. Obtenido de jove: https://www.jove.com/video/55099/activating-autophagy-by-aerobic-exercise-in-mice

AM Poff, e. a. (Octubre de 2014). Ketone supplementation decreases tumor cell viability and prolongs survival of mice with metastatic cancer. Obtenido de NCBI: https://www.ncbi.nlm.nih.gov/pmc/articles/PMC4235292/

Amanda Missimer, e. a. (Febrero de 2017). Consuming Two Eggs per Day, as Compared to an Oatmeal Breakfast, Decreases Plasma Ghrelin while Maintaining the LDL/HDL Ratio. Obtenido de NCBI: https://www.ncbi.nlm.nih.gov/pmc/articles/PMC5331520/

Amstrong Frank, B. T. (1982). Adenosine triphosphate. En B. T. Amstrong Frank, Biochemistry (pág. 232). New York: Oxford University Press.

Anderson KE, R. W. (Mayo de 1987). Diet-hormone interactions: protein/carbohydrate ratio alters reciprocally the plasma levels of testosterone and cortisol and their respective binding globulins in man. Obtenido de PubMed: https://www.ncbi.nlm.nih.gov/pubmed/3573976

Anthony C Hackney. (Septiembre de 1998). TESTOSTERONE AND REPRODUCTIVE DYSFUNCTION IN ENDURANCE-TRAINED MEN . Obtenido de Encyclopedia of Sports Medicine and Science : http://www.sportsci.org/encyc/testosterone/testosterone.html

Anton J. Carlson, F. H. (Marzo de 1946). Apparent Prolongation of the Life Span of Rats by Intermittent Fasting: One Figure . Obtenido de The Journal of Nutrition: https://academic.oup.com/jn/article-abstract/31/3/363/4725632?redirectedFrom=PDF

Awada M, S. C. (Octubre de 2012). Dietary oxidized n-3 PUFA induce oxidative stress and inflammation: role of intestinal absorption of 4-HHE and reactivity in intestinal cells. Obtenido de PubMed: https://www.ncbi.nlm.nih.gov/pubmed/22865918

B.W.Craig et al. (Agosto de 1989). Effects of progressive resistance training on growth hormone and testosterone levels in young and elderly subjects. Obtenido de Science Direct: https://www.sciencedirect.com/science/article/pii/0047637489900997

Basak S, P. D. (Octubre de 2008). Genistein down-regulates androgen receptor by modulating HDAC6-Hsp90 chaperone function. Obtenido de PubMed: https://www.ncbi.nlm.nih.gov/pubmed/18852123

Bélanger A, L. A. (Junio de 1989). Influence of diet on plasma steroids and sex hormone-binding globulin levels in adult men. Obtenido de PubMed: https://www.ncbi.nlm.nih.gov/pubmed/2526906

Bemben MG, W. M. (Febrero de 2010). The effects of supplementation with creatine and protein on muscle strength following a traditional resistance training program in middle-aged and older men. Obtenido de PubMed: https://www.ncbi.nlm.nih.gov/pubmed/20126965

Ben-Dor, M. (Marzo de 2012). The real chimpanzee diet – Fat, Glucose, Protein and a little Fructose. Obtenido de Paleo Style: http://www.paleostyle.com/?p=2001

BENGT PERSSON, J. G. (Julio de 1966). The Pattern of Blood Lipids, Glycerol and Ketone Bodies during the Neonatal Period, Infancy and Childhood. Obtenido de Wiley Online Library: https://onlinelibrary.wiley.com/doi/abs/10.1111/j.1651-2227.1966.tb08806.x

Benito-Ruiz P, C.-Z. M.-A.-P.-F.-L.-T.-G. (Febrero de 2009). A randomized controlled trial on the efficacy and safety of a food ingredient, collagen hydrolysate, for improving joint comfort. Obtenido de PubMed: https://www.ncbi.nlm.nih.gov/pubmed/19212858

Benjamin B. Albert, e. a. (2015). Fish oil supplements in New Zealand are highly oxidised and do not meet label content of n-3 PUFA. Obtenido de Nature: https://www.nature.com/articles/srep07928

Benton D, D. R. (Abril de 2011). The influence of creatine supplementation on the cognitive functioning of vegetarians and omnivores. Obtenido de PubMed: https://www.ncbi.nlm.nih.gov/pubmed/21118604

Berg JM, T. J. (2002). Important Derivatives of Cholesterol Include Bile Salts and Steroid Hormones. En T. J. Berg JM, Biochemistry. 5th edition. (pág. Section 26.4). New York: W H Freeman.

Beth Levine, G. K. (Enero de 2008). Autophagy in the Pathogenesis of Disease. Obtenido de Science Direct: https://www.sciencedirect.com/science/article/pii/S0092867407016856

Beverley Balkau, e. a. (Octubre de 2008). Physical Activity and Insulin Sensitivity: The RISC study. Obtenido de NCBI: https://www.ncbi.nlm.nih.gov/pmc/articles/PMC2551669/

Birmingham, U. o. (2017 de Enero). Science Daily. Obtenido de https://www.sciencedaily.com/releases/2017/01/170106113820.htm

Bischoff-Ferrari HA, O. E.-H. (Septiembre de 2008). Additive benefit of higher testosterone levels and vitamin D plus calcium supplementation in regard to fall risk reduction among older men and women. Obtenido de PubMed: https://www.ncbi.nlm.nih.gov/pubmed/18351428

Boaz Levi, M. J. (Septiembre de 1998). Long-Term Fructose Consumption Accelerates Glycation and Several Age-Related Variables in Male Rats. Obtenido de The journal of nutrition: https://academic.oup.com/jn/article/128/9/1442/4722474

Booth A, J. D. (Febrero de 1999). Testosterone and men's health. Obtenido de PubMed: https://www.ncbi.nlm.nih.gov/pubmed/10196726

Borghouts LB, K. H. (Enero de 2000). Exercise and insulin sensitivity: a review. Obtenido de PubMed: https://www.ncbi.nlm.nih.gov/pubmed/10683091

Brack C, B.-T. E. (Diciembre de 1997). N-acetylcysteine slows down ageing and increases the life span of Drosophila melanogaster. Obtenido de PubMed: https://www.ncbi.nlm.nih.gov/pubmed/9447249

Branco AF, e. a. (Marzo de 2016). Ketogenic diets: from cancer to mitochondrial diseases and beyond. Obtenido de PubMed: https://www.ncbi.nlm.nih.gov/pubmed/26782788

Brownlee, M. (Junio de 2005). The Pathobiology of Diabetic Complications: A Unifying Mechanism. Obtenido de American Diabetes Association: http://diabetes.diabetesjournals.org/content/54/6/1615

BRUCE N. AMES, e. a. (Noviembre de 1981). Uric acid provides an antioxidant defense in humans against oxidant- and radical-caused aging and cancer: A hypothesis . Obtenido de NCBI: https://www.ncbi.nlm.nih.gov/pmc/articles/PMC349151/pdf/pnas00662-0320.pdf

Bruyère O, Z. B. (Junio de 2012). Effect of collagen hydrolysate in articular pain: a 6-month randomized, double-blind, placebo controlled study. Obtenido de PubMed: https://www.ncbi.nlm.nih.gov/pubmed/22500661

Bryan G. Allen, e. a. (2014). Ketogenic diets as an adjuvant cancer therapy: History and potential mechanism. Obtenido de NCBI: https://www.ncbi.nlm.nih.gov/pmc/articles/PMC4215472/

Buemann B, S. T. (Junio de 2005). Lower-body fat mass as an independent marker of insulin sensitivity--the role of adiponectin. Obtenido de PubMed: https://www.ncbi.nlm.nih.gov/pubmed/15824752

Burke LM, K. B. (Enero de 2004). Carbohydrates and fat for training and recovery. Obtenido de PubMed: https://www.ncbi.nlm.nih.gov/pubmed/14971430

C L Hughes, J. (Junio de 1988). Phytochemical mimicry of reproductive hormones and modulation of herbivore fertility by phytoestrogens. Obtenido de NCBI: https://www.ncbi.nlm.nih.gov/pmc/articles/PMC1474615/

C. Di Lorenzo, e. a. (Agosto de 2014). Migraine improvement during short lasting ketogenesis: a proof-of-concept study. Obtenido de Wiley Online Library: https://onlinelibrary.wiley.com/doi/full/10.1111/ene.12550

C. K. Martin, e. a. (Octubre de 2011). Change in food cravings, food preferences, and appetite during a low-carbohydrate and low-fat diet. Obtenido de NCBI: https://www.ncbi.nlm.nih.gov/pmc/articles/PMC3139783/

Calder PC, G. R. (Agisto de 2002). Polyunsaturated fatty acids, inflammation and immunity. Obtenido de PubMed: https://www.ncbi.nlm.nih.gov/pubmed/12142955

Camera DM, W. D. (Mayo de 2012). Low muscle glycogen concentration does not suppress the anabolic response to resistance exercise. Obtenido de PubMed: https://www.ncbi.nlm.nih.gov/pubmed/22628371

Cameron J. Mitchell, e. a. (Julio de 2012). Resistance exercise load does not determine training-mediated hypertrophic gains in young men. Obtenido de Journal of applied physiology: https://www.ncbi.nlm.nih.gov/pmc/articles/PMC3404827/

Camille Vandenberghe, e. a. (Noviembre de 2016). Caffeine intake increases plasma ketones: an acute metabolic study in humans. Obtenido de Canadian Science Publishing: http://www.nrcresearchpress.com/doi/abs/10.1139/cjpp-2016-0338#.XDJp3fZFyP9

Cara B Ebbeling, e. a. (Noviembre de 2018). Effects of a low carbohydrate diet on energy expenditure during weight loss maintenance: randomized trial. Obtenido de BMJ: https://www.bmj.com/content/363/bmj.k4583

Carl E. Stafstrom, J. M. (25 de Enero de 2012). The Ketogenic Diet as a Treatment Paradigm for Diverse Neurological Disorders. Obtenido de NCBI: https://www.ncbi.nlm.nih.gov/pmc/articles/PMC3321471/

Caroline Rae, A. L. (Octubre de 2003). Oral creatine monohydrate supplementation improves brain performance: a double-blind, placebo-controlled, cross-over trial. Obtenido de NCBI: https://www.ncbi.nlm.nih.gov/pmc/articles/PMC1691485/

Chang Woock Lee, e. a. (Abril de 2011). Dietary Cholesterol Affects Skeletal Muscle Protein Synthesis Following Acute Resistance Exercise. Obtenido de The FASEB Journal: https://www.fasebj.org/doi/abs/10.1096/fasebj.25.1_supplement.lb563

Changhan Lee, a. V. (Enero de 2016). Dietary restriction with and without caloric restriction for healthy aging. Obtenido de NCBI: https://www.ncbi.nlm.nih.gov/pmc/articles/PMC4755412/

Charles P. Lambert, P. (Noviembre de 2008). SATURATED FAT INGESTION REGULATES ANDROGEN CONCENTRATIONS AND MAY INFLUENCE LEAN BODY MASS ACCRUAL . Obtenido de Oxford University Press: https://academic.oup.com/biomedgerontology/article/63/11/1260/759439

Christian Cook, e. a. (Junio de 2012). Acute Caffeine Ingestion's Increase of Voluntarily Chosen Resistance-Training Load After Limited Sleep . Obtenido de Human Kinetics Journal: https://journals.humankinetics.com/doi/abs/10.1123/ijsnem.22.3.157

Ciaran K. Mc Donald, e. a. (2017). Acute Effects Of 24-h Sleep Deprivation On Salivary Cortisol And Testosterone Concentrations And Testosterone To Cortisol Ratio Following Supplementation With Caffeine Or Placebo. Obtenido de International Journal of Exercise Science: https://digitalcommons.wku.edu/ijes/vol10/iss1/11/

Cinar V, B. A. (20 de Diciembre de 2008). Pubmed. Recuperado el 15 de Julio de 2015, de Pubmed: http://www.ncbi.nlm.nih.gov/pubmed/19099204

Cinar V, P. Y. (Abril de 2011). Effects of magnesium supplementation on testosterone levels of athletes and sedentary subjects at rest and after exhaustion. Obtenido de PubMed: https://www.ncbi.nlm.nih.gov/pubmed/20352370

Claire L. Gibson, e. a. (Marzo de 2014). Stroke outcome in the ketogenic state - a systematic review of the animal data. Obtenido de NCBI: https://www.ncbi.nlm.nih.gov/pmc/articles/PMC3970216/

Coaching Association of Canada. (2018). Sodium Facts for Athletes. Obtenido de Coaching Association of Canada: https://www.coach.ca/sodium-facts-for-athletes-p154692

Coller, H. A. (Enero de 2014). Is Cancer a Metabolic Disease? Obtenido de NCBI: https://www.ncbi.nlm.nih.gov/pmc/articles/PMC3873478/

Collier B, D. L. (Febrero de 2008). Glucose control and the inflammatory response. Obtenido de PubMed: https://www.ncbi.nlm.nih.gov/pubmed/18203960

Congcong He, e. a. (Octubre de 2012). Exercise induces autophagy in peripheral tissues and in the brain. Obtenido de NCBI: https://www.ncbi.nlm.nih.gov/pmc/articles/PMC3463459/

Cordain L, L. S.-M. (Diciembre de 2002). Acne vulgaris: a disease of Western civilization. Obtenido de PubMed: https://www.ncbi.nlm.nih.gov/pubmed/12472346

Costas A. Anastasiou, e. a. (Abril de 2009). odium Replacement and Plasma Sodium Drop During Exercise in the Heat When Fluid Intake Matches Fluid Loss. Obtenido de Journal of Athletic Training: http://www.natajournals.org/doi/abs/10.4085/1062-6050-44.2.117

Creer A, G. P. (Septiembre de 2005). Influence of muscle glycogen availability on ERK1/2 and Akt signaling after resistance exercise in human skeletal muscle. Obtenido de PubMed: https://www.ncbi.nlm.nih.gov/pubmed/15879168

Cunnane SC, e. a. (Enero de 2016). Can ketones compensate for deteriorating brain glucose uptake during aging? Implications for the risk and treatment of Alzheimer's disease. Obtenido de PubMed: https://www.ncbi.nlm.nih.gov/pubmed/26766547

Cutler RG. (Diciembre de 1984). Urate and ascorbate: their possible roles as antioxidants in determining longevity of mammalian species. Obtenido de PubMed: https://www.ncbi.nlm.nih.gov/pubmed/6532339

Dai X, T. J. (Abril de 2007). Response of the HPA-axis to alcohol and stress as a function of alcohol dependence and family history of alcoholism. Obtenido de PubMed: https://www.ncbi.nlm.nih.gov/pubmed/17349749

Danby, F. W. (Enero de 2011). Acne: Diet and acnegenesis. Obtenido de NCBI: https://www.ncbi.nlm.nih.gov/pmc/articles/PMC3481796/

Dandona P, C. A. (Diciembre de 2006). Proinflammatory effects of glucose and anti-inflammatory effect of insulin: relevance to cardiovascular disease. Obtenido de PubMed: https://www.ncbi.nlm.nih.gov/pubmed/17307055

Dattilo M, A. H. (Agosto de 2011). Sleep and muscle recovery: endocrinological and molecular basis for a new and promising hypothesis. Obtenido de PubMed: https://www.ncbi.nlm.nih.gov/pubmed/21550729

David Cameron-Smith, B. B. (Noviembre de 2015). Fishing for answers: is oxidation of fish oil supplements a problem? Obtenido de NCBI: https://www.ncbi.nlm.nih.gov/pmc/articles/PMC4681158/

David G. Popovich, e. a. (Octubre de 1997). The Western Lowland Gorilla Diet Has Implications for the Health of Humans and Other Hominoids. Obtenido de The Journal of nutrition: https://academic.oup.com/jn/article/127/10/2000/4722347

David L. Topping, P. M. (1 de Julio de 2001). American Physiological Society. Recuperado el Julio de 2015, de American Physiological Society: http://physrev.physiology.org/content/81/3/1031.full

David N. Khansari, e. a. (1990). Effects of stress on the immune system. Obtenido de Science Direct: https://www.sciencedirect.com/science/article/pii/016756999090069L

David S Weigle, e. a. (Julio de 2005). A high-protein diet induces sustained reductions in appetite, ad libitum caloric intake, and body weight despite compensatory changes in diurnal plasma leptin and ghrelin concentrations. Obtenido de The American Journal of Clinical Nutrition: https://academic.oup.com/ajcn/article/82/1/41/4863422

Debra A. Nowak, e. a. (2007). The Effect of Flaxseed Supplementation on Hormonal Levels Associated with Polycystic Ovarian Syndrome: A Case Study. Obtenido de NCBI: https://www.ncbi.nlm.nih.gov/pmc/articles/PMC2752973/

Delvecchio M, F. M. (2014). Prolactin may be increased in newly diagnosed celiac children and adolescents and decreases after 6 months of gluten-free diet. Obtenido de PubMed: https://www.ncbi.nlm.nih.gov/pubmed/24603159

Demark-Wahnefried W, P. D. (Julio de 2001). Pilot study of dietary fat restriction and flaxseed supplementation in men with prostate cancer before surgery: exploring the effects on hormonal levels, prostate-specific antigen, and histopathologic features. Obtenido de PubMed: https://www.ncbi.nlm.nih.gov/pubmed/11445478

Demark-Wahnefried W, P. T. (Diciembre de 2008). Flaxseed supplementation (not dietary fat restriction) reduces prostate cancer proliferation rates in men presurgery. Obtenido de PubMed: https://www.ncbi.nlm.nih.gov/pubmed/19064574

Denis L, M. M. (1999). Diet and its preventive role in prostatic disease. Obtenido de PubMed: https://www.ncbi.nlm.nih.gov/pubmed/10325492

Denne SC, L. E. (Diciembre de 1991). PubMed. Obtenido de https://www.ncbi.nlm.nih.gov/pubmed/1767841

Department of Genetics, U. o.-7. (4 de Mayo de 2011). PubMed. Recuperado el Julio de 2015, de PubMed: http://www.ncbi.nlm.nih.gov/pubmed/21531334

Dillingham BL, M. B. (Marzo de 2005). Soy protein isolates of varying isoflavone content exert minor effects on serum reproductive hormones in healthy young men. Obtenido de PubMed: https://www.ncbi.nlm.nih.gov/pubmed/15735098

Dominik H Pesta, V. T. (Noviembre de 2014). A high-protein diet for reducing body fat: mechanisms and possible caveats. Obtenido de NCBI: https://www.ncbi.nlm.nih.gov/pmc/articles/PMC4258944/

Douglas Paddon-Jones, E. W.-P. (Mayo de 2008). The American Journal of Clinical Nutrition. Obtenido de http://ajcn.nutrition.org/content/87/5/1558S.long

Dr. Yana Kamberov, D. R. (Noviembre de 2017). Panting, Perspiration, And Puddles. Obtenido de Science Friday: https://www.sciencefriday.com/segments/panting-perspiration-and-puddles/

Duncan MJ, S. M. (Octubre de 2012). The acute effect of a caffeine-containing energy drink on mood state, readiness to invest effort, and resistance exercise to failure. Obtenido de PubMed: https://www.ncbi.nlm.nih.gov/pubmed/22124354

E. Patterson, e. a. (2012). Health Implications of High Dietary Omega-6 Polyunsaturated Fatty Acids. Obtenido de NCBI: https://www.ncbi.nlm.nih.gov/pmc/articles/PMC3335257/

Easton C, T. S. (Febrero de 2007). Creatine and glycerol hyperhydration in trained subjects before exercise in the heat. Obtenido de PubMed: https://www.ncbi.nlm.nih.gov/pubmed/17460334

Eckhard Mühlbauera, E. G. (Marzo de 2009). European Journal of Pharmacology. Obtenido de http://www.sciencedirect.com/science/article/pii/S0014299909000983

Elena Armandola. (Diciembre de 2004). Caloric Restriction and Life Expectancy. Obtenido de NCBI: https://www.ncbi.nlm.nih.gov/pmc/articles/PMC1480571/

Elizabeth G Neal, e. a. (Junio de 2008). The ketogenic diet for the treatment of childhood epilepsy: a randomised controlled trial. Obtenido de The Lancet: https://www.thelancet.com/journals/laneur/article/PIIS1474-4422(08)70092-9/fulltext#

Elizabeth G. Neal, e. a. (Junio de 2008). The ketogenic diet for the treatment of childhood epilepsy: a randomised controlled trial. Obtenido de Science Direct: https://www.sciencedirect.com/science/article/pii/S1474442208700929

Ellingboe J, V. C. (Abril de 1979). Ethanol inhibits testosterone biosynthesis by direct action on Leydig cells. Obtenido de PubMed: https://www.ncbi.nlm.nih.gov/pubmed/219455

endocrinology, S. f. (Noviembre de 2016). How high-protein diets cause weight loss. Obtenido de Science Daily: https://www.sciencedaily.com/releases/2016/11/161107191135.htm

Eric R Helms, A. A. (2014). Evidence-based recommendations for natural bodybuilding contest preparation: nutrition and supplementation. Obtenido de NCBI: https://www.ncbi.nlm.nih.gov/pmc/articles/PMC4033492/

Erikssen G. (2001). Physical fitness and changes in mortality: the survival of the fittest. Obtenido de PubMed: https://www.ncbi.nlm.nih.gov/pubmed/11475318

Eva Masiero, e. a. (Diciembre de 2009). Autophagy Is Required to Maintain Muscle Mass. Obtenido de Cell Metabolism: https://www.cell.com/cell-metabolism/fulltext/S1550-4131(09)00310-6?_returnURL=http%3A%2F%2Flinkinghub.elsevier.com%2Fretrieve%2Fpii%2FS1550413109003106%3Fshowall%3Dtrue#

Evans BA, G. K. (Noviembre de 1995). Inhibition of 5 alpha-reductase in genital skin fibroblasts and prostate tissue by dietary lignans and isoflavonoids. Obtenido de PubMed: https://www.ncbi.nlm.nih.gov/pubmed/7490559

Fanciulli G, D. A. (Febrero de 2004). Serum prolactin levels after administration of the alimentary opioid peptide gluten exorphin B4 in male rats. Obtenido de PubMed: https://www.ncbi.nlm.nih.gov/pubmed/15085559

Fatemeh Nozhat, e. a. (Noviembre de 2014). Evaluation of possible toxic effects of spearmint (Mentha spicata) on the reproductive system, fertility and number of offspring in adult male rats. Obtenido de NCBI: https://www.ncbi.nlm.nih.gov/pmc/articles/PMC4224956/

Fionn T.McSwineya, e. a. (Abril de 2018). Keto-adaptation enhances exercise performance and body composition responses to training in endurance athletes. Obtenido de Science Direct: https://www.sciencedirect.com/science/article/pii/S0026049517302986

Flynn MA, N. G. (Mayo de 1979). Effect of dietary egg on human serum cholesterol and triglycerides. Obtenido de PubMed: https://www.ncbi.nlm.nih.gov/pubmed/433821

Fontana L. (Marzo de 2009). The scientific basis of caloric restriction leading to longer life. Obtenido de PubMed: https://www.ncbi.nlm.nih.gov/pubmed/19262201

Foster DW, M. J. (1982). The regulation of ketogenesis. Obtenido de PubMed: https://www.ncbi.nlm.nih.gov/pubmed/6122545

Frank Madeo, e. a. (Enero de 2015). Essential role for autophagy in life span extension. Obtenido de The journal of clinical investigation: https://www.jci.org/articles/view/73946

Fred Ottoboni, M. P., & Alice Ottoboni, P. (2005). Ascorbic Acid and the Immune System. Obtenido de Journal of Orthomolecular Medicine: http://orthomolecular.org/library/jom/2005/pdf/2005-v20n03-p179.pdf

Freedman DS, O. T. (Marzo de 199). Relation of serum testosterone levels to high density lipoprotein cholesterol and other characteristics in men. Obtenido de PubMed: https://www.ncbi.nlm.nih.gov/pubmed/1998648

Frias J, T. J. (2002). Effects of acute alcohol intoxication on pituitary-gonadal axis hormones, pituitary-adrenal axis hormones, beta-endorphin and prolactin in human adults of both sexes. Obtenido de PubMed: https://www.ncbi.nlm.nih.gov/pubmed/11912073

FUMIO UMEDA, K.-I. K. (1982). Effect of Vitamin E on Function of Pituitary-Gonadal Axis in Male Rats and Human Subjects. Obtenido de Endocrinologia Japonica: https://www.jstage.jst.go.jp/article/endocrj1954/29/3/29_3_287/_article

Furness, J. B. (Febrero de 2015). COMPARATIVE GUT PHYSIOLOGY SYMPOSIUM: Comparative physiology of digestion. Obtenido de Reserach Gate: https://www.researchgate.net/figure/Comparisons-of-digestive-tract-anatomy-It-can-be-seen-that-the-human-digestive-tract-is_fig1_276660672

G.A McFarland, R. H. (Enero de 1999). Further evidence for the rejuvenating effects of the dipeptide l-carnosine on cultured human diploid fibroblasts. Obtenido de Science Direct: https://www.sciencedirect.com/science/article/pii/S0531556598000564

Garaulet M1, P.-L. F.-A. (Noviembre de 2011). Site-specific differences in the fatty acid composition of abdominal adipose tissue in an obese population from a Mediterranean area: relation with dietary fatty acids, plasma lipid profile, serum insulin, and central obesity. Obtenido de PubMed: https://www.ncbi.nlm.nih.gov/pubmed/11684525

Garthe I, R. T.-B. (Abril de 2011). PubMed. Obtenido de https://www.ncbi.nlm.nih.gov/pubmed/21558571

Gelfand RA, B. E. (Julio de 1987). PubMed. Obtenido de https://www.ncbi.nlm.nih.gov/pubmed/3298320

Gemma D'Aniello, e. a. (October de 2012). D-Aspartate, a Key Element for the Improvement of Sperm Quality. Obtenido de Scientific Research: https://www.scirp.org/journal/PaperInformation.aspx?paperID=24016

George Fantus, M. (Mayo de 2009). Glucose Toxicity. Obtenido de NCBI: https://www.ncbi.nlm.nih.gov/books/NBK278934/

George L Sutphin, e. a. (Diciembre de 2012). Caffeine extends life span, improves healthspan, and delays age-associated pathology in Caenorhabditis elegans. Obtenido de NCBI: https://www.ncbi.nlm.nih.gov/pmc/articles/PMC3922918/

Gerster H. (1998). Can adults adequately convert alpha-linolenic acid (18:3n-3) to eicosapentaenoic acid (20:5n-3) and docosahexaenoic acid (22:6n-3)? Obtenido de PubMed: https://www.ncbi.nlm.nih.gov/pubmed/9637947

Gibson AA, S. R. (17 de Noviembre de 2014). Do ketogenic diets really suppress appetite? A systematic review and meta-analysis. Obtenido de PubMed: https://www.ncbi.nlm.nih.gov/pubmed/25402637

Gil A. (Octubre de 2002). Polyunsaturated fatty acids and inflammatory diseases. Obtenido de PubMed: https://www.ncbi.nlm.nih.gov/pubmed/12442911

Giovannucci E, H. D. (Julio de 2010). Diabetes and cancer: a consensus report. Obtenido de PubMed: https://www.ncbi.nlm.nih.gov/pubmed/20587728

Glantzounis GK, T. E. (2005). Uric acid and oxidative stress. Obtenido de PubMed: https://www.ncbi.nlm.nih.gov/pubmed/16375736

Golombek DA, R. R. (Julio de 2010). PubMed. Obtenido de https://www.ncbi.nlm.nih.gov/pubmed/20664079

Gonzalez MJ, G. J. (Noviembre de 1992). Lipid peroxidation products are elevated in fish oil diets even in the presence of added antioxidants. Obtenido de PubMed: https://www.ncbi.nlm.nih.gov/pubmed/1432259

Goran MI, W. R. (Julio de 2012). Genetic-related and carbohydrate-related factors affecting liver fat accumulation. Obtenido de PubMed: https://www.ncbi.nlm.nih.gov/pubmed/22617559

Guglielmo Beccutia, S. P. (Julio de 2011). Sleep and obesity. Obtenido de NCBI: https://www.ncbi.nlm.nih.gov/pmc/articles/PMC3632337/

Guillermo Mariño, e. a. (Octubre de 2014). Caloric restriction mimetics: natural/physiological pharmacological autophagy inducers. Obtenido de Taylor & Francis Online: https://www.tandfonline.com/doi/full/10.4161/auto.36413

Gundersen K, B. J. (Junio de 2008). Nuclear domains during muscle atrophy: nuclei lost or paradigm lost? Obtenido de PubMed: https://www.ncbi.nlm.nih.gov/pubmed/18440990

H. Dorota Halicka, e. a. (Diciembre de 2012). Potential anti-aging agents suppress the level of constitutive mTOR- and DNA damage- signaling . Obtenido de Aging: https://www.aging-us.com/article/100521/text

H. Dorota Halicka, e. a. (Diciembre de 2012). Potential anti-aging agents suppress the level of constitutive mTOR- and DNA damage- signaling. Obtenido de Aging: https://www.aging-us.com/article/100521/text

Hackney AC, M. A. (2005). Testosterone and endurance exercise: development of the "exercise-hypogonadal male condition". Obtenido de PubMed: https://www.ncbi.nlm.nih.gov/pubmed/16268050

Halton TL, H. F. (Octubre de 2004). PubMed. Obtenido de https://www.ncbi.nlm.nih.gov/pubmed/15466943

Helene Lelong, e. a. (Marzo de 2015). Relationship Between Nutrition and Blood Pressure: A Cross-Sectional Analysis from the NutriNet-Santé Study, a French Web-based Cohort Study . Obtenido de Oxford University Press: https://academic.oup.com/ajh/article/28/3/362/2743418

Helge JW. (Noviembre de 2000). Adaptation to a fat-rich diet: effects on endurance performance in humans. Obtenido de PubMed: https://www.ncbi.nlm.nih.gov/pubmed/11103848

Henning Budde, e. a. (2015). The cortisol response to exercise in young adults. Obtenido de NCBI: https://www.ncbi.nlm.nih.gov/pmc/articles/PMC4315045/

Hiroshi Sogawa, C. K. (Mayo de 2000). Influence of short-term repeated fasting on the longevity of female (NZB×NZW)F1 mice. Obtenido de Science Daily: https://www.sciencedirect.com/science/article/pii/S0047637400001093

Hoffman J, R. N. (Agosto de 2006). Effect of creatine and beta-alanine supplementation on performance and endocrine responses in strength/power athletes. Obtenido de PubMed: https://www.ncbi.nlm.nih.gov/pubmed/17136944

Holick, M. W. (Enero de 2013). Sunlight and Vitamin D: A global perspective for health. Obtenido de NCBI: https://www.ncbi.nlm.nih.gov/pmc/articles/PMC3897598/

Hong Zhao, H. D. (Agosto de 2013). Berberine suppresses gero-conversion from cell cycle arrest to senescence. Obtenido de NCBI: https://www.ncbi.nlm.nih.gov/pmc/articles/PMC3796215/

Hood S, N. R. (Agosto de 1999). Cardiac assessment of veteran endurance athletes: a 12 year follow up study. Obtenido de PubMed: Cardiac assessment of veteran endurance athletes: a 12 year follow up study.

Hoogeveen AR, Z. M. (Agosto de 1996). Relationships between testosterone, cortisol and performance in professional cyclists. Obtenido de PubMed: https://www.ncbi.nlm.nih.gov/pubmed/21944954

Howard Prentice, e. a. (2015). Mechanisms of Neuronal Protection against Excitotoxicity, Endoplasmic Reticulum Stress, and Mitochondrial Dysfunction in Stroke and Neurodegenerative Diseases. Obtenido de NCBI: https://www.ncbi.nlm.nih.gov/pmc/articles/PMC4630664/

Howarth KR, P. S. (Agosto de 2010). Effect of glycogen availability on human skeletal muscle protein turnover during exercise and recovery. Obtenido de PubMed: https://www.ncbi.nlm.nih.gov/pubmed/20489032

Howie BJ, S. T. (Julio de 1985). Dietary and hormonal interrelationships among vegetarian Seventh-Day Adventists and nonvegetarian men. Obtenido de PubMed: https://www.ncbi.nlm.nih.gov/pubmed/4014062

Human Performance Laboratory, B. S. (Abril de 1994). Pubmed. Recuperado el Julio de 2015, de Pubmed: http://www.ncbi.nlm.nih.gov/pubmed/8201901

Hwang CS, K. H. (Noviembre de 2006). Isoflavone metabolites and their in vitro dual functions: they can act as an estrogenic agonist or antagonist depending on the estrogen concentration. Obtenido de PubMed: https://www.ncbi.nlm.nih.gov/pubmed/16965913

Institute of Medicine (US) Committee on Nutrition, T. a. (2011). Ketogenic Diet. En T. a. Institute of Medicine (US) Committee on Nutrition, Nutrition and Traumatic Brain Injury: Improving Acute and Subacute Health Outcomes in Military Personnel. Washington (DC): National Academies Press (US).

Irvine, U. o. (Octubre de 2008). How Fatty Foods Curb Hunger. Obtenido de Science Daily: https://www.sciencedaily.com/releases/2008/10/081007123647.htm

J H Mendelson, N. K. (Septiembre de 1977). Effects of acute alcohol intake on pituitary-gonadal hormones in normal human males. Obtenido de ASPET: http://jpet.aspetjournals.org/content/202/3/676.short

J. D. MacDougall, G. R. (Febrero de 1977). Muscle glycogen repletion after high-intensity intermittent exercise. Obtenido de Journal of applied phisiology: https://www.physiology.org/doi/abs/10.1152/jappl.1977.42.2.129

Jack H. Mendelson M.D., e. a. (Julio de 1978). Effects of Alcohol on Plasma Testosterone and Luteinizing Hormone Levels. Obtenido de Wiley Online Library: https://onlinelibrary.wiley.com/doi/abs/10.1111/j.1530-0277.1978.tb05808.x

Jacob C. Seidell, e. a. (1990). Visceral fat accumulation in men is positively associated with insulin, glucose, and C-peptide levels, but negatively with testosterone levels. Obtenido de Metabolism Clinical and Experimental: https://www.metabolismjournal.com/article/0026-0495(90)90297-P/abstract

Jafar N, E. H. (Febrero de 2016). The Effect of Short-Term Hyperglycemia on the Innate Immune System. Obtenido de PubMed: https://www.ncbi.nlm.nih.gov/pubmed/26897277

Jameason D. Cameron, e. a. (Noviembre de 2009). Increased meal frequency does not promote greater weight loss in subjects who were prescribed an 8-week equi-energetic energy-restricted diet. Obtenido de British Journal of Nutrition: https://www.cambridge.org/core/journals/british-journal-of-nutrition/article/increased-meal-frequency-does-not-promote-greater-weight-loss-in-subjects-who-were-prescribed-an-8week-equienergetic-energyrestricted-diet/2CF0DB15A695D6C9F837FB24E16DA3D7

James H. O'Keefe, e. a. (Junio de 2012). Potential Adverse Cardiovascular Effects From Excessive Endurance Exercise. Obtenido de NCBI: https://www.ncbi.nlm.nih.gov/pmc/articles/PMC3538475/

Janssen GM, G. C. (Mayo de 1989). Food intake and body composition in novice athletes during a training period to run a marathon. Obtenido de PubMed: https://www.ncbi.nlm.nih.gov/pubmed/2744924

JBASSAGANYA-RIERA, e. a. (Diciembre de 2002). Colonic anti-inflammatory mechanisms of conjugated linoleic acid. Obtenido de Science Direct: https://www.sciencedirect.com/science/article/pii/S0261561402905947

John Knight, e. a. (Marzo de 2016). Ascorbic Acid Intake and Oxalate Synthesis. Obtenido de NCBI: https://www.ncbi.nlm.nih.gov/pmc/articles/PMC4946963/

John Speakman, S. E. (Agosto de 2011). Caloric restriction. Obtenido de Research Gate: https://www.researchgate.net/publication/51570239_Caloric_restriction

Johnstone AM, H. G. (Enero de 2008). Effects of a high-protein ketogenic diet on hunger, appetite, and weight loss in obese men feeding ad libitum. Obtenido de PubMed: https://www.ncbi.nlm.nih.gov/pubmed/18175736

JONATHAN ISAACSOHN, M. (1992). THE ROLE OF CHOLESTEROL. Obtenido de Yale university school of medicine: Heart Book: http://cwml.med.yale.edu/heartbk/4.pdf

Jong-Myon Bae, e. a. (Enero de 2010). Low Cholesterol is Associated with Mortality from Cardiovascular Diseases: A Dynamic Cohort Study in Korean Adults. Obtenido de NCBI: https://www.ncbi.nlm.nih.gov/pmc/articles/PMC3247776/

Jorge E. Chavarro, e. a. (Noviembre de 2008). Soy food and isoflavone intake in relation to semen quality parameters among men from an infertility clinic. Obtenido de Oxford University Press: https://academic.oup.com/humrep/article/23/11/2584/2913898

Junfang Wu, e. a. (Junio de 2016). Metabolomics Insights into the Modulatory Effects of Long-Term Low Calorie Intake in Mice. Obtenido de ACS Publications: https://pubs.acs.org/doi/10.1021/acs.jproteome.6b00336

K Scott Weber, e. a. (Octubre de 2001). Dietary soy-phytoestrogens decrease testosterone levels and prostate weight without altering LH, prostate 5alpha-reductase or testicular steroidogenic acute regulatory peptide levels in adult male Sprague-Dawley rats. Obtenido de Rearch Gate: https://www.researchgate.net/publication/11822093_Dietary_soy-phytoestrogens_decrease_testosterone_levels_and_prostate_weight_without_altering_LH_prostate_5alpha-reductase_or_testicular_steroidogenic_acute_regulatory_peptide_levels_in_adult_male_Spra

Kanner J. (Septiembre de 2007). Dietary advanced lipid oxidation endproducts are risk factors to human health. Obtenido de PubMed: https://www.ncbi.nlm.nih.gov/pubmed/17854006/

Karla A. Mark, e. a. (2011). Vitamin D promotes protein homeostasis and longevity via the stress response pathway genes skn-1, ire-1, and xbp-1. Obtenido de Cell Press: https://www.cell.com/cell-reports/pdf/S2211-1247(16)31362-6.pdf

Katharina Nimptsch, e. a. (Enero de 2012). Association between plasma 25-OH vitamin D and testosterone levels in men. Obtenido de Wiley Online Library: https://onlinelibrary.wiley.com/doi/abs/10.1111/j.1365-2265.2012.04332.x?deniedAccessCustomisedMessage=&userIsAuthenticated=false

Kathleen A. Page, e. a. (Mayo de 2009). Medium-Chain Fatty Acids Improve Cognitive Function in Intensively Treated Type 1 Diabetic Patients and Support In Vitro Synaptic Transmission During Acute Hypoglycemia. Obtenido de NCBI: https://www.ncbi.nlm.nih.gov/pmc/articles/PMC2671041/

Kathryn M. Nelson, e. a. (11 de Enero de 2017). The Essential Medicinal Chemistry of Curcumin. Obtenido de Journal of medicinal chemistry: https://pubs.acs.org/doi/abs/10.1021/acs.jmedchem.6b00975

Kazunori Ohkawara, e. a. (Septiembre de 2012). Effects of increased meal frequency on fat oxidation and perceived hunger. Obtenido de Wiley Online Library: https://onlinelibrary.wiley.com/doi/full/10.1002/oby.20032

KC S, C. J. (Octubre de 2005). Vitamin C enters mitochondria via facilitative glucose transporter 1 (Glut1) and confers mitochondrial protection against oxidative injury. Obtenido de PubMed: https://www.ncbi.nlm.nih.gov/pubmed/16195374

Kentaro INAGAWA, e. a. (Febrero de 2006). Subjective effects of glycine ingestion before bedtime on sleep quality. Obtenido de Wiley Online Library: https://onlinelibrary.wiley.com/doi/full/10.1111/j.1479-8425.2006.00193.x

Key TJ, R. L. (Julio de 1990). Testosterone, sex hormone-binding globulin, calculated free testosterone, and oestradiol in male vegans and omnivores. Obtenido de PubMed: https://www.ncbi.nlm.nih.gov/pubmed/2400756

Ki Won Lee, e. a. (2003). Cocoa Has More Phenolic Phytochemicals and a Higher Antioxidant Capacity than Teas and Red Wine. Obtenido de Journal of agricultural and food chemistry: https://pubs.acs.org/doi/abs/10.1021/jf0344385

Kitt Falk Petersen, e. a. (Junio de 2001). Stimulating Effects of Low-Dose Fructose on Insulin-Stimulated Hepatic Glycogen Synthesis in Humans. Obtenido de American Diabetes Association: http://diabetes.diabetesjournals.org/content/50/6/1263.short

Klatsky AL, M. C. (12 de Junio de 2006). Pubmed. Recuperado el 15 de Julio de 2015, de Pubmed: http://www.ncbi.nlm.nih.gov/pubmed/16772246

Klaus W.Lange, e. a. (Marzo de 2017). Ketogenic diets and Alzheimer's disease. Obtenido de Science Direct: https://www.sciencedirect.com/science/article/pii/S2213453016301355

Klein AM, F. R. (2007). The neuroprotective role of creatine. Obtenido de PubMed: https://www.ncbi.nlm.nih.gov/pubmed/18652079

Kligman AM, M. O. (Mayp de 1981). Oral vitamin A in acne vulgaris. Preliminary report. Obtenido de PubMed: https://www.ncbi.nlm.nih.gov/pubmed/6453848

Kornsteiner-Krenn M, W. K. (2013). Phytosterol content and fatty acid pattern of ten different nut types. Obtenido de PubMed: https://www.ncbi.nlm.nih.gov/pubmed/25305221

Kossoff, E. H. (Diciembre de 2013). A decade of the modified Atkins diet (2003–2013): Results, insights, and future directions. Obtenido de Epilepsy & behavior: https://www.epilepsybehavior.com/article/S1525-5050(13)00498-8/fulltext

Kotori, M. G. (Febrero de 2015). Low-dose Vitamin "A" Tablets–treatment of Acne Vulgaris. Obtenido de NCBI: https://www.ncbi.nlm.nih.gov/pmc/articles/PMC4384860/

Krawitz, J. (Junio de 2005). Big Enough . Obtenido de The Height Gap: http://archive.pov.org/bigenough/the-height-gap/

Kumar V, K. M. (Diciembre de 2008). Spearmint induced hypothalamic oxidative stress and testicular anti-androgenicity in male rats - altered levels of gene expression, enzymes and hormones. Obtenido de PubMed: https://www.ncbi.nlm.nih.gov/pubmed/18804513

Kutz MR, G. M. (Noviembre de 2003). Creatine monohydrate supplementation on body weight and percent body fat. Obtenido de PubMed: https://www.ncbi.nlm.nih.gov/pubmed/14636103

L Hson Nilsson, e. a. (Julio de 2009). Liver and Muscle Glycogen in Man after Glucose and Fructose Infusion. Obtenido de Taylor & Francis Online: https://www.tandfonline.com/doi/abs/10.3109/00365517409114190

L.Excoffon, e. a. (Febrero de 2009). Magnesium effect on testosterone–SHBG association studied by a novel molecular chromatography approach. Obtenido de Science Direct: https://www.sciencedirect.com/science/article/abs/pii/S0731708508005955

Lamontagne-Lacasse M, N. R. (Agosto de 2011). Effect of creatine supplementation on jumping performance in elite volleyball players. Obtenido de PubMed: https://www.ncbi.nlm.nih.gov/pubmed/21941005

Lane AR, D. J. (Diciembre de 2009). Influence of dietary carbohydrate intake on the free testosterone: cortisol ratio responses to short-term intensive exercise training. Obtenido de PubMed: https://www.ncbi.nlm.nih.gov/pubmed/20091182

Lane AR, D. J. (Abril de 2010). Influence of dietary carbohydrate intake on the free testosterone: cortisol ratio responses to short-term intensive exercise training. Obtenido de PubMed: https://www.ncbi.nlm.nih.gov/pubmed/20091182

LATHAN A. CRANDALL, J. (Octubre de 1940). A COMPARISON OF KETOSIS IN MAN AND DOG . Obtenido de Journal of biological chemistry: https://pdfs.semanticscholar.org/fd9d/7bfa082bd57f8df6c9930c841476c09bf34e.pdf

Lee KS, L. B. (Julio de 2010). Curcumin extends life span, improves health span, and modulates the expression of age-associated aging genes in Drosophila melanogaster. Obtenido de PubMed: https://www.ncbi.nlm.nih.gov/pubmed/20645870

Leonie K Heilbronn, E. R. (Septiembre de 2003). Calorie restriction and aging: review of the literature and implications for studies in humans. Obtenido de The American Journal of Clinical Nutrition: https://academic.oup.com/ajcn/article/78/3/361/4689958

Leproult R, C. G. (Octubre de 1997). Sleep loss results in an elevation of cortisol levels the next evening. Obtenido de PubMed: https://www.ncbi.nlm.nih.gov/pubmed/9415946

Lester Packer, e. a. (Agosto de 1995). Alpha-lipoic acid as a biological antioxidant. Obtenido de Science Direct: https://www.sciencedirect.com/science/article/pii/089158499500017R

Li Luo, e. a. (Abril de 2013). Chronic resistance training activates autophagy and reduces apoptosis of muscle cells by modulating IGF-1 and its receptors, Akt/mTOR and Akt/FOXO3a signaling in aged rats. Obtenido de Science Direct: https://www.sciencedirect.com/science/article/pii/S0531556513000405

Li X, Q. Z. (Diciembre de 2001). GSH is required to recycle ascorbic acid in cultured liver cell lines. Obtenido de PubMed: https://www.ncbi.nlm.nih.gov/pubmed/11813982

Lieberman, K. D. (Marzo de 2016). Impact of meat and Lower Palaeolithic food processing techniques on chewing in humans. Obtenido de International Journal Of Science: https://www.nature.com/articles/nature16990

Liu YM. (2008). Medium-chain triglyceride (MCT) ketogenic therapy. Obtenido de PubMed: https://www.ncbi.nlm.nih.gov/pubmed/19049583

Loef M, W. H. (2013). The omega-6/omega-3 ratio and dementia or cognitive decline: a systematic review on human studies and biological evidence. Obtenido de PubMed: https://www.ncbi.nlm.nih.gov/pubmed/23451843

Lopez HL. (Mayo de 2012). Nutritional interventions to prevent and treat osteoarthritis. Part I: focus on fatty acids and macronutrients. Obtenido de PubMed: https://www.ncbi.nlm.nih.gov/pubmed/22632694

Loren Cordain, e. a. (Febrero de 2005). Origins and evolution of the Western diet: health implications for the 21st century. Obtenido de The American Journal of Clinical Nutrition: https://academic.oup.com/ajcn/article/81/2/341/4607411

Luigi Fontana, L. P. (Marzo de 2015). Promoting Health and Longevity through Diet: From Model Organisms to Humans. Obtenido de Science Direct: https://www.sciencedirect.com/science/article/pii/S0092867415001865

Lusher, A. (Marzo de 2005). Raw oysters really are aphrodisiacs say scientists (and now is the time to eat them). Obtenido de The telegraph: https://www.telegraph.co.uk/news/uknews/1486054/Raw-oysters-really-are-aphrodisiacs-say-scientists-and-now-is-the-time-to-eat-them.html

M. Dattilo, e. a. (Agosto de 2011). Sleep and muscle recovery: Endocrinological and molecular basis for a new and promising hypothesis. Obtenido de Science Direct: https://www.sciencedirect.com/science/article/pii/S0306987711001800

M. MANEESH, e. a. (Diciembre de 2005). ALCOHOL ABUSE-DURATION DEPENDENT DECREASE IN PLASMA TESTOSTERONE AND ANTIOXIDANTS IN MALES. Obtenido de Indian Journal of Physiology and Pharmacology: http://www.ijpp.com/IJPP%20archives/2006_50_3/291-296.pdf

M. Ulvestad, e. a. (Julio de 2016). Acne and dairy products in adolescence: results from a Norwegian longitudinal study. Obtenido de Wiley Online Library: https://onlinelibrary.wiley.com/doi/abs/10.1111/jdv.13835

M. Veldhorst, A. S.-W.-M.-P. (Mayo de 2008). Elsevier. Obtenido de http://www.sciencedirect.com/science/article/pii/S003193840800005X

Maciej Gasior, e. a. (Septiembre de 2006). Neuroprotective and disease-modifying effects of the ketogenic diet. Obtenido de NCBI: https://www.ncbi.nlm.nih.gov/pmc/articles/PMC2367001/

Maciej Gasior, e. a. (Mayo de 2008). Neuroprotective and disease-modifying effects of the ketogenic diet. Obtenido de NCBI: https://www.ncbi.nlm.nih.gov/pmc/articles/PMC2367001/

Maggio M, C. e. (Diciembre de 2011). Magnesium and anabolic hormones in older men. Obtenido de PubMed: https://www.ncbi.nlm.nih.gov/pubmed/21675994

Maggio M, e. a. (Marzo de 2014). The Interplay between Magnesium and Testosterone in Modulating Physical Function in Men. Obtenido de PubMed: https://www.ncbi.nlm.nih.gov/pubmed/24723948

Malhotra, A. (2015). It is time to bust the myth of physical inactivity and obesity: you cannot outrun a bad diet . Obtenido de BMJ Journals: https://bjsm.bmj.com/content/49/15/967.full

Marc Yudkoff, Y. D. (Noviembre de 2008). Ketosis and Brain Handling of Glutamate, Glutamine and GABA. Obtenido de NCBI: https://www.ncbi.nlm.nih.gov/pmc/articles/PMC2722878/

Marcello Maggio, e. a. (Enero de 2014). The Interplay between Magnesium and Testosterone in Modulating Physical Function in Men. Obtenido de Hindawi: https://www.hindawi.com/journals/ije/2014/525249/

Marie-Pierre St-Onge, P. J. (Marzo de 2002). Physiological Effects of Medium-Chain Triglycerides: Potential Agents in the Prevention of Obesity. Obtenido de The Journal of Nutrition: https://academic.oup.com/jn/article/132/3/329/4687297

Mario Falchi, e. a. (2014). Low copy number of the salivary amylase gene predisposes to obesity. Obtenido de Nature Genetics: https://www.nature.com/articles/ng.2939

Mark F. McCarty, J. J. (Noviembre de 2015). Ketosis may promote brain macroautophagy by activating Sirt1 and hypoxia-inducible factor-1. Obtenido de Science Direct: https://www.sciencedirect.com/science/article/pii/S0306987715003060

Martin CM. (Marzo de 2008). Omega-3 fatty acids: proven benefit or just a "fish story"? Obtenido de PubMed: https://www.ncbi.nlm.nih.gov/pubmed/18454584

Martin ME, H. M. (1996). Interactions between phytoestrogens and human sex steroid binding protein. Obtenido de PubMed: https://www.ncbi.nlm.nih.gov/pubmed/8594308

Marwan Maalouf, e. a. (Marzo de 2009). The neuroprotective properties of calorie restriction, the ketogenic diet, and ketone bodies. Obtenido de Sicence Direct: https://www.sciencedirect.com/science/article/pii/S0165017308001045

Marzuillo P, e. a. (Junio de 2014). Pediatric fatty liver disease: role of ethnicity and genetics. Obtenido de PubMed: https://www.ncbi.nlm.nih.gov/pubmed/24966605

Mayumi Prins. (Noviembre de 2008). DIET, KETONES AND NEUROTRAUMA. Obtenido de NCBI: https://www.ncbi.nlm.nih.gov/pmc/articles/PMC2652873/

McKie, R. (Septiembre de 2012). Humans hunted for meat 2 million years ago. Obtenido de The Guardian: https://www.theguardian.com/science/2012/sep/23/human-hunting-evolution-2million-years

McMorris T, M. G. (Septiembre de 2007). Creatine supplementation and cognitive performance in elderly individuals. Obtenido de PubMed: https://www.ncbi.nlm.nih.gov/pubmed/17828627

Meikle AW. (2004). The interrelationships between thyroid dysfunction and hypogonadism in men and boys. Obtenido de PubMed: https://www.ncbi.nlm.nih.gov/pubmed/15142373

Meister, A. (Abril de 1994). Glutathione-Ascorbic Acid Antioxidant System in Animals. Obtenido de Journal of Biological Chemistry: http://www.jbc.org/content/269/13/9397.full.pdf

Melanie Schmidt, e. a. (2011). Effects of a ketogenic diet on the quality of life in 16 patients with advanced cancer: A pilot trial. Obtenido de NCBI: https://www.ncbi.nlm.nih.gov/pmc/articles/PMC3157418/

Melanson EL, K. S. (Agosto de 2013). Resistance to exercise-induced weight loss: compensatory behavioral adaptations. Obtenido de PubMed: https://www.ncbi.nlm.nih.gov/pubmed/23470300

Melnik BC. (2011). Evidence for acne-promoting effects of milk and other insulinotropic dairy products. Obtenido de PubMed: https://www.ncbi.nlm.nih.gov/pubmed/21335995

Mendes RR, P. I. (Agosto de 2004). Effects of creatine supplementation on the performance and body composition of competitive swimmers. Obtenido de PubMed: https://www.ncbi.nlm.nih.gov/pubmed/15302082

Messing JA, H. R. (Diciembre de 2013). Effect of vitamin D3 on lifespan in Caenorhabditis elegans. Obtenido de PubMed: https://www.ncbi.nlm.nih.gov/pubmed/24304198

Meydani M, N. F. (Abril de 1991). Effect of long-term fish oil supplementation on vitamin E status and lipid peroxidation in women. Obtenido de PubMed: https://www.ncbi.nlm.nih.gov/pubmed/1826131

Miele, E. M., & al, e. (Junio de 2018). The Effects Of A Six-week Ketogenic Diet On The Performance Of Short-duration, High-intensity Exercise:. Obtenido de American college of sports medicine: https://journals.lww.com/acsm-msse/Pages/articleviewer.aspx?year=2018&issue=05001&article=02616&type=Fulltext

Miller, S. C. (Febrero de 2006). Psychological Stress and the Human Immune System: A Meta-Analytic Study of 30 Years of Inquiry. Obtenido de NCBI: https://www.ncbi.nlm.nih.gov/pmc/articles/PMC1361287/

Milligan SR, K. J. (Diciembre de 2000). The endocrine activities of 8-prenylnaringenin and related hop (Humulus lupulus L.) flavonoids. Obtenido de PubMed: https://www.ncbi.nlm.nih.gov/pubmed/11134162

Ming Ding, e. a. (Noviembre de 2015). Association of Coffee Consumption With Total and Cause-Specific Mortality in 3 Large Prospective Cohorts. Obtenido de AHA Journals: https://www.ahajournals.org/doi/abs/10.1161/CIRCULATIONAHA.115.017341?sid=5c4b9ef3-96dd-44b8-8188-0a3ca2ec8c9d&

Mohammad Reza Safarinejad, S. S. (Febrero de 2009). Efficacy of Selenium and/or N-Acetyl-Cysteine for Improving Semen Parameters in Infertile Men: A Double-Blind, Placebo Controlled, Randomized Study. Obtenido de Science Direct: https://www.sciencedirect.com/science/article/pii/S0022534708027018

Moskowitz RW. (Octubre de 2000). Role of collagen hydrolysate in bone and joint disease. Obtenido de PubMed: https://www.ncbi.nlm.nih.gov/pubmed/11071580

Mueller D, e. a. (Septiembre de 2017). Human intervention study to investigate the intestinal accessibility and bioavailability of anthocyanins from bilberries. Obtenido de PubMed: https://www.ncbi.nlm.nih.gov/pubmed/28450007

Mylonas C, K. D. (Mayo de 1999). Lipid peroxidation and tissue damage. Obtenido de PubMed: https://www.ncbi.nlm.nih.gov/pubmed/10459507

N G Bowery, T. G. (Enero de 2006). GABA and glycine as neurotransmitters: a brief history. Obtenido de NCBI: https://www.ncbi.nlm.nih.gov/pmc/articles/PMC1760744/

Nakamura Y, T. S. (Mayo de 2000). Determination of the levels of isoflavonoids in soybeans and soy-derived foods and estimation of isoflavonoids in the Japanese daily intake. Obtenido de PubMed: https://www.ncbi.nlm.nih.gov/pubmed/10868587

Nakashima K, Y. Y. (Agosto de 2008). Effects of orally administered glycine on myofibrillar proteolysis and expression of proteolytic-related genes of skeletal muscle in chicks. Obtenido de PubMed: https://www.ncbi.nlm.nih.gov/pubmed/17624491

Nassim N. Taleb, R. D. (Agosto de 2012). Mathematical Definition, Mapping, and Detection of (Anti)Fragility. Obtenido de Cornell University: https://arxiv.org/abs/1208.1189

Ng CY, K. Y. (Octubre de 2012). The role of repeatedly heated soybean oil in the development of hypertension in rats: association with vascular inflammation. Obtenido de PubMed: https://www.ncbi.nlm.nih.gov/pubmed/22974219

Nicola Santoro, e. a. (Enero de 2014). Oxidized Fatty Acids: A Potential Pathogenic Link Between Fatty Liver and Type 2 Diabetes in Obese Adolescents? Obtenido de NCBI: Oxidized Fatty Acids: A Potential Pathogenic Link Between Fatty Liver and Type 2 Diabetes in Obese Adolescents?

Nina Dupuis, e. a. (Mayo de 2015). Wiley Online Library. Obtenido de Ketogenic diet exhibits anti-inflammatory properties: https://onlinelibrary.wiley.com/doi/full/10.1111/epi.13038

O. I. Aruoma, e. a. (Septiembre de 1988). Iron, copper and zinc concentrations in human sweat and plasma; the effect of exercise. Obtenido de Science Direct: https://www.sciencedirect.com/science/article/pii/0009898188903105

Oluboyo AO, A. R. (Diciembre de 2012). Relationship between serum levels of testosterone, zinc and selenium in infertile males attending fertility clinic in Nnewi, south east Nigeria. Obtenido de PubMed: https://www.ncbi.nlm.nih.gov/pubmed/23678636

Otto Warburg, e. a. (Abril de 1926). THE METABOLISM OF TUMORS IN THE BODY. . Obtenido de NCBI: https://www.ncbi.nlm.nih.gov/pmc/articles/PMC2140820/pdf/519.pdf

P F Bougneres, C. L. (Enero de 1986). Ketone body transport in the human neonate and infant. Obtenido de NCBI: https://www.ncbi.nlm.nih.gov/pmc/articles/PMC423306/

Page KA, W. A. (Febrero de 2009). Medium-chain fatty acids improve cognitive function in intensively treated type 1 diabetic patients and support in vitro synaptic transmission during acute hypoglycemia. Obtenido de PubMed: https://www.ncbi.nlm.nih.gov/pubmed/19223595

Päivi Tuikkala, e. a. (2010). Serum total cholesterol levels and all-cause mortality in a home-dwelling elderly population: a six-year follow-up. Obtenido de NCBI: https://www.ncbi.nlm.nih.gov/pmc/articles/PMC3442317/

Paoli A, G. K. (Febrero de 2012). Nutrition and acne: therapeutic potential of ketogenic diets. Obtenido de PubMed: https://www.ncbi.nlm.nih.gov/pubmed/22327146

Pappas, A. (Septiembre de 2009). The relationship of diet and acne: a review. Obtenido de NCBI: https://www.ncbi.nlm.nih.gov/pmc/articles/PMC2836431/

Pasiakos SM, C. J. (Septiembre de 2013). Effects of high-protein diets on fat-free mass and muscle protein synthesis following weight loss: a randomized controlled trial. Obtenido de PubMed: https://www.ncbi.nlm.nih.gov/pubmed/23739654

Patrick F. Finn Dice, a. J. (Abril de 2005). Ketone Bodies Stimulate Chaperone-mediated Autophagy. Obtenido de Journal of biological chemistry: http://www.jbc.org/content/280/27/25864.short

Paul Grant. (Julio de 2009). Spearmint herbal tea has significant anti-androgen effects in polycystic ovarian syndrome. a randomized controlled trial. Obtenido de Wiley Online Library: https://onlinelibrary.wiley.com/doi/abs/10.1002/ptr.2900

Pavel Grasgruber, S. P. (Abril de 2017). The mountains of giants: an anthropometric survey of male youths in Bosnia and Herzegovina. Obtenido de The royal society publishing: https://royalsocietypublishing.org/doi/full/10.1098/rsos.161054

Pemberton, J. (Junio de 2006). Medical experiments carried out in Sheffield on conscientious objectors to military service during the 1939–45 war. Obtenido de International Journal of Epidemiology: https://academic.oup.com/ije/article/35/3/556/735661

Phelps JR, S. S.-M. (Octubre de 2012). The ketogenic diet for type II bipolar disorder. Obtenido de PubMed: https://www.ncbi.nlm.nih.gov/pubmed/23030231

Pilz S, F. S.-P. (Marzo de 2011). Effect of vitamin D supplementation on testosterone levels in men. Obtenido de PubMed: https://www.ncbi.nlm.nih.gov/pubmed/21154195

Powell, A. (Abril de 2007). Humans hot, sweaty, natural-born runners. Obtenido de The HArvard Gazete: https://news.harvard.edu/gazette/story/2007/04/humans-hot-sweaty-natural-born-runners/

Prasad AS, M. C. (Mayo de 1996). Zinc status and serum testosterone levels of healthy adults. Obtenido de PubMed: https://www.ncbi.nlm.nih.gov/pubmed/8875519

Prevention, C. f. (Octubre de 2017). Get the facts: sodium and dietary guidelines. Obtenido de Centers for Disease Control and Prevention : https://www.cdc.gov/salt/pdfs/sodium_dietary_guidelines.pdf

Price KD, P. C. (Septiembre de 2001). Hyperglycemia-induced ascorbic acid deficiency promotes endothelial dysfunction and the development of atherosclerosis. Obtenido de PubMed: https://www.ncbi.nlm.nih.gov/pubmed/11500168

Prinz, P. (Diciembre de 2004). Sleep, Appetite, and Obesity—What Is the Link? Obtenido de NCBI: https://www.ncbi.nlm.nih.gov/pmc/articles/PMC535424/

Purohit V. (Noviembre de 2000). Can alcohol promote aromatization of androgens to estrogens? A review. Obtenido de PubMed: https://www.ncbi.nlm.nih.gov/pubmed/11163119

Qiang Sun, J. L. (Abril de 2014). New insights into insulin: The anti-inflammatory effect and its clinical relevance. Obtenido de NCBI: https://www.ncbi.nlm.nih.gov/pmc/articles/PMC3992527/

R Singh, e. a. (Marzo de 2001). Advanced glycation end-products: A review. Obtenido de Research Gate: https://www.researchgate.net/publication/12061772_Advanced_glycation_end-products_A_review

R. Paul Robertson, J. H. (Marzo de 2003). Glucose Toxicity in β-Cells: Type 2 Diabetes, Good Radicals Gone Bad, and the Glutathione Connection. Obtenido de American Diabetes Association: http://diabetes.diabetesjournals.org/content/52/3/581

Rachel Huxley, D., Crystal Man Ying Lee, P., Federica Barzi, P., Timmermeister, L., Sebastien Czernichow, M. P., Vlado Perkovic, M. P., . . . Mark Woodward, P. (Diciembre de 2009). Jama Internal Medicine. Recuperado el Julio de 2015, de Jama Internal Medicine.

Rachel R. Markwald, e. a. (Abril de 2013). Impact of insufficient sleep on total daily energy expenditure, food intake, and weight gain. Obtenido de PNAS: https://www.pnas.org/content/110/14/5695.short

Rahimi R. (Diciembre de 2011). Creatine supplementation decreases oxidative DNA damage and lipid peroxidation induced by a single bout of resistance exercise. Obtenido de PubMed: https://www.ncbi.nlm.nih.gov/pubmed/22080314

Rainer J Klement, e. a. (2011). Is there a role for carbohydrate restriction in the treatment and prevention of cancer? Obtenido de NCBI: https://www.ncbi.nlm.nih.gov/pmc/articles/PMC3267662/

Randy Strong, e. a. (Septiembre de 2008). Nordihydroguaiaretic acid and aspirin increase lifespan of genetically heterogeneous male mice. Obtenido de Wiley Online Library: https://onlinelibrary.wiley.com/doi/full/10.1111/j.1474-9726.2008.00414.x

Randy W. Bryner. (Agosto de 1998). Effects of Resistance vs. Aerobic Training Combined With an 800 Calorie Liquid Diet on Lean Body Mass and Resting Metabolic Rate. Obtenido de Taylor & Francis Online: https://www.tandfonline.com/doi/abs/10.1080/07315724.1999.10718838

RD, B. A.-K., & Emily Spellman MS, R. (Diciembre de 2008). An Overview of the Ketogenic Diet for Pediatric Epilepsy. Obtenido de Wiley Online Library: https://onlinelibrary.wiley.com/doi/abs/10.1177/0884533608326138

Rebouche CJ, E. A. (Agosto de 1983). Carnitine metabolism and deficiency syndromes. . Obtenido de Europe PMC: https://europepmc.org/abstract/med/6348429

Richard D.Feinman, e. a. (Enero de 2015). Dietary carbohydrate restriction as the first approach in diabetes management: Critical review and evidence base. Obtenido de Science Direct: https://www.sciencedirect.com/science/article/pii/S0899900714003323

Richard M Sharpe, e. a. (Julio de 2002). Infant feeding with soy formula milk: Effects on the testis and on blood testosterone levels in marmoset monkeys during the period of neonatal testicular activity. Obtenido de Research Gate: https://www.researchgate.net/publication/11281636_Infant_feeding_with_soy_formula_milk_Effects_on_the_testis_and_on_blood_testosterone_levels_in_marmoset_monkeys_during_the_period_of_neonatal_testicular_activity

Ricki J. Colman, e. a. (Abril de 2014). Caloric restriction reduces age-related and all-cause mortality in rhesus monkeys. Obtenido de Nature Communications: https://www.nature.com/articles/ncomms4557

Riechman S.E.a, b. e. (2009). A Balanced Omega-6/Omega-3 Fatty Acid Ratio, Cholesterol and Coronary Heart Disease. Obtenido de Karger: https://www.karger.com/Article/Abstract/235713

Riechman SE, A. R. (Octubre de 2007). Statins and dietary and serum cholesterol are associated with increased lean mass following resistance training. Obtenido de PubMed: https://www.ncbi.nlm.nih.gov/pubmed/17921432

Riechman, S. E., & Gasier, H. G. (Mayo de 2007). Effect of Dietary Cholesterol on Muscle Hypertrophy with Resistance TVaining:. Obtenido de American college of sports medicine: https://journals.lww.com/acsm-msse/Fulltext/2007/05001/Effect_of_Dietary_Cholesterol_on_Muscle.1949.aspx

Robert Ross, P. (Marzo de 2003). Does Exercise Without Weight Loss Improve Insulin Sensitivity? Obtenido de American Diabetes Association: http://care.diabetesjournals.org/content/26/3/944

Roberto Romero MD, e. a. (Septiembre de 2017). Metformin, the aspirin of the 21st century: its role in gestational diabetes mellitus, prevention of preeclampsia and cancer, and the promotion of longevity. Obtenido de Science Direct: https://www.sciencedirect.com/science/article/pii/S0002937817307391

Roberts MN, e. a. (2017). A Ketogenic Diet Extends Longevity and Healthspan in Adult Mice. Obtenido de PubMed: https://www.ncbi.nlm.nih.gov/pubmed/28877457

Rodrigo Vale, e. a. (Junio de 2012). Cortisol and physical exercise. Obtenido de Research Gate: https://www.researchgate.net/publication/228160384_Cortisol_and_physical_exercise

Rolls, B. J. (Abril de 1995). The American Journal of Clinical Nutrition. Obtenido de http://ajcn.nutrition.org/content/61/4/960S.abstract

Rondanelli M, O. A. (Enero de 2011). The effect of melatonin, magnesium, and zinc on primary insomnia in long-term care facility residents in Italy: a double-blind, placebo-controlled clinical trial. Obtenido de PubMed: https://www.ncbi.nlm.nih.gov/pubmed/21226679

Ross R, J. I. (Junio de 2001). Physical activity, total and regional obesity: dose-response considerations. Obtenido de PubMed: https://www.ncbi.nlm.nih.gov/pubmed/11427779

S Kalgaonkar, e. a. (2011). Differential effects of walnuts vs almonds on improving metabolic and endocrine parameters in PCOS. Obtenido de European Journal of Clinical Nutrition : https://www.nature.com/articles/ejcn2010266

S. Bidel, G. H. (2006). Coffee consumption and risk of total and cardiovascular mortality among patients with type 2 diabetes. Diabetologia, 2618-2626.

Sahlin K. (Junio de 1990). Muscle glucose metabolism during exercise. Obtenido de PubMed: https://www.ncbi.nlm.nih.gov/pubmed/2393546

Saravanakumar Jeevanandam, P. K. (Diciembre de 2016). 2D:4D Ratio and its Implications in Medicine. Obtenido de NCBI: https://www.ncbi.nlm.nih.gov/pmc/articles/PMC5296424/

Schatz IJ, M. K. (Agosto de 2001). Cholesterol and all-cause mortality in elderly people from the Honolulu Heart Program: a cohort study. Obtenido de Pubmed: https://www.ncbi.nlm.nih.gov/pubmed/11502313

Scott I Zeitlin, M. a. (2000). Hyperprolactinemia and Erectile Dysfunction. Obtenido de NCBI: https://www.ncbi.nlm.nih.gov/pmc/articles/PMC1476085/

Serrano J, P.-P. R.-C. (Septiembre de 2009). Tannins: current knowledge of food sources, intake, bioavailability and biological effects. Obtenido de PubMed: https://www.ncbi.nlm.nih.gov/pubmed/19437486

Seung-Jae Lee, e. a. (Noviembre de 2010). Glucose Shortens the Lifespan of Caenorhabditis elegans by Down-Regulating Aquaporin Gene Expression. Obtenido de NCBI: https://www.ncbi.nlm.nih.gov/pmc/articles/PMC2887095/

Sharon E. Mitchell, e. a. (Junio de 2015). The effects of graded levels of calorie restriction: I. impact of short term calorie and protein restriction on body composition in the C57BL/6 mouse. Obtenido de NCBI: https://www.ncbi.nlm.nih.gov/pmc/articles/PMC4599246/

Sheyda Shaafi, e. a. (Diciembre de 2014). Ketogenic Diet Provides Neuroprotective Effects against Ischemic Stroke Neuronal Damages. Obtenido de NCBI: https://www.ncbi.nlm.nih.gov/pmc/articles/PMC4312394/

Shinji Kawahito, H. K. (Septiembre de 2009). Problems associated with glucose toxicity: Role of hyperglycemia-induced oxidative stress. Obtenido de NCBI: https://www.ncbi.nlm.nih.gov/pmc/articles/PMC2738809/

Shireesh Srivastava, e. a. (Noviembre de 2013). A Ketogenic Diet Increases Brown Adipose Tissue Mitochondrial Proteins and UCP1 Levels in Mice. Obtenido de NCBI: https://www.ncbi.nlm.nih.gov/pmc/articles/PMC3821007/

Siepmann T, R. J. (Julio de 2011). Hypogonadism and erectile dysfunction associated with soy product consumption. Obtenido de PubMed: https://www.ncbi.nlm.nih.gov/pubmed/21353476

Simopoulos AP. (2002). The importance of the ratio of omega-6/omega-3 essential fatty acids. Obtenido de PubMed: https://www.ncbi.nlm.nih.gov/pubmed/12442909

SR-21, U. (2018). Beef, variety meats and by-products, liver, raw. Obtenido de Self Nutrition Data: https://nutritiondata.self.com/facts/beef-products/3468/2

Srinivas Ayyadevara, e. a. (Enero de 2013). Aspirin Inhibits Oxidant Stress, Reduces Age-Associated Functional Declines, and Extends Lifespan of Caenorhabditis elegans. Obtenido de Mary Ann Liebert, Inc: https://www.liebertpub.com/doi/abs/10.1089/ars.2011.4151

Stephen J. D. O'Keefe, e. a. (Abril de 2015). Fat, fibre and cancer risk in African Americans and rural Africans. Obtenido de Nature Communications: https://www.nature.com/articles/ncomms7342

Steven E. Riechman, e. a. (Noviembre de 2008). AUTHORS' RESPONSE TO LAMBERT LETTER ON SATURATED FAT INGESTION. Obtenido de The journals of gerontology: https://academic.oup.com/biomedgerontology/article/63/11/1260/759440

Stiegler P, C. A. (2006). PubMed. Obtenido de https://www.ncbi.nlm.nih.gov/pubmed/16526835

St-Onge MP, J. P. (Diciembre de 2003). Greater rise in fat oxidation with medium-chain triglyceride consumption relative to long-chain triglyceride is associated with lower initial body weight and greater loss of subcutaneous adipose tissue. Obtenido de PubMed: https://www.ncbi.nlm.nih.gov/pubmed/12975635

St-Onge MP, R. R. (Marzo de 2003). Medium-chain triglycerides increase energy expenditure and decrease adiposity in overweight men. Obtenido de PubMed: https://www.ncbi.nlm.nih.gov/pubmed/12634436

Stuart G. Jarrett, e. a. (Julio de 2008). The ketogenic diet increases mitochondrial glutathione levels. Obtenido de Wiley Online Library: https://onlinelibrary.wiley.com/doi/full/10.1111/j.1471-4159.2008.05460.x

Suji G, S. S. (2004). Glucose, glycation and aging. Obtenido de PubMed: https://www.ncbi.nlm.nih.gov/pubmed/15609100

Sumithran P, P. L. (Mayo de 2013). Ketosis and appetite-mediating nutrients and hormones after weight loss. Obtenido de PubMed: https://www.ncbi.nlm.nih.gov/pubmed/23632752

Susan A. Masino, P., & David N. Ruskin, P. (Agosto de 2014). Ketogenic Diets and Pain. Obtenido de NCBI: https://www.ncbi.nlm.nih.gov/pmc/articles/PMC4124736/

Talib A.HussainM.B., e. a. (Octubre de 2012). Effect of low-calorie versus low-carbohydrate ketogenic diet in type 2 diabetes. Obtenido de Science Direct: https://www.sciencedirect.com/science/article/pii/S0899900712000731

Tam BT, S. P. (Mayo de 2014). Autophagic cellular responses to physical exercise in skeletal muscle. Obtenido de PubMed: https://www.ncbi.nlm.nih.gov/pubmed/24549475

Tanya L Blasbalg, e. a. (Mayo de 2011). Changes in consumption of omega-3 and omega-6 fatty acids in the United States during the 20th century. Obtenido de NCBI: https://www.ncbi.nlm.nih.gov/pmc/articles/PMC3076650/

Thomas L. Halton, F. B. (Junio de 2013). Journal of the American College of Nutrition. Obtenido de http://www.tandfonline.com/doi/abs/10.1080/07315724.2004.10719381

Thomas M Longland, e. a. (Marzo de 2016). Higher compared with lower dietary protein during an energy deficit combined with intense exercise promotes greater lean mass gain and fat mass loss: a randomized trial. Obtenido de The American Journal of Clinical Nutrition: https://academic.oup.com/ajcn/article/103/3/738/4564609

Thomas N. Seyfried, e. a. (Marzo de 2014). Cancer as a metabolic disease: implications for novel therapeutics. Obtenido de NCBI: https://www.ncbi.nlm.nih.gov/pmc/articles/PMC3941741/

Thompson LU, R. P. (1991). Mammalian lignan production from various foods. Obtenido de PubMed: https://www.ncbi.nlm.nih.gov/pubmed/1656395

Tiinamaija Tuomi, C. L.-K. (Mayo de 2016). Cell Metabolism. Obtenido de http://www.cell.com/cell-metabolism/abstract/S1550-4131(16)30160-7?_returnURL=http%3A%2F%2Flinkinghub.elsevier.com%2Fretrieve%2Fpii%2FS1550413116301607%3Fshowall%3Dtrue

Tim J.Schulz, e. a. (Octubre de 2007). Glucose Restriction Extends Caenorhabditis elegans Life Span by Inducing Mitochondrial Respiration and Increasing Oxidative Stress. Obtenido de Science Direct: https://www.sciencedirect.com/science/article/pii/S1550413107002562

Timothy S. Church, e. a. (Febrero de 2009). Changes in Weight, Waist Circumference and Compensatory Responses with Different Doses of Exercise among

Sedentary, Overweight Postmenopausal Women. Obtenido de NCBI: https://www.ncbi.nlm.nih.gov/pmc/articles/PMC2639700/

Topo E, S. A. (Octubre de 2009). The role and molecular mechanism of D-aspartic acid in the release and synthesis of LH and testosterone in humans and rats. Obtenido de PubMed: https://www.ncbi.nlm.nih.gov/pubmed/19860889

Tracey Phillips, C. L. (Diciembre de 2004). Lifelong Aspirin Supplementation as a Means to Extending Life Span. Obtenido de Mary Ann Liebert, Inc.: https://www.liebertpub.com/doi/abs/10.1089/rej.2004.7.243

Tsuji H, K. M. (Noviembre de 2001). Dietary medium-chain triacylglycerols suppress accumulation of body fat in a double-blind, controlled trial in healthy men and women. Obtenido de PubMed: https://www.ncbi.nlm.nih.gov/pubmed/11694608

University, C. W. (Febrero de 2011). Gorillas go green: Apes shed pounds while doubling calories on leafy diet, researcher finds. Obtenido de Science Daily: https://www.sciencedaily.com/releases/2011/02/110217091130.htm

V. V. Navrotskaya, G. O. (2012). Berberine Prolongs Life Span and Stimulates Locomotor Activity of Drosophila melanogaster. Obtenido de Scientific Research: https://www.scirp.org/journal/PaperInformation.aspx?PaperID=21064

Välimäki MJ, H. M. (Enero de 1985). Sex hormones and adrenocortical steroids in men acutely intoxicated with ethanol. Obtenido de PubMed: https://www.ncbi.nlm.nih.gov/pubmed/6443186

Valter D.Longo, S. P. (Junio de 2016). Fasting, Circadian Rhythms, and Time-Restricted Feeding in Healthy Lifespan. Obtenido de Science Direct: https://www.sciencedirect.com/science/article/pii/S1550413116302509

van Vliet S, e. a. (Diciembre de 2017). Consumption of whole eggs promotes greater stimulation of postexercise muscle protein synthesis than consumption of isonitrogenous amounts of egg whites in young men. Obtenido de PubMed: https://www.ncbi.nlm.nih.gov/pubmed/28978542

Vanderpas J. (2006). Nutritional epidemiology and thyroid hormone metabolism. Obtenido de PubMed: https://www.ncbi.nlm.nih.gov/pubmed/16704348

Veech, R. L. (Noviembre de 2013). Ketone esters increase brown fat in mice and overcome insulin resistance in other tissues in the rat. Obtenido de NCBI: https://www.ncbi.nlm.nih.gov/pmc/articles/PMC3821009/

Venkat KK, A. M. (Septiembre de 2009). Effect of alcohol consumption on bone mineral density and hormonal parameters in physically active male soldiers. Obtenido de PubMed: https://www.ncbi.nlm.nih.gov/pubmed/19450718

Villalta J, B. J. (Febrero de 1997). Testicular function in asymptomatic chronic alcoholics: relation to ethanol intake. Obtenido de PubMed: https://www.ncbi.nlm.nih.gov/pubmed/9046385

Vladimir N. Anisimov. (Noviembre de 2010). Metformin for aging and cancer prevention. Obtenido de NCBI: https://www.ncbi.nlm.nih.gov/pmc/articles/PMC3006019/

Volek JS, K. W. (Enero de 1997). Testosterone and cortisol in relationship to dietary nutrients and resistance exercise. Obtenido de PubMed: https://www.ncbi.nlm.nih.gov/pubmed/9029197

Walberg JL, L. M. (Agosto de 1988). PubMed. Obtenido de https://www.ncbi.nlm.nih.gov/pubmed/3182156?dopt=Abstract&holding=f1000,f1000m,isrctn

Wang C, C. D. (Junio de 2005). Low-fat high-fiber diet decreased serum and urine androgens in men. Obtenido de PubMed: https://www.ncbi.nlm.nih.gov/pubmed/15741266?dopt=Abstract

Warner, J. (Junio de 2011). Sleep Loss May Lower Testosterone. Obtenido de WebMD: https://www.webmd.com/men/news/20110603/sleep-loss-may-lower-testosterone

Watanabe-Kamiyama M, S. M. (Enero de 2010). Absorption and effectiveness of orally administered low molecular weight collagen hydrolysate in rats. Obtenido de PubMed: https://www.ncbi.nlm.nih.gov/pubmed/19957932

Wataru YAMADERA, e. a. (Marzo de 2007). Glycine ingestion improves subjective sleep quality in human volunteers, correlating with polysomnographic changes. Obtenido de Wiley Online Library: https://onlinelibrary.wiley.com/doi/full/10.1111/j.1479-8425.2007.00262.x

Wehr E, P. S.-P. (Agosto de 2010). Association of vitamin D status with serum androgen levels in men. Obtenido de PubMed: https://www.ncbi.nlm.nih.gov/pubmed/20050857

Wesley C. Kephart, e. a. (Marzo de 2018). The Three-Month Effects of a Ketogenic Diet on Body Composition, Blood Parameters, and Performance Metrics in CrossFit Trainees: A Pilot Study. Obtenido de NCBI: https://www.ncbi.nlm.nih.gov/pmc/articles/PMC5969192/

Wheeler GD, S. M. (Febrero de 1991). Endurance training decreases serum testosterone levels in men without change in luteinizing hormone pulsatile release. Obtenido de PubMed: https://www.ncbi.nlm.nih.gov/pubmed/1899423

Widenius TV. (Abril de 1979). Ethanol-induced inhibition of testosterone biosynthesis in vitro: lack of acetaldehyde effect. Obtenido de PubMed: https://www.ncbi.nlm.nih.gov/pubmed/219455

William Cameron Chumlea, e. a. (Junio de 2002). Relations between frame size and body composition and bone mineral status. Obtenido de The American Journal of Clinical Nutrition: https://academic.oup.com/ajcn/article/75/6/1012/4689430

William S Yancy Jr, e. a. (Diciembre de 2005). A low-carbohydrate, ketogenic diet to treat type 2 diabetes. Obtenido de BMC:

https://nutritionandmetabolism.biomedcentral.com/articles/10.1186/1743-7075-2-34

Wing RR. (Noviembre de 1999). Physical activity in the treatment of the adulthood overweight and obesity: current evidence and research issues. Obtenido de PubMedd: https://www.ncbi.nlm.nih.gov/pubmed/10593526?dopt=Abstract

Winston J Craig. (Mayo de 2009). Health effects of vegan diets. Obtenido de The American Journal of Clinical Nutrition: https://academic.oup.com/ajcn/article/89/5/1627S/4596952

Wolf G. (Febrero de 2006). Calorie restriction increases life span: a molecular mechanism. Obtenido de PubMed: https://www.ncbi.nlm.nih.gov/pubmed/16536186

Wu PY, E. J. (Abril de 1986). Medium-chain triglycerides in infant formulas and their relation to plasma ketone body concentrations. Obtenido de PubMed: https://www.ncbi.nlm.nih.gov/pubmed/3703623

Xinxin Yang, B. C. (Octubre de 2010). Neuroprotective and Anti-inflammatory Activities of Ketogenic Diet on MPTP-induced Neurotoxicity. Obtenido de Springer Nature: https://link.springer.com/article/10.1007/s12031-010-9336-y

Youm YH, e. a. (Febrero de 2015). The ketone metabolite β-hydroxybutyrate blocks NLRP3 inflammasome-mediated inflammatory disease. Obtenido de PubMed: https://www.ncbi.nlm.nih.gov/pubmed/25686106

Yun-Hee Youm, e. a. (Febrero de 2015). Ketone body β-hydroxybutyrate blocks the NLRP3 inflammasome-mediated inflammatory disease. Obtenido de NCBI: https://www.ncbi.nlm.nih.gov/pmc/articles/PMC4352123/

Made in United States
Orlando, FL
21 September 2025